Infektionen in Gynäkologie
und Geburtshilfe

Infektionen in Gynäkologie und Geburtshilfe

Eiko E. Petersen

Geleitworte von Josef Zander und Hans Knothe

57 farbige Abbildungen
14 Tabellen

1988
Georg Thieme Verlag Stuttgart · New York

Professor Dr. med. Eiko E. Petersen
Univ.-Frauenklinik Freiburg
Hugstetter Straße 55
7800 Freiburg

CIP-Titelaufnahme der Deutschen Bibliothek
Petersen, Eiko E.:
Infektionen in Gynäkologie und Geburtshilfe / Eiko E. Petersen. Geleitw. von Josef Zander u. Hans Knothe. – Stuttgart ; New York : Thieme, 1988

Geschützte Warennamen (Warenzeichen) werden *nicht* besonders kenntlich gemacht. Aus dem Fehlen eines solchen Hinweises kann also nicht geschlossen werden, daß es sich um einen freien Warennamen handele.

Das Werk, einschließlich aller seine Teile, ist urheberrechtlich geschützt. Jede Verwertung außerhalb der engen Grenzen des Urheberrechtsgesetzes ist ohne Zustimmung des Verlages unzulässig und strafbar. Das gilt insbesondere für Vervielfältigungen, Übersetzungen, Mikroverfilmungen und die Einspeicherung und Verarbeitung in elektronischen Systemen.

© 1988 Georg Thieme Verlag
Rüdigerstraße 14, D-7000 Stuttgart 30
Printed in Germany

Satz und Druck: Georg Appl, D-8853 Wemding.
Gesetzt auf Digiset 40T30 (Autoren-Diskette)

ISBN 3-13-7229 01-4   3 4 5 6

Wichtiger Hinweis: Medizin als Wissenschaft ist ständig im Fluß. Forschung und klinische Erfahrung erweitern unsere Kenntnisse, insbesondere was Behandlung und medikamentöse Therapie anbelangt. Soweit in diesem Werk eine Dosierung oder eine Applikation erwähnt wird, darf der Leser zwar darauf vertrauen, daß Autoren, Herausgeber und Verlag größte Mühe darauf verwandt haben, daß diese Angabe genau dem Wissensstand bei Fertigstellung des Werkes entspricht. Dennoch ist jeder Benutzer aufgefordert, die Beipackzettel der verwendeten Präparate zu prüfen, um in eigener Verantwortung festzustellen, ob die dort gegebene Empfehlung für Dosierungen oder die Beachtung von Kontraindikationen gegenüber der Angabe in diesem Buch abweicht. Das gilt besonders bei selten verwendeten oder neu auf den Markt gebrachten Präparaten und bei denjenigen, die vom Bundesgesundheitsamt (BGA) in ihrer Anwendbarkeit eingeschränkt worden sind. Benutzer außerhalb der Bundesrepublik Deutschland müssen sich nach den Vorschriften der für sie zuständigen Behörde richten.

Geleitwort

Seit Mitte des 19. Jahrhunderts hat die Bekämpfung der Infektion die Geburtshilfe und Gynäkologie entscheidend gefördert. Kaum vorstellbar ist heute das Leid, welches damals mit den Kindbettfieberepidemien in den geburtshilflichen Hospitälern verbunden war. Der gerade erst 29jährige Assistent an der ersten Wiener Gebärklinik, Ignaz Philipp Semmelweis, gehörte zu den ersten, die mit großem Mut aufgrund ihrer Beobachtungen den langen, mühsamen Weg eröffneten, der schließlich zu den hochdifferenzierten diagnostischen und therapeutischen Möglichkeiten der Gegenwart geführt hat. Nur allzu leicht vergessen wir, daß der Kampf gegen die Infektion zu den größten Erfolgen der Geburtshilfe und der Medizin überhaupt geführt hat. Die Entwicklung der modernen Chirurgie wäre ohne die Ergebnisse der Infektionsbekämpfung nicht denkbar. Für die Frauenheilkunde unter Einschluß der Geburtshilfe ist die Infektiologie im weitesten Sinne im Verlauf des vergangenen Jahrhunderts zu einem traditionellen, wissenschaftlichen Arbeitsgebiet geworden, von dem wichtige Erkenntnisse und Impulse ausgegangen sind. Dabei haben sich eine Reihe von fachspezifischen Problemen ergeben, so im Bereich der natürlichen Scheidenbakteriologie, der Infektionen im Genitalbereich mit ihren Folgen bis hin zu schweren Störungen der weiblichen Fortpflanzungsfunktionen und der geburtshilflichen Infektionen mit ihren Folgen für Mutter und Kind. Auch heute stellt uns die Infektiologie ständig vor neue und unerwartete Probleme, die nicht selten von vitaler Bedeutung sind. Ich erinnere an die folgenschweren Viruserkrankungen, die sich zur Zeit noch wirksamen therapeutischen Eingriffen entziehen. Die intensive wissenschaftliche Pflege der Infektiologie einmal im Rahmen der engen Kooperation mit entsprechend sachkundigen theoretischen Fachgebieten, zum anderen aber auch durch Spezialisten innerhalb des Fachgebietes, die mit den fachspezifischen Problemen besonders vertraut sind, ist deshalb für die Gynäkologie und Geburtshilfe dringend erforderlich.

Eiko E. Petersen gehört seit vielen Jahren zu den letzteren und ist ausgewiesen durch systematische, klinisch orientierte Forschung in der gynäkologischen Infektiologie. Aus seinen ärztlichen und wissenschaftlichen Erfahrungen ist diese Monographie entstanden. In ihrem allgemeinen Teil vermittelt sie unter Berücksichtigung spezieller Gegebenheiten des Fachgebietes einen Überblick über den derzeitigen Stand der Infektiologie in ihrer Gesamtheit. In dem umfangreichen speziellen Teil werden die infektiologischen Fragestellungen und Probleme der Gynäkologie und Geburtshilfe bis in die Randgebiete des Faches lückenlos dargestellt. Das Buch füllt zum rechten Zeitpunkt eine Lücke in der Lehrbuchliteratur aus. Es wird nicht nur Informationen vermitteln und damit auch zum unentbehrlichen Ratgeber werden, sondern infolge der praxisnahen Darstellung unmittelbaren Einfluß auf die Qualität unseres Handelns gewinnen. Eine weite Verbreitung unter den Fachkolleginnen und -kollegen ist dringend zu wünschen.

Prof. Dr. med. Dr. med. h. c. Josef Zander
em. Ordinarius für Gynäkologie und
Geburtshilfe an der Universität München

Geleitwort

Die Diagnose spezifischer und insbesondere unspezifischer Infektionen in der Gynäkologie ist auch heute noch weitaus schwieriger, als es den Anschein hat.

Nach wie vor ist die kulturelle Anzüchtung spezieller Mikroorganismen aus dem Vulvovaginalbereich schwierig sowie personal- und kostenintensiv. Über die Ätiopathogenität vieler Mikroorganismen bestehen auch heute noch nicht immer gesicherte Vorstellungen.

Der von dem Verfasser unternommene Versuch, dem Gynäkologen einen Einblick in dieses Gebiet der Diagnostik, aber auch in die Problematik der vielfältigen Fragen der Infektiologie und Chemotherapie zu ermöglichen, kann in jeder Hinsicht begrüßt werden.

Herr Petersen ist einer der wenigen Gynäkologen, die auch über eine langjährige Erfahrung auf mikrobiologisch-virologischem Gebiet verfügen. Dies läßt sich deutlich im Allgemeinen Teil erkennen. Ich halte vor allem diesen Abschnitt für besonders lesenswert, nicht nur für den Gynäkologen, sondern auch für jeden praktizierenden Arzt.

Das heutige Wissen über die vielfältigen alten und neuen Infektionen ist deutlich gegliedert und hervorragend bebildert. Somit ist dieses Buch zweifellos eine wichtige Orientierungshilfe für den behandelnden Arzt.

Das Buch zeigt überdies aber auch, daß die Infektiologie ein Gebiet ist, welches in erster Linie eine Sache des Wissens ist.

Prof. Dr. med. Hans Knothe
em. ord. Professor für Hygiene
und Mikrobiologie
der Johann-Wolfgang-Goethe-Universität
Frankfurt am Main

Vorwort

Das vorliegende Buch soll dem praktisch tätigen Gynäkologen Rat und Antwort geben auf viele der infektiologischen Fragen, die sich während der täglichen Arbeit ergeben.

Aus diesem Grunde wurde versucht, möglichst viele Infektionen, die uns bei gynäkologischen und geburtshilflichen Patientinnen begegnen können, darzustellen. Auf die klinische Bedeutung, die Diagnostik und die therapeutischen Möglichkeiten wurde besonderer Wert gelegt.

Es wurden auch solche Infektionen behandelt, die wissenschaftlich wenig interessant oder aktuell sind und über die man daher üblicherweise kaum etwas liest, die aber nicht selten gerade die Probleme sind, bei denen Unsicherheit herrscht.

Etliche Fragen müssen auch hier offenbleiben, da über sie wenig oder nichts Genaues bekannt ist. Aber auch dies zu wissen, wird für manchen Kollegen durchaus eine Hilfe sein.

Es erscheint mir wichtig, das Verständnis für die Entstehung und den Ablauf von Infektionen zu verbessern. Die Einführung im Allgemeinen Teil berücksichtigt dies mehr als die lückenlose Übermittlung von Basiswissen. Und manche Infektionen sind durch ein Bild besser darstellbar als durch viele Worte.

Daneben soll dieses Buch auch dem mehr theoretischen Mediziner und dem interessierten Kollegen anderer Disziplinen die klinischen Infektionen unseres Fachbereiches näherbringen.

Mein Anliegen und meine Absicht ist es, den wissensmäßigen Abstand zwischen Gynäkologen und Mikrobiologen in bezug auf Infektionen zu verkleinern, um den Gynäkologen aus der Rolle des bloßen Materiallieferanten und Befundempfängers zu lösen und ihm die Möglichkeit zu geben, Gesprächs- und Diskussionspartner des Mikrobiologen zu sein.

Freiburg i. Br., Sommer 1988   Eiko E. Petersen

Inhaltsverzeichnis

Allgemeiner Teil 1

Erreger 2

Viren 2
Bakterien 4
Pilze 8
Protozoen 8
Normalflora 8
  Vagina 8
    Laktobazillen 8
    Andere Keime 9
  Zervix 10
  Haut 10
  Darm 10
  Mund 10

Abwehrsysteme 11

  Allgemeine Abwehrmechanismen 11
  Unspezifische humorale Abwehrsysteme 11
    Das Komplementsystem 11
  Unspezifische zelluläre Abwehr 12
  Spezifische humorale Abwehr 12
    Immunglobuline 12
  Spezifische zelluläre Abwehr 13
  Störungen des Immunsystems 14
  Immunstatusentwicklung des Kindes .. 14

Infektionszeichen 15

Lokale Symptome 15
Allgemeinsymptome 15
  Fieber 15
    Zur Therapie des Fiebers 16
    Drug fever 16
Laborwerte 16
  Leukozyten im Blut 16
    Differentialblutbild 17
    Thrombozytopenie 17
  Blutkörperchensenkungsgeschwindigkeit 17
  Akut-Phase-Proteine 17
  Gerinnungsstörung 18
  Leberwerte 18
  Nierenwerte 18

Erregernachweis 19

  Direkter Nachweis 19
  Anzüchtung und Identifizierung der Erreger 19
  Serologie (Antikörpernachweis) 19
  Molekularvirologischer Nachweis ... 19
Nachweis von bakteriellen Infektionen .. 19
  Abstrich mittels Tupfer (Weichteilinfektion) 19
  Urindiagnostik (Harnwegsinfekt) ... 19
  Blutkultur (Sepsis) 20
  Spezialverfahren 20
  Transportmedium 20
  Kulturverfahren 20
Nachweis von Viren 21
  Transportmedium 21
  Kulturverfahren 21
Nachweis von Pilzen 22
  Kultur 22
  Materialentnahme 22
  Transportmedium 22
  Kulturverfahren 22
  Serologie 22
Nachweis von Protozoen 22
Serologie 22
  Serologische Nachweisverfahren 23
    Komplementbindungsreaktion (KBR) 23
    Hämagglutinationshemmungstest (HAH-Test) 24
    Erythrozyten-Festphasen-Aggregations-Test 25
    Hämolyse-in-Gel-Test (HIG-Test) ... 25
    Neutralisationstest (NT) 25
    Fluoreszenztest (FT) 25
    Enzymtest (EIA/ELISA) 26
    Radioimmunoassay (RIA) 26
    Westernblot 27
    Nachweis spezifischer IgM-Antikörper 27
Infektiologische Pränataldiagnostik 27

Antiinfektive Chemotherapie 29

  Antibiotika 29
    Penicilline 29

Cephalosporine	30
Andere β-Lactam-Antibiotika	30
Tetracycline	31
Aminoglykoside	31
Erythromycin	31
Lincomycin	31
Vancomycin	31
Spectinomycin	31
Chemotherapeutika	32
Sulfonamide	32
Gyrasehemmer (Quinolone)	32
Nitroimidazole	32
Virustatika	33
Antimykotika	33
Polyene	33
Flucytosin	34
Imidazolderivate	34
Orale Imidazolderivate	34
Andere Substanzen	34
Antiseptika	34
Immunglobuline	34
Prophylaxe mit Immunglobulinen	34
Immunglobulintherapie	36
Indikationen	36
Wirkungsweise der Immunglobulintherapie	36
Immunglobulinpräparate	36
Impfungen	36
Impfstoffarten	37
Totimpfstoff	37
Lebendimpfstoff	37

Spezieller Teil ... 39

Gynäkologische Infektionen ... 40

Infektionen der Vulva	40
Pilzinfektion	40
Fadenpilze	43
Filzlausvulvitis	43
Herpes genitalis	44
Primärer Herpes genitalis	45
Rezidivierender Herpes genitalis	46
Infektionen mit Papillomviren	47
Condylomata acuminata. Bowenoide Papulose	47
Besondere Bedeutung der Papillomvirusinfektion	49
Lues (Syphilis)	50
Vulvitis durch andere Bakterien	51
Erythrasma	52
Bartholinitis	53
Infektionen der Vagina	53
Trichomoniasis	53
Aminkolpitis	55
Candida-albicans-Kolpitis	58
Pilzinfektionen der Vagina durch andere Candidaarten	59
Herpes-simplex-Infektion der Vagina	60
Papillomvirusinfektion der Vagina	60
Vaginalinfektion durch Mykoplasmen	60
Infektion der Vagina durch andere Bakterien	62
Kolpitis senilis	62
Infektionen der Zervix	63
Zervizitis	63
Chlamydienzervizitis	64
Chlamydieninfektion (allgemein)	64
Gonokokkenzervizitis	66
Gonokokkeninfektion (allgemein)	66
Zervizitis durch andere Bakterien	68
Primäraffekt der Lues auf der Zervix	68
Herpes genitalis der Zervix	68
Papillomvirusinfektion der Zervix	69
Aszendierende Infektionen des inneren Genitales	71
Endometritis	71
Salpingitis	71
Akute Salpingitis	72
Subakute Salpingitis (Adnexitis)	74
Wundinfektion nach operativen Eingriffen	75
Scheidenstumpfinfektion nach vaginaler Hysterektomie	75
Pelvine Infektion	76
Thrombophlebitis im kleinen Becken	76
Peritonitis	76
Sepsis	77
Septischer Schock	77
Gasbrandinfektion	78
Toxisches Schocksyndrom (TSS)	78
Harnwegsinfekte	79
Bakteriurie	79
Symptomatischer unterer Harnwegsinfekt	80
Pyelonephritis/oberer Harnwegsinfekt	81
Komplizierte Harnwegsinfekte	81
Antibody-coated-Bakterien	81

Infektionen während der Schwangerschaft und der Geburt ... 82

Virusinfektionen	82
Röteln	83
Rötelnprophylaxe	87

Ringelröteln 88
HIV-Infektion (AIDS) 89
   Besondere Problematik der
   HIV-Infektion 91
Herpes genitalis 91
   Der primäre Herpes genitalis 91
   Der rezidivierende Herpes genitalis .. 92
Zytomegalie 93
   Konnatale floride Zytomegalie 93
   Primäre CMV-Infektion 94
   Reaktivierte CMV-Infektion 94
Varizellen (Windpocken) 94
   Postnatale Varizellen 94
   Konnatales Varizellensyndrom 95
   Vorgehen bei Varizellen in der
   Schwangerschaft 95
   Zoster (Gürtelrose) 95
Epstein-Barr-Virusinfektion 95
Masern 96
Mumps 96
Enterovirusinfektionen in der
Schwangerschaft (Polio-, Coxsackie-,
ECHO-Viren) 97
Rotaviren 97
Hepatitis A 97
Hepatitis B 97
Hepatitis non A non B 98
Lymphozytäre Choriomeningitis (LCM) 98
Influenza (Grippe) 98

Bakterielle Infektionen und Zoonosen
in der Schwangerschaft 99
   Lues (Syphilis) 99
   Listeriose 99
   Borreliose 101
   Toxoplasmose 102
   Scharlach 105
   Keuchhusten 105
   Salmonellen in der Schwangerschaft
   (Salmonellosen) 105
   Campylobacter fetus und jejuni 106
   Streptokokken der Gruppe B 106
   Aminkolpitis 108
   Amnioninfektionssyndrom (AIS) ... 108
   Fieber während der Schwangerschaft . 109
   Vorzeitiger Blasensprung 109

Aszendierende Infektionen
nach der Geburt 109
   Endomyometritis durch Streptokokken
   der Gruppe A 110
   Endomyometritis durch Anaerobier .. 110
   Endomyometritis durch Staphylococcus
   aureus 110
   Spätendometritis durch Chlamydien .. 110
   Ovarialvenenthrombophlebitis 111
   Aszendierende Infektionen und
   Wundinfektionen 111
   Wundheilungsstörungen (Haut) 111
   Peritonitis 112
   Sepsis im Wochenbett 112
   Maßnahmen bei septischem Abort ... 112
   Diagnostische Möglichkeiten bei
   unklarem Spätabort 112

Mastitis 113
   Mastitis puerperalis 113
   Abszedierende Mastitis 114
   Mastitis nonpuerperalis 115

Infektionsverhütung 116
   Venenpunktion und Venenkatheterpflege . 116
   Desinfektion vor operativen Eingriffen ... 116
   Wunddrainage nach operativen Eingriffen . 117
   Wundpflege nach operativen Eingriffen .. 117
   Harnableitung 117
   Antibiotikaprophylaxe 118
   Prophylaxe von Virusinfektionen 119
   Chemoprophylaxe bei Virusinfektionen .. 119
   Augenprophylaxe beim Neugeborenen .. 119
   Tuberkuloseimpfung des Neugeborenen .. 119
   Impfungen in der Schwangerschaft 119
   Antibiotika in der Schwangerschaft
   und Stillperiode 120

Sexuell übertragbare Infektionen 121
   Wurminfektionen 123
   Madenwürmer (Enterobius vermicularis,
   Oxiuren) 123
   Andere Würmer 123
   Selbst herbeigeführte Infektionen 124
   Wechselwirkung von Chemotherapeutika
   mit gynäkologischen Präparaten 124
   Kurzdarstellung verschiedener
   Erkrankungen und Begriffe 125
   Abszeß 125
   Aktinomykose 125
   Appendizitis 125
   Arthritis 125
   Bakteriämie 125
   Behçet-Syndrom 125
   Corticosteroide 125

Crohn-Krankheit	125
Dermatitis	125
Diabetes mellitus	125
Diarrhö	126
Diphtherie	126
Dysurie	126
Echinokokkose	126
Eisenmangel bei schweren Infektionskrankheiten	126
Empyem	126
Erysipel	126
Erythema exsudativum multiforme	126
Erythema nodosum	126
Follikulitis	126
Frühsommermeningoenzephalitis	126
Furunkel	126
Gastrointestinalinfekt	126
Gray-Syndrom	126
Hämolyse	127
Herpes gestationis	127
Herxheimer-Reaktion	127
Juckreiz	127
Katarakt	127
Keratokonjunktivitis	127
Koilozytose	127
Kontrazeption und Genitalinfektion	127
Krankenhausinfektion	127
Lambliasis	128
Lebervergrößerung	128
Lichen ruber planus	128
Meningitis	128
Meningoenzephalitis	128
Milben	128
Milz	128
Molluscum contagiosum	128
Moniliasis	128
Mononukleose	128
Nekrosefaktor	129
Nekrotisierende Fasziitis	129
Neurodermitis circumscripta	129
Polyarteriitis nodosa	129
Phlegmone	129
Psoriasis	129
Reiter-Syndrom	129
Sjögren-Syndrom	129
Tine-Test	129
Tuberkulose	129
Urtikaria (Angioödem, Nesselsucht, angioneurotisches Ödem, überstarke Urtikaria)	130
Verrucae	130

Literatur 131

Sachverzeichnis 134

Allgemeiner Teil

Erreger

Von den vielen Millionen Mikroorganismen sind nur wenige hundert in der Lage, beim Menschen Krankheiten auszulösen. Die Zahl der für den Gynäkologen bedeutsamen Erreger dürfte dabei weit unter hundert liegen.

Mit vielen Bakterien lebt der Mensch im Einvernehmen, sie gehören zur sogenannten „Normalflora" im Darm, auf der Haut, auf den Schleimhäuten, und sie haben z.T. nützliche und notwendige Aufgaben.

Etwas anderes ist es mit den Viren, deren Nachweis immer eine pathogene Bedeutung hat und deren Nützlichkeit für den Menschen bis heute noch nicht erkennbar ist.

Aber auch mit einigen Viren ist die Mehrzahl der Menschen zeitlebens besiedelt, z.B. Herpesviren, Papillomaviren.

Ob es zur Infektion kommt oder nicht, hängt u.a. von der Virulenz des Erregers ab. Darunter versteht man die Fähigkeit, Infektionen auszulösen. Hierzu muß der Erreger zum einen in der Lage sein, in den Organismus bzw. bei Viren in die Zelle einzudringen, um sich dort zu vermehren, und zum anderen muß er Krankheiten auslösen können. Diese Eigenschaft ist bei den verschiedenen Spezies unterschiedlich ausgebildet, aber auch bei den einzelnen Stämmen, z.B. Escherichia coli ist nicht gleich Escherichia coli.

Virulenzfaktoren sind z.B. Adhäsionseigenschaften, Bildung von Neuraminidasen, Proteasen, Mukopolysaccharidasen, Streptokinasen, Koagulasen, DNasen oder anderen Enzymen, die auch Toxine (Exo-, Endotoxine) genannt werden.

Je virulenter ein Erreger ist, desto seltener wird er als Kontaminationskeim („Normalflora") gefunden und umgekehrt.

Im wesentlichen kommen 4 verschiedene Arten von Erregern vor:
1. **Viren,**
2. **Bakterien,**
3. **Pilze,**
4. **Protozoen.**

Viren

Sie sind die kleinsten Krankheitserreger und bestehen aus der genetischen Information, entweder DNA oder RNA, und einem Proteinmantel (Kapsid). Einige Viren besitzen zusätzlich einige Enzyme, die sie zum Ingangsetzen ihres Replikationszyklus in der betroffenen Zelle benötigen. So z.B. das Herpes-simplex-Virus die Thymidinkinase, oder das Immundefizienzvirus (HIV) die reverse Transkriptase. Diese Enzyme sind es auch, die die Chance bieten, virusspezifische Chemotherapeutika zu entwickeln und einzusetzen.

Einige Viren besitzen zusätzlich eine Lipoproteinhülle, die zum größten Teil von der Zelle stammt, die das Virus vermehrt hat und in die spezifische virale Antigene eingebaut sind. Aufgrund dieser Hülle sind diese Viren (Herpesviren, Hepatitis B, HIV, Röteln) gegen Umwelteinflüsse wie Austrocknen, alkoholische Lösungsmittel etc. sehr empfindlich.

Aufbau und Größe der einzelnen Viren gehen aus der Abb. 1 hervor.

Viren haben keinen eigenen Stoffwechsel und sind bei der Vermehrung auf die Enzymsysteme der infizierten Zelle angewiesen (obligate Zellparasiten).

Nur Zellen mit entsprechenden Rezeptoren können von bestimmten Viren überhaupt befallen werden (Tropismus), z.B. HIV: T4-Lymphozyten und ZNS, Hepatitis-B-Viren: Leber.

Im Normalfall kommt es nach der Virusvermehrung zur Zerstörung der Zelle (lytischer Zyklus). In Einzelfällen kann es aber auch zur Transformation und zur Entstehung einer onkogenen Zelle kommen. Bestimmte Viren haben die Fähigkeit, episomal in Zellen zu ruhen, von wo aus sie wieder eine endogene Infektion auslösen können (Reaktivierung). Hierzu neigen ganz besonders die Herpesviren und auch die Papillomaviren.

Die Identifizierung der Viren erfolgt im allgemeinen durch immunologische Methoden. Wegen ihrer Kleinheit sind spezielle Verfahren zur Sichtbarmachung der Reaktion erforderlich

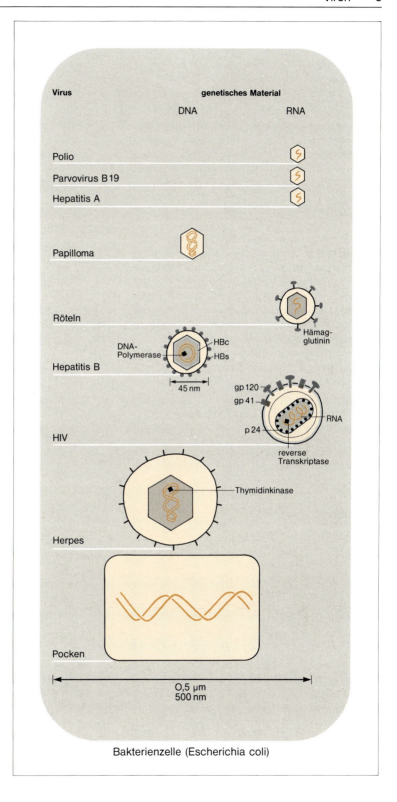

Abb. 1 Schematische Darstellung von Viren. Sie zeigt den Größenvergleich untereinander und mit einem Bakterium (Escherichia coli). Teilweise wurden Strukturen angegeben, die entweder für das Verständnis der Diagnostik (Antigene) oder der therapeutischen Ansätze (Enzyme) von Bedeutung sind.

(Neutralisation, Komplementbindung, Hämagglutination, Fluoreszenztest, ELISA).

Bakterien

Sie sind die kleinsten Krankheitserreger mit einem eigenen Stoffwechsel, die sich auf unbelebten Nährböden vermehren können. Bakterien sind Oberflächenparasiten mit ganz wenigen Ausnahmen: z. B. Chlamydien, Listerien, Tuberkelbakterien.

Bakterien können in Größe, Form und pathogenen Eigenschaften sehr unterschiedlich sein.

Normalerweise sind sie anfärbbar und mikroskopisch zu erkennen. Dies trifft aber nicht auf alle zu, so z. B. nicht auf Mykoplasmen, die aufgrund ihrer fehlenden Zellwand nicht anfärbbar sind und auch keine feste Form besitzen, und auch nur bedingt auf Chlamydien, welche sich nur intrazellulär vermehren können.

Allen Bakterien ist jedoch gemeinsam, daß sie DNA, RNA und Ribosomen zur Proteinsynthese besitzen. Aufgrund ihres eigenen enzymatischen Stoffwechsels sind alle Bakterien durch Antibiotika und Chemotherapeutika abzutöten oder zumindest in ihrer Vermehrung zu hemmen.

Die Gram-Färbung ist neben der Form der Bakterien ein wichtiges Unterscheidungskriterium bei der Mikroskopie.

Grampositive Bakterien

Sie besitzen eine dicke, relativ starre Zellwand aus überwiegend Murein-(Peptidoglycan-)Anteil, meist umgeben von Teichoinsäure. Die meisten grampositiven Bakterien sind empfindlich gegenüber Penicillinen, mit Ausnahme der penicillinasebildenden Staphylokokken.

Gramnegative Bakterien

Die Zellwand dieser Bakterien ist weniger stark, jedoch vielschichtiger aufgebaut. Der Anteil des Mureins liegt unter 10%. Dafür enthält sie auch Lipopolysaccharide und Lipoproteine.

Die Form der gramnegativen Bakterien ist variationsfreudiger und reicht von den sehr kleinen, anaeroben gramnegativen Kokken (Veillonellen) über Mobiluncus bis hin zu wechselnd langen Formen bei den Fusobakterien.

Die Therapie gramnegativer Bakterien ist schwieriger, da sie verschiedene Resistenzmechanismen besitzen (primäre Resistenz, Plasmide, ß-Lactamasen).

Weitere Unterscheidungsmerkmale der Bakterien sind ihre Wachstumsbedingungen. So unterscheidet man aerobe und anaerobe Bakterien.

Aerobe Bakterien

Aerobe Bakterien wachsen gut in Anwesenheit von Sauerstoff, während anaerobe Bakterien sich nur in Abwesenheit ($<1\%$) von Sauerstoff vermehren. Außer einigen (z. B. Pseudomonaden) wachsen jedoch die allermeisten aeroben Bakterien auch ganz gut oder besser in einer anaeroben Atmosphäre, sie werden daher im angelsächsischen Sprachgebrauch auch fakultativ anaerobe Bakterien genannt. Die echten Anaerobier wachsen jedoch nur in sauerstofffreier Atmosphäre und werden daher als strikt anaerobe Bakterien bezeichnet. Übergangsformen gibt es wie überall.

Aerobe Bakterien sind die häufigsten Krankheitserreger und führen auch meist zu akuten Infektionen.

Anaerobe Bakterien

Anaerobier dagegen führen eher zu abszedierenden und weniger rasch verlaufenden Infektionen im Weichteil- oder Abdominalbereich. Sie stammen meist aus dem Darm. Synergismen spielen hier eine nicht unerhebliche Rolle.

Die Identifizierung der Bakterien erfolgt im allgemeinen über Wachstumsbedürfnisse (Nährböden), Kolonieform auf der Agarplatte, Stoffwechselleistung (Bunte Reihe) und Mikroskopie. Weitere Unterscheidungsmöglichkeiten sind Antibiotikaempfindlichkeit, immunologische Methoden, Phagentypisierung, biochemische Zellwandanalysen und Gaschromatographie.

Die Verdopplungszeit der meisten Bakterien liegt zwischen 20 und 60 Minuten. Bei einigen Bakterien liegt sie höher, bei Treponema pallidum und Mykobakterien bei 24 Stunden, bei Chlamydien sogar bei 48 Std. Dies erklärt, warum diese Infektionen langsamer verlaufen und längerfristig behandelt werden müssen.

Die wichtigsten, im gynäkologischen Bereich vorkommenden Bakterien, geordnet

Tabelle 1 Auflistung der für den Gynäkologen wichtigen Bakterien

Gram-färbung	Bakterienart	kommensales Vorkommen			Bedeutung in Gyn/Ob.
		Vagina	Haut	Fäzes	
O	Acinetobacter - anitratus	−	−	(+)	selten bei komplizierten chron. Harnwegsinfekt
●	Actinomyces	(+)	−	(+)	unbekannt, fragl. bei Abszessen
O A	Bacteroides sp. - fragilis - asaccharolyticus - melaninogenicus - bivius	+	−	+++	beteiligt bei Aminkolpitis, Abszessen, Endometritis, Sepsis, Geruch!
O	Campylobacter - fetus - jejuni	−	−	(+)	selten, Sepsis in graviditate mit Kindstod Enteritis
×	Chlamydia trachomatis	−	−	−	sexuelle Übertragung, Zervizitis, Adnexitis
● A	Clostridium - perfringens - difficile	− −	− −	+ +	Gasbranderreger pseudomembr. Kolitis nach Antib.-Therapie
O	Citrobacter - diversus, - freundii	−	−	+	selten, Harnwegsinfekt
O	Enterobacter cloacae	−	−	++	Problemkeim, selten bei kompl. Harnwegsinfekten
●	Enterokokken (= Strept. Gruppe D)	+	+	++	häufig nachgewiesener Keim, Harnwegsinfekt
O	Escherichia coli	+	(+)	++	Harnwegsinfekt, Weichteilinfektionen, Sepsis, Neugeb. Infektion
●	Eubacterium	(+)	−	+++	
O A	Fusobacterium - nucleatum	(+)	−	+	Geruch! beteiligt bei abszed. nekrot. Infektionen, Aminkolpitis
O/●	Gardnerella vaginalis	++	−	++	Aminkolpitis, nachgewiesen bei vielen Infektionen, Bedeutung noch offen
O	Gonokokken (= Neisseria gonorrhoeae)	−	−	−	sexuelle Übertragung, eindeutig pathogener Keim, Adnexitis
O	Haemophilus ducreyi	−	−	−	sexuelle Übertragung, Erreg. des Ulcus molle (Chancroid)
O	Haemophilus - influenzae	−	−	−	selten, Infektion des Kindes bei Geburt
O/●	Haemophilus vaginalis (= G. vaginalis)	++	−	++	s. o.
O	Klebsiella - pneumoniae - oxytoca	(+)	−	+	häufig nach Ampicillintherapie, Harnwegsinfekt, Weichteilinfektion, Sepsis
●	Laktobazillen	+++	−	+++	Normalflora der Vagina
●	Listeria monocytogenes	−	−	(+)	Listeriose durch Milchprodukte, bes. in grav.
O A	Mobiluncus	+	−	++	häufig bei Aminkolpitis (Abb. 2)

Tabelle 1 (Fortsetzung)

Gram-/Bakterienart		kommensales Vorkommen			Bedeutung in Gyn/Ob.
		Vagina	Haut	Fäzes	
×	Mycobacterium – tuberculosis	–	–	–	sehr selten, Genitaltuberkulose
×	Mycoplasma – hominis – Ureaplasma urealyticum	(+) +	– –	+ +	häufig, besitzen keine Zellwand, Urethritis, ihre pathogene Rolle ist ungeklärt
○	Neisseria gonorrhoeae (= Gonokokken)	–	–	–	s. Gonokokken
●	Pneumokokken	–	–	–	selten, Sepsis, Pneumonie
● A	Peptokokken	(+)	–	+++	Beteiligt bei Aminkolpitis, Abszessen, Endometritis, Wundinfekte
● A	Propionibakterien	(+)	++	(+)	Akne
○	Proteus – mirabilis – vulgaris – rettgeri	(+)	(+)	++	Häufig bei Harnwegsinfekt, wird auch bei Weichteilinfektionen nicht selten isoliert
○	Pseudomonas – aeruginosa – cepacia	–	–	+	Problemkeim, multiresistent, bei hospitalisierten Pat., Harnwegsinfekt, Sepsis
○	Salmonellen	–	–	(+)	selten, Typhus, Diarrhöen
○	Serratia	–	–	+	selten, Harnwegsinfekt, multiresistent
○	Shigellen	–	–	(+)	selten, Diarrhö, Infektionsrisiko bei Geburt
●	Streptokokken Lancefield Gruppe A (β-Hämolyse)	–	–	(+)	selten, aber sehr gefürchtet, Erreger der Endometritis puerperalis, Sepsis nach Operation, sehr rascher, häufig fataler Verlauf, Scharlach, Phlegmone, nicht selten Nasen-Rachen Raum
●	Streptokokken Gruppe B (= agalactiae) (β-Hämolyse)	+	(+)	++	gefürchtet i. d. Schwangerschaft wegen Infektionsrisiko für das Neugeborene
●	Streptokokken Gruppe D (= Enterokokken)	+	+	++	Harnwegsinfekt, als leicht nachzuweisender Keim häufig gefunden, Pathogenität gering
●	Streptokokken andere	(+)	–	+	Weichteilinfektionen
●	Staphylococcus aureus	(+)	+	+	häufiger Infektionserreger, Wundinfektion, Sepsis, Mastitis, Abszeß, toxisches Schocksyndrom
●	Staphylococcus epidermidis	(+)	+	+	Harnwegsinfekt, Wundinfektion, häufig auch nur Kontaminationskeim
○ A	Vibrio (= Mobiluncus)	+	–	++	häufig bei Aminkolpitis
○ A	Veillonella parvula	+	–	++	häufig bei Aminkolpitis

○ = gramnegativ (rot)
● = grampositiv (blau)

A = Anaerobier
× = nicht anfärbbar mit der Gram-Färbung

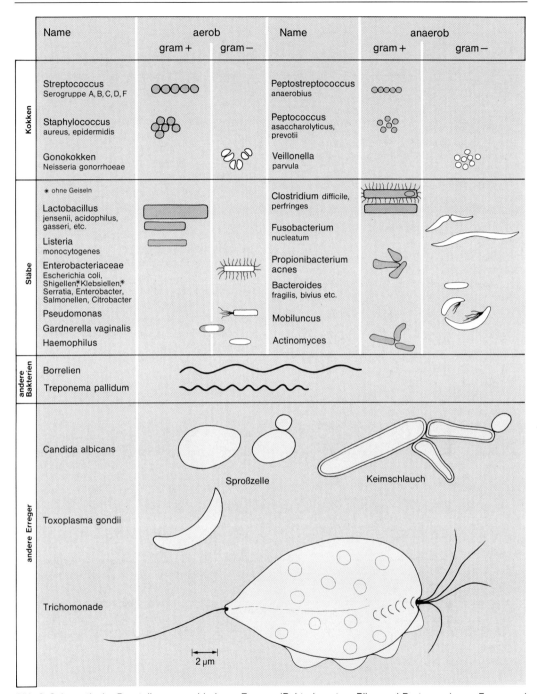

Abb. 2 Schematische Darstellung verschiedener Erreger (Bakterienarten, Pilze und Protozoen) zum Form- und Größenvergleich. Auch innerhalb einiger Bakterienarten können noch erhebliche Form- und Größenunterschiede auftreten.

nach Gram-Färbbarkeit, Form und Wachstumsbedingungen (aerob-anaerob), sind in der Tab. 1 aufgeführt.

Pilze

Hier unterscheidet man Sproßpilze (Hefe) und Hyphenpilze (Fadenpilze).

Für den Gynäkologen sind es im wesentlichen die Sproßpilze und hier allen voran Candida albicans, welcher von Bedeutung ist. Eine Sproßzelle von Candida ist etwa 5- bis 10mal größer als ein durchschnittliches Bakterium (Abb. 2). Die Vermehrung erfolgt durch Sprossung, woran Hefe mikroskopisch leicht erkannt werden kann.

Bei klinischen Infektionen sieht man so gut wie immer die Keimschläuche, auch Pseudomyzelien genannt, da diese Fäden durch Querwände unterteilt sind, denn der Keimschlauch besteht aus einzelnen, in die Länge gezogenen Pilzzellen. An der Keimspitze besitzen sie enzymatische Aktivitäten, die es ihnen ermöglichen, auch in tiefere Schichten des Gewebes einzudringen und dort Entzündungsreaktionen auszulösen.

In der Gynäkologie haben wir es nur mit opportunistischen Pilzen zu tun, d.h. Erregern, mit denen bis zur Hälfte aller Menschen im Intestinaltrakt besiedelt sind und die nur dann zur Infektion und zu Krankheitszeichen führen, wenn z.B. die Körperabwehr herabgesetzt ist, Antibiotika gegeben wurden oder infolge anderer Gründe, die wir im einzelnen nicht kennen.

Mit Ausnahme des Flucytosins hemmen die Antimykotika die Zellmembransynthese der Sproßpilze durch Störung des Ergosterolstoffwechsels.

Protozoen

Protozoen sind einzellige tierische Lebewesen mit einem typischen Zellkern (Eukaryonten). Verschiedene Infektionen werden durch sie hervorgerufen, wie z.B. Malaria, Schlafkrankheit, Leishmaniose, Amöbenruhr, Toxoplasmose, Pneumozystose.

Für den Gynäkologen spielt die Trichomoniasis die größte Rolle. In der Schwangerschaft können aber auch andere Protozoenerkrankungen zum Problem werden wie z.B. die Toxoplasmose.

Durch AIDS ist die Pneumocystis-carinii-Pneumonie häufiger geworden.

Normalflora

Vagina

Als Normalflora in hoher Keimzahl werden in der Vagina nur die Laktobazillen angesehen. Die Vermehrung der Laktobazillen und damit die selektive Kolonisierung der Vagina mit diesen Keimen ist östrogenabhängig. Laktobazillen finden sich daher in den ersten Wochen nach der Geburt und dann wieder ab der Menarche bis hin zur Menopause. Auch im Senium lassen sich bei manchen Frauen noch hohe Laktobazillenkonzentrationen in der Vagina nachweisen, z.B. bei Frauen, die Medikamente erhalten, welche einen gewissen Östrogeneffekt besitzen.

In der Kindheit finden sich in der Vagina verschiedene Hautkeime und auch Keime des Perianalbereiches in niedriger Konzentration, ohne Dominanz irgendeines einzelnen Keimes. Mit Auftreten der Östrogene kommt es zur selektiven Vermehrung der Laktobazillen. Diese finden sich dann in Konzentrationen zwischen 10^5 und 10^8 Keimen pro ml.

Die Keimzahl ist auch abhängig vom Zyklus. So finden sich während der Menstruation und unmittelbar danach geringere Konzentrationen, die dann rasch unter der Östrogenwirkung wieder ansteigen. Den Einfluß der Östrogene kann man sehr gut auch in der Schwangerschaft beobachten, wo bei einigen Frauen, die zu Beginn der Schwangerschaft noch eine gestörte Vaginalflora hatten, diese im Verlauf der ersten Monate in eine normale Laktobazillenflora übergeht.

Laktobazillen

Laktobazillen sind eine heterogene Gruppe von großen, unbegeißelten, grampositiven Bakterien, welche Milchsäure produzieren (Abb. 3). Über 50 verschiedene Typen sind bekannt. Da Laktobazillen kulturell und auch bestimmungsmäßig schwer zu handhaben sind und sie außerdem keine Krankheitserreger sind, sondern Normalflora, ist über sie wenig gearbeitet worden und somit wenig bekannt.

Beim Menschen kommen etwa 5–7 Typen bevorzugt vor. Der häufigste Keim ist Lactobacillus jensenii, gefolgt von Lactobacillus acidophilus, Lactobacillus gasseri, Lactobacillus fermentum und anderen. Häufig ist die Vagina von 2 oder auch mehr Typen gleichzeitig besiedelt.

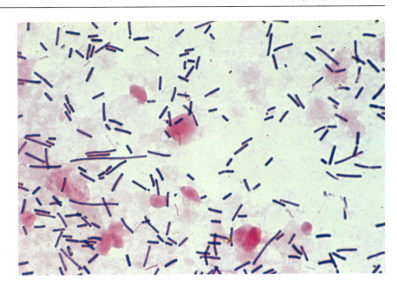

Abb. 3 Normale Vaginalflora mit ausschließlich Laktobazillen.

Laktobazillen sind für den Säuregehalt in der Vagina hauptverantwortlich. Sie wachsen auch noch in relativ saurem Milieu, das sie sich durch die Milchsäureproduktion selbst schaffen. Viele Stämme produzieren zusätzlich Wasserstoffperoxid, welches besonders gegenüber Anaerobiern bakterizid ist und somit die Vermehrung dieser Keime hemmt.

Wieweit die Besiedlung der Vagina bei einer Frau mit einem bestimmten Stamm stabil bleibt und welchen Einfluß die einzelnen Stämme für die Widerstandsfähigkeit der Vaginalflora bei Eindringen anderer Keime besitzen, ist so gut wie nicht bekannt.

Laktobazillen sind empfindlich gegen die meisten Breitspektrumantibiotika, insbesondere gegen diejenigen, die auf grampositive Bakterien wirken (z. B. Penicilline, Cephalosporine, Tetracycline, Erythromycin, Co-Trimoxazol etc.). 5-Nitroimidazole (Metronidazol, Ornidazol, Tinidazol) und Gyrasehemmer (Quinolone) führen zu keiner Zerstörung der Laktobazillenflora.

Bedeutung

Aufrechterhaltung des Säuregehaltes in der Vagina und damit Hemmung einer stärkeren Vermehrung in die Scheide eingebrachter fakultativ pathogener Keime.

Förderung

Östrogene, Ansäuerung des Vaginalmilieus.

Hemmung

Antibiotika (s. o), Blutungen, Antiseptika.

Andere Keime

Aufgrund der Lage und der Funktion der Vagina wird diese immer wieder mit den verschiedensten Keimen der Haut, des Perianalbereiches und des Partners kontaminiert (Tab. 2).

Normalerweise bleiben diese Keime jedoch in niedriger Keimzahl (bis 10^4-10^5/ml).

Es gibt eine Fülle von Arbeiten, in denen gezeigt worden ist, daß auch in der Vagina der gesunden Frau 3 bis 8 verschiedene Keime nachweisbar sind. Es ist aber eine Definitionsfrage, was noch als normale Vaginalflora bezeichnet wird.

Als normale Vaginalflora sollten nur hohe Keimzahlen von Laktobazillen akzeptiert werden. Keimnachweise in der Vagina ohne Mengenangaben sind daher für die Beurteilung wert-

Tabelle 2 Neben Laktobazillen häufig vorkommende Bakterienarten in der Vagina

	Häufigkeit	Konzentration
Gardnerella vaginalis	30–50%	10^4–10^6/ml
Streptokokken, Gruppe B	10–30%	10^4–10^6/ml
Ureaplasma urealyticum	ca. 40%	10^3–10^4/ml
Enterokokken (= Streptokokken Gruppe D)	10–20%	10^4–10^6/ml

los. Ausnahme sind nur eindeutig pathogene Keime wie Gonokokken, Streptokokken der Gruppe A, evtl. Staphylococcus aureus.

Zervix

In der Zervix lassen sich in der Regel diejenigen Keime nachweisen, die auch in der Vagina anzutreffen sind, jedoch in niedrigerer Keimzahl. Eine Normalflora der Zervix gibt es nicht. Wieweit die in der Zervix nachgewiesenen Keime eine Kontamination sind oder eine echte Besiedlung der Zervix, ist schwer zu beantworten.

Haut

Die Haut ist physiologischerweise mit einer Fülle von verschiedenen Keimen besiedelt.

Ein typischer Hautkeim ist Staphylococcus epidermidis. Er wird somit häufig als Kontaminationskeim bei Punktionen, Abstrichen, auch in Blutkulturen gefunden. Er kann zuweilen Infektionen auslösen. Nicht selten ist er der Erreger eines Harnwegsinfektes, wie auch Staphylococcus saprophyticus.

Auch Staphylococcus aureus, der zur Wundinfektion oder Sepsis führen kann, wird bei bis zu 30% der Menschen im Haut- und Schleimhautbereich gefunden.

Weitere typische Hautkeime sind Propionibakterien, welche bei der Akne eine Rolle spielen.

Darm

Der Magen-Darm-Trakt ist in zunehmender Konzentration von Bakterien besiedelt.

Magen	$0-10^3$	Keime/ml
Jejunum	$0-10^5$	Keime/ml
Ileum	10^3-10^9	Keime/ml
Fäzes	$10^{10}-10^{12}$	Keime/ml

Die im Darm überwiegenden Keimarten sind Anaerobier (Bacteroidesarten, Eubakterien, Peptokokken, Peptostreptokokken, Clostridien, Bifidobakterien).

Enterobacteriaceae (Escherichia coli, Proteus, Klebsiellen, Citrobacter u.a.) sind ebenfalls typische Darmkeime, machen aber nur 3-10% der Darmflora aus.

Weitere aerobe Keime sind Laktobazillen, aus denen sich die Vaginalflora besiedelt, Streptokokken und Staphylokokken.

Bei etwa 30% der Menschen lassen sich im Fäzes Hefen nachweisen. Sie sind sicherlich die häufigste Quelle einer Hefebesiedlung und -infektion des Genitalbereiches.

Alle diese Keime finden sich natürlich in relativ hoher Konzentration auch im Perianalbereich, von wo aus sie in die Vagina gelangen können. Begünstigt wird dies durch Sexualkontakte, nasse Badeanzüge und häufigen Aufenthalt im warmen Wasser (Thermalbad), klaffender Introitus, fehlende Laktobazillenflora.

Mund

Der Mund ist mit hohen Keimzahlen einer Mischflora besiedelt. Eine Fülle verschiedener Keime läßt sich hier nachweisen (Streptokokken, Actinomyces und verschiedene Anaerobier etc.). In den Zahntaschen, besonders bei Parodontose, finden sich ähnlich synergistische Bakteriengemische wie bei der Aminkolpitis.

Bei fast der Hälfte aller Erwachsener lassen sich Candida in der Mundhöhle nachweisen. Sie werden u.a. mit der Nahrung aufgenommen. Von hier aus gelangen sie in den Darmbereich. Der Magen stellt keine Barriere dar, da sie sehr säurestabil sind. Sie können von dort über den Darm und den Analbereich oder auch direkt das Genitale infizieren.

Abwehrsysteme

Bei der Überwindung von Infektionen spielt unser Abwehrsystem die entscheidende Rolle. Die wirksamsten Antibiotika sind ohne ein funktionierendes Immunsystem nicht in der Lage, Infektionen aufzuhalten. Verschiedene Störungen können das Immunsystem treffen, so z. B. ein angeborener Immunglobulinmangel, eine iatrogene Immunsuppression oder das infektionsbedingte Immundefektsyndrom AIDS. Aber auch andere Einflüsse setzen die Wirkung des Immunsystems herab, wie z. B. Mangelernährung oder die Alterung.

Mit einer Fülle von verschiedenen Mikroorganismen lebt der Mensch recht gut zusammen. Die Haut und der Darm sind mit 10^{12} bis 10^{14} Bakterien besiedelt. Zur Infektion kommt es nur dann, wenn das Gleichgewicht zwischen Abwehr und Mikroorganismen gestört ist, z. B. durch das Eindringen von Keimen in ansonsten sterile Bereiche, durch die Aufnahme von besonders pathogenen Keimen von außen oder durch Schwächung der Abwehrsysteme.

Die Zahl der eingedrungenen Keime und ihre Virulenz ist für das Angehen einer Infektion ebenfalls von großer Bedeutung.

Tabelle 3 Abwehrsysteme

Allgemein
    Haut, Schleimhaut
    Sekrete
    Normalflora
Immunsystem
Unspezifisch
    Komplementsystem
    Interferone
    Lysozyme etc.
    Leukozyten (Mikrophagen)
    Lymphozyten (Makrophagen)
    Natürliche Killerzellen (T-Lymphozyten)
Spezifisch
    Immunglobuline (Antikörper) IgM, IgA, IgG
    Spezifische Makrophagen (T-Zellen)

Allgemeine Abwehrmechanismen

Die intakte Haut und Schleimhaut stellen normalerweise eine wirksame mechanische Barriere gegen das Eindringen von Keimen dar.

Dabei ist die verhornende Haut gegenüber Mikroorganismen wesentlich widerstandsfähiger als die mehrschichtige und besonders die einschichtige Schleimhaut. Daher stellen die Schleimhäute die Haupteintrittspforte für die meisten Mikroorganismen dar.

Aber auch die Schleimhaut selbst weiß sich zu schützen, z. B. durch Schleim (z. B. Zervix) und verschiedene spezifische (IgA-Ak) oder unspezifische (z. B. Lysozyme) Abwehrmechanismen.

Auch die Besiedlung der Vagina mit Milchsäure produzierenden Laktobazillen stellt einen Teil der Schutzmechanismen dar.

Unspezifische humorale Abwehrsysteme

Das Komplementsystem

Es handelt sich um ein komplexes Enzymsystem, welches durch eine kaskadenartige Reaktionsfolge der einzelnen Komponenten eingedrungene Erreger aufzulösen vermag. Viele Wechselbeziehungen zwischen den einzelnen Abwehrsystemen laufen ab.

Die Aktivierung des Komplementsystems wird durch die Anlagerung von spezifischen Antikörpern an den Mikroorganismus begünstigt, außerdem wird die Phagozytose durch Makrophagen gesteigert.

Weitere **unspezifische humorale** Abwehrsysteme sind:

- Das **Properdinsystem**, welches auf dem alternativen Weg das Komplementsystem aktiviert;
- **Lysozyme**, welche bestimmte Bakterienzellwände auflösen können, und die verschiedenen

- **Interferone**, welche antivirale und antiproliferative Wirkung besitzen, aber auch regulierend in das Immunsystem (Zellmembraneffekte, Zelldifferenzierung, Zytotoxizitätserhöhung) eingreifen.

Daneben gibt es noch eine ganze Reihe von Substanzen (Mediatoren), die von Makrophagen oder von T-Lymphozyten nach Stimulierung freigesetzt werden.

Unspezifische zelluläre Abwehr

Hierzu gehören die polymorphkernigen Leukozyten (neutrophile und eosinophile Granulozyten, die auch **Mikrophagen** genannt werden) und die mononukleären Phagozyten **(Makrophagen)**.

Als erste erreichen die polymorphkernigen Leukozyten den Infektionsort. Sie haben eine begrenzte Abwehrkraft, sterben bald ab und führen zur Eiterbildung.

Im weiteren Verlauf greifen dann die Makrophagen ein. Es sind Monozyten aus dem Knochenmark, die nach Differenzierung im Gewebe zu Makrophagen werden. Sie können mikroskopisch neben den Granulozyten im Zervixsekret gesehen werden. Besonders bei chronischen Infektionen wie der Chlamydienzervizitis sind sie zahlreich.

Die Phagozyten wandern durch Chemotaxis auf die eingedrungenen Mikroorganismen zu und nehmen sie in sich auf, um sie dann mit Hilfe lysosomaler Enzyme abzubauen.

Neben der Stimulierung der unspezifischen Abwehrsysteme greifen sie auch fördernd in die spezifischen Immunreaktionen ein. Sie produzieren eine Vielzahl von Mediatoren, z. B. Interferon, Leukotriene, Komplementfaktoren, Monokene, Prostaglandine.

Weiterhin kommen sogenannte natürliche **Killerzellen** vor, bei denen es sich um zytotoxische T-Lymphozyten handelt.

Die Phagozytose wird begünstigt durch spezifische Immunglobuline, welche sich an die Oberfläche der Erreger gebunden haben (Opsonisierung). Die Mikroorganismen werden sozusagen jetzt für die Makrophagen „schmackhafter". Bei einigen Bakterien kommt es erst nach dieser Opsonisierung zu einer ausreichenden Phagozytose, wie z. B. Listerien, einigen Staphylokokken, Mykobakterien, Pneumokokken oder Haemophilus influenzae.

Spezifische humorale Abwehr

Kommt es zur Anschaltung des spezifischen Immunsystems, so sind meßbare humorale Antikörper (Immunglobuline) und zelluläre (T-Lymphozyten) die Folge. Hieraus resultiert eine dauerhafte spezifische Abwehr.

Aus Stammzellen des Knochenmarks entwickeln sich durch den Einfluß verschiedener Mediatoren über verschiedene Zwischenformen die beiden reifen Lymphozytenpopulationen des Blutes: die **B-Lymphozyten** und die **T-Lymphozyten**. Viele Wechselwirkungen laufen zwischen diesen beiden Zellpopulationen ab. Die aus dem Knochenmark freigesetzten Lymphozyten werden erst in der Peripherie programmiert und damit zu immunologisch kompetenten Zellen herangebildet.

Beim Kontakt mit einem Antigen (z. B. Mikroorganismus) kommt es unter Beteiligung der normalen Makrophagen zu einer klonalen Proliferation bei denjenigen B-Lymphozyten, die den entsprechenden spezifischen Rezeptor tragen. Es entstehen Gedächtniszellen (memory cells), die langlebig sind und die die Information jahrelang speichern können. Bei einem erneuten Kontakt mit dem gleichen Antigen kommt es zu einer sehr raschen Immunantwort. Gleichzeitig verwandeln sich B-Lymphozyten durch die Antigenstimulation in die Immunglobulin sezernierenden **Plasmazellen** um.

Immunglobuline

Hierbei handelt es sich um Glykoproteine, welche spezifisch mit bestimmten immunogenen Determinanten auf den Mikroorganismen reagieren. Je nach Größe des Organismus besitzt dieser eine Vielzahl verschiedener Rezeptoren. Antikörper sind generell nur im extrazellulären Raum zu finden (IgA und IgG können in die Muttermilch übergehen).

5 verschiedene Immunglobuline sind bekannt:

IgM

Sie sind die Erstantwort auf einen antigenen Reiz. IgM setzt sich aus 5 Grundeinheiten zusammen und hat das größte Molekulargewicht mit 900 000 Dalton. Sie sind nicht plazentagängig und werden immer dann gebildet, wenn Antigen präsent ist. Floride Infektionen – auch reaktivierte – lassen sich durch den Nachweis spezifischer IgM-Antikörper erkennen.

Tabelle 4 Charakteristik und Gehalt der Immunglobuline im Plasma

Klasse	Zahl der Einheiten	Ketten schwere	Ketten leichte	Subklassen	Molekulargewicht (Dalton)	Halbwertszeit (Tage)	mg/dl
IgG	1	γ	κ, λ	IgG$_1$ IgG$_2$ IgG$_3$ IgG$_4$	150 000	22	1250 (750–1500)
IgM	5	μ	κ, λ	IgM$_1$ IgM$_2$	900 000	1–3	150 (50–200)
IgA	1–3	α	κ, λ	IgA$_1$ IgA$_2$	170 000	6	210 (90–320)
IgD	1	δ	κ, λ		180 000	3	3
IgE	1	ε	κ, λ		200 000	2	0,03

Ihre Halbwertszeit ist mit 1–3 Tagen die kürzeste.

IgA

Hierbei handelt es sich um sogenannte sezernierte Antikörper, welche außer im Serum auch auf den Schleimhäuten und in Sekreten zu finden sind. Normalerweise liegt das IgA als Monomer (üblicher Antikörperaufbau) vor, es kann aber auch als Dimer vorliegen. IgA-Antikörper gehen in die Muttermilch über.

IgG

Dies ist die größte Subklasse von Antikörpern und macht etwa 75% aller Antikörper im Plasma aus. Sie bewirken die Dauerimmunität und persistieren auch ohne Antigen. Ihre Halbwertszeit beträgt etwa 3 Wochen. Sie werden ständig nachgebildet, so daß ihre Menge über Jahre und Jahrzehnte meist nur langsam abnimmt. Bei einem Molekulargewicht von 150 000 Dalton sind sie plazentagängig.

IgD

Sie finden sich nur in sehr geringer Menge im Plasma und sind wahrscheinlich an der Differenzierung der B-Zellen beteiligt.

IgE

Sie kommen nur in sehr geringer Konzentration im Plasma vor. Die Antikörper finden sich besonders auf Mastzellen im Bereich der Haut und der Schleimhäute und sind Auslöser allergischer Sofortreaktionen. Sie sind nicht plazentagängig.

Wirkung der Antikörper

Das Fab-Ende des Antikörpers geht mit dem entsprechenden Rezeptor auf dem Mikroorganismus eine reversible Bindung ein. Hierdurch kommt es zu einer Konfigurationsänderung des anderen Endes des Immunglobulins (Fc-Teil). Verschiedene Reaktionen werden hierdurch ausgelöst:

– Komplementaktivierung, welches zur enzymatischen Aktivität führt und damit zur Lyse des Mikroorganismus.
– Neutralisierung des Erregers und damit Aufhebung der Penetrationsfähigkeit in die Zelle (z. B. bei Viren).
– Agglutination oder Präzipitation der Erreger durch Bildung von größeren Immunkomplexen.
– Bessere Phagozytose (Opsonisierungseffekt).

Spezifische zelluläre Abwehr

Sie wird getragen von den T-Lymphozyten, welche im Thymus immunologisch programmiert wurden. Auf ihrer Oberfläche besitzen sie verschiedene Rezeptoren, welche in der Lage sind, mit bestimmten Antigenen zu reagieren. Sie wandern ständig zwischen Lymphknoten, Milz, Gefäßsystem und Geweben hin und her.

Bei immunologischem Kontakt werden sie weiter zu T-Effektor-Zellen aktiviert, die aufgrund der Oberflächenmerkmale und auch ihrer Funktion in T-Helfer-Zellen, T-Suppressor-Zellen und T-Killer-Zellen unterschieden werden können. Während die T-Helfer-Zellen für die Antigenerkennung, die B-Zell-Aktivierung, die T-Zell-Induktion und die Lymphokinsynthese verantwortlich sind, führen die T-Suppressor-Zellen zu einer Unterdrückung der Immunreaktion, zur Abtötung von Tumorzellen, Abtötung von virusinfizierten Zellen und Abstoßung von Transplantaten. Ein Gleichgewicht zwischen diesen Zellpopulationen verhindert überschießende Immunreaktionen.

Durch verschiedene Mediatoren greifen die T-Lymphozyten regulierend auch in die anderen Zellarten wie Granulozyten, Makrophagen ein.

Bei der HIV-Infektion kommt es zu einem bevorzugten Befall der T4-Lymphozyten, welche im Verlauf der Erkrankung zerstört werden.

Störungen des Immunsystems

Es gibt primäre (angeborene) und sekundäre (erworbene) Immunschwächen.

Bei den angeborenen Abwehrdefekten kommen nur leichte vor, da Kinder mit schweren Defekten nicht lebensfähig sind. Eine Fülle von leichten Defekten sind bekannt. Dabei kann der Defekt im unspezifischen Bereich, z. B. dem Komplementsystem oder der Phagozytosefunktion (Granulozytendefekt), liegen oder im spezifischen, im Bereich der B-Zellen (Immunglobulinmangel) oder im T-Zell-Bereich.

Mit modernen immunologischen Methoden können derartige Defekte aufgeklärt werden. Im Einzelfall bei schwer verlaufenden Infektionen kann dies, manchmal auch aus forensischer Sicht, von Bedeutung sein.

Erworbene Abwehrschwächen können entstehen durch Stoffwechselstörungen, z. B. Proteinmangel, Diabetes mellitus, Leberzirrhose, Urämie. Auch Störungen im Immunsystem selbst, deren Ursache wir heute meist nicht kennen, können zu einer Schwäche führen. Iatrogene Abwehrschwächen entstehen durch Zytostatika, Immunsuppressiva, Strahlentherapie.

Auch verschiedene Infektionen können zu einer Störung des Immunsystems führen. Dies hat ganz besonders die neue Infektion mit dem HIV gezeigt. Aber auch andere Infektionskrankheiten führen zu einer veränderten Immunitätslage, wie z. B. die Tuberkulose.

Immunstatusentwicklung des Kindes

6. SSW	Thymusanlage
12. SSW	Thymusfunktion beginnt, Oberflächenmarker (IgM, IgG, IgA) auf Lymphozyten, T-Zellen
20. SSW	Bildung von IgG- und IgM-Ak durch Plasmazellen
30. SSW	IgA-Ak-Bildung, Übergang von mütterlichen IgG-Ak (Frühgeburten haben daher einen Ak-Mangel)
3.–6. Lebensmonat	niedrigster Ak-Spiegel
1. Lebensjahr	IgM-Spiegel entspricht dem des Erwachsenen
8. Lebensjahr	IgG-Spiegel entspricht dem des Erwachsenen
11. Lebensjahr	IgA-Spiegel entspricht dem des Erwachsenen

Infektionszeichen

Viele der üblichen Symptome einer Infektionskrankheit sind nicht die direkte Folge der Stoffwechselprodukte der sich vermehrenden Mikroorganismen, sondern die Reaktion der verschiedenen Abwehrsysteme des Körpers auf die Erreger bzw. auf deren Stoffwechselprodukte. Fehlen diese, so kommt es
- im günstigsten Fall zu keinen Krankheitszeichen und auch nicht zu einer Bedrohung des Organismus;
- im ungünstigsten Fall, z. B. bei sehr rasch verlaufender Infektion und geschwächtem Immunsystem, zu einer Überrennung des Organismus und einem in der Regel fatalen Ausgang (z. B. Streptokokken-A-Sepsis).

Lokale Symptome

Viele gynäkologische Infektionen beginnen als lokale Infektion. Durch entsprechende Mediatoren kommt es zum Einströmen von Granulozyten und später auch von Makrophagen mit Ausbildung der typischen Entzündungszeichen:
Schwellung, Rötung, Überwärmung und Schmerzen.

Im Vulvabereich sind diese Infektionszeichen leicht erkennbar. Schwieriger wird es im uterinen und Adnexbereich. Hier sind Schmerzen eines der zuverlässigsten Zeichen. Kann Sekret aus dem Infektionsgebiet gewonnen werden, so lassen sich mikroskopisch die erhöhten Leukozytenzahlen leicht erkennen. In vielen Fällen können auch die Erreger (Pilze, Bakterien, Trichomonaden) bereits mikroskopisch erkannt werden.

Ist der Organismus nicht in der Lage, die Infektion lokal zu begrenzen, so kommt es zur Streuung entweder der Erreger selbst oder toxischer Substanzen, die dann zu systemischen Symptomen führen.

Lokale Infektionszeichen:

- Schmerzen (Spontanschmerzen, Druckschmerz).
- Rötung (Gefäßinjektion mit Hyperthermie).
- Schwellung (Ödem, später Pus).
- Knötchen (Frühform beim Herpes simplex, Candida, Staphylokokken).
- Bläschen (Herpes simplex, Varizella-Zoster, Candida).
- Ulzera (Herpes simplex, Varizella-Zoster, Lues).
- Pus (Staphylokokken, Anaerobier).
- Ausfluß (Trichomoniasis, Herpes genitalis, Aminkolpitis, Chlamydienzervizitis).
- Krepitation (Luft im Gewebe bei z. B. Gasbrand, sehr viel häufiger jedoch ohne Bedeutung nach operativem Eingriff).

Allgemeinsymptome

- Fieber.
- Krankheitsgefühl.
- Tachykardie.
- Hypotonie.
- Schüttelfrost.
- Gliederschmerzen.

Fieber

Fieber ist eines der verläßlichsten Symptome einer Infektion. Es kann jedoch fehlen, wenn das Entzündungsgeschehen klein und lokal begrenzt ist oder – was prognostisch ein schlechtes Zeichen ist – wenn die Infektion so rasch verläuft, daß das Immunsystem nicht fähig ist, diesen Abwehrmechanismus in Gang zu setzen.

Fieber entsteht entweder durch exogene pyrogene Substanzen, welche von Viren, Bakterien oder anderen Erregern direkt gebildet werden, oder endogen über das Interleukin 1, welches eine zentrale Schlüsselrolle bei der Stimulation der verschiedenen Abwehrsysteme spielt.

Auslöser ist der Kontakt der Phagozyten mit den Mikroorganismen, wobei es über verschiedene Mediatoren zur Ausschüttung von Interleukin 1 kommt. Dieses aktiviert die T-Lymphozyten, B-Lymphozyten, Granulozyten, setzt die Bildung der Akut-Phase-Proteine in der Leber in Gang, stimuliert die Fibroblastenproliferation und die Prostaglandinsynthese.

Infektionszeichen

Fieber ist an sich eine nützliche Reaktion auf die Infektion. Durch die Temperaturerhöhung werden viele Stoffwechselvorgänge beschleunigt. Auf der anderen Seite ist es ein meßbarer Parameter, welcher über die Intensität der Infektion häufig guten Aufschluß gibt.

Die temperaturregulierenden Zentren liegen im Hypothalamus. Schüttelfrost führt zum raschen Temperaturanstieg und ist typisch für viele bakterielle Infektionen. Daher sollten Blutkulturen immer bei Schüttelfrost abgenommen werden, da dann der Erregernachweis am häufigsten gelingt.

Fieber ist nicht immer gleichbedeutend mit einer Infektion. Es gibt zahlreiche nichtinfektiöse Krankheiten und Störungen, die auch mit einer Temperaturerhöhung einhergehen, z. B. Thyreotoxikose, Dehydratation, Trauma, zerebrale Thrombose, Malignome, Hämolyse, rheumatisches Fieber, Periarteriitis nodosa, Erythema nodosum.

Die Anhebung der Körpertemperatur um jeweils 1 Grad steigert den Metabolismus um 12%, die Herzfrequenz um 15 Schläge pro Minute und führt auch zu einer Hyperventilation.

Verschiedene Fiebermuster sind bekannt. Bei gynäkologischen Infektionen herrscht der intermittierende, septische Fiebertyp vor, da es meist aus einer Weichteilinfektion zur wiederholten Streuung von Erregern oder Toxinen kommt. Alle anderen Fiebertypen wie das kontinuierliche Fieber, das remittierende Fieber und das rekurrierende Fieber sind eher typisch für andere, nichtgynäkologische Infektionen.

Zur Therapie des Fiebers

Da Fieber den Arzt erschreckt und den Patienten belastet, wird es gern therapeutisch gesenkt. Nur extrem hohe Temperaturen über 41°C bedeuten eine echte Gefahr. Auf der anderen Seite konnte gezeigt werden, daß die Senkung des Fiebers zu keiner Schwächung der Abwehrmechanismen des Körpers geführt hat. Trotzdem sollte aber nicht außer acht gelassen werden, daß die Temperaturerhöhung eine sinnvolle Abwehrmaßnahme des Körpers ist.

Gründe für die Senkung des Fiebers

- Bewahrung des Patienten vor Sekundärschäden durch z. B Tachykardie, Fieberkrämpfe (Kinder), Hyperventilation oder Enzephalopathie (erst über 41°C).
- Wohlbefinden des Patienten. Viele Patienten empfinden es als angenehm, wenn die hohe Temperatur gesenkt wird.

Möglichkeiten der Temperatursenkung

- Antipyretika: Acetylsalicylsäure (Aspirin). Paracetamol (Benuron). Metamizol-Natrium (Novalgin).
- Kühlende, nasse Tücher (Wadenwickel).

Drug fever

Oft ist es schwierig zu entscheiden, ob das persistierende oder wieder neu aufgetretene Fieber ein Wiederaufflackern der Infektion ist oder durch Medikamente verursacht wird. Derartige Fieberreaktionen sind im Zusammenhang mit vielen verschiedenen Medikamenten beschrieben worden.

Typisch ist die klinische Diskrepanz zwischen dem Allgemeinbefinden des Patienten und der Höhe des Fiebers. Der Zeitpunkt des Auftretens des Fiebers kann auch von Bedeutung sein, da in den meisten Fällen dieses 7 bis 10 Tage nach Therapiebeginn beobachtet wurde.

Durch Absetzen aller Medikamente kann der Zusammenhang aufgeklärt werden.

Durch sorgfältige Beobachtung des Patienten und flankierende Laboruntersuchungen kann das Übersehen echter Infektionen weitgehend vermieden werden.

Laborwerte

Leukozyten im Blut

Ein Anstieg der Leukozytenzahl im Blut ist charakteristisch für viele Infektionskrankheiten. Bei den meisten bakteriellen Infektionen kommt es zur starken Vermehrung der neutrophilen Granulozyten. Können die Granulozyten nicht schnell genug und nicht in geforderter Menge produziert werden, so kommt es zur vermehrten Ausschwemmung von Stabkernigen und schließlich von Metamyelozyten.

Leukopenie

Unter 3000 Leukozyten/mm^3. Bei Leukozytenwerten unter 500/mm^3 tritt eine erhöhte Infektionsanfälligkeit auf, die erst bei Werten unter 100/mm^3 bedrohlich ist.

Normalbereich

3000 bis 10000 Leukozyten/mm^3.

Leukozytose

Über 10000 Leukozyten/mm^3. Nach Traumatisierung, Operationen, kann es für einige Stunden auch ohne Infektionsursache zu einer Erhöhung der Leukozytenzahl kommen. Auch in der Schwangerschaft finden sich bei einigen Frauen Leukozytenwerte bis zu 15000/mm^3. Auch unter den Wehen kann es zu einem kurzfristigen Anstieg kommen, ohne daß andere Zeichen einer Infektion erkennbar sind. Werte über 20000/mm^3 sind hochverdächtig für ein infektiöses Geschehen.

Differentialblutbild

Es hat nur eine begrenzte Bedeutung bei gynäkologischen Infektionen. Nur selten werden unreife oder gar Zellen mit toxischer Granulation gesehen. Bei Virusinfekten (z.B. EBV) kann es zur stärkeren Vermehrung der Lymphozyten kommen, bei allergischen Reaktionen oder Parasitosen können die Eosinophilen leicht erhöht sein. Bei chronischen Entzündungen finden sich normale Leukozytenwerte und vielleicht erhöhte Monozytenwerte.

Thrombozytopenie

Sie wird häufig bei Sepsis gesehen und ist daher als Warnsignal zu werten.

Blutkörperchensenkungsgeschwindigkeit

Die Blutkörperchensenkungsgeschwindigkeit (BSG) ist eine sehr unspezifische Reaktion, die aufgrund vieler Störungen erhöht sein kann, z.B. erhöhter Fibrinogen- und Gammaglobulingehalt des Blutes. Sie ist für die Beurteilung von Infektionen aber recht gut zu gebrauchen, da es eine Infektion ohne erhöhte BSG kaum gibt. Als Normalwert für die 1. Std. muß bis zu 15 mm angesehen werden, für die 2. Std. bis zu 30 mm. Nach Gewebstraumatisierung, z. B. Operationen, ist die BSG regelmäßig erhöht und bei vielen Frauen auch in der Schwangerschaft.

Die BSG spielt bei der Verdachtsdiagnose einer Adnexitis eine große Rolle. In vielen Fällen, insbesondere bei der subakuten Adnexitis durch Chlamydien, ist sie der einzige pathologische Laborparameter. Auch für die Beurteilung des Infektionsverlaufes ist die BSG in vielen Fällen hilfreich. Sie steigt langsamer an als die Leukozyten im Blut, fällt aber auch langsamer wieder ab. Bei abszedierenden Prozessen ist die BSG stark erhöht mit Werten bis zu 80 mm in der 1. Std.

Auch vor einer Hysterosalpingographie kann sie z. B. helfen, unerkannte subakute Infektionen der Salpingen zu erkennen.

Akut-Phase-Proteine

Hierbei handelt es sich um Proteine, welche in der Leber nach Interleukin-1-Stimulation gebildet und im Serum nachgewiesen werden:

– C-reaktives Protein (CRP), – Serum-Amyloid-A-Protein	reagieren nach 6–10 Std. und können bis zum 1000fachen ansteigen
– α_1-Antitrypsin, – saures α_1-Glykoprotein, – Fibrinogen, – Haptoglobin	Antwortzeit 24 Std. mit Anstieg um Faktor 2–5
– Coeruloplasmin, – Komplement C_3, C_4	Antwortzeit 48–72 Std., Anstieg maximal auf das Doppelte

Diese Proteine sind aber nicht spezifisch für eine Infektion, denn sie treten bei jeder Gewebsschädigung, so auch nach einem operativen Eingriff, auf. Sie sind meist nur zu Beginn einer Infektion erhöht und normalisieren sich im Laufe der Infektion trotz Weiterbestehen der Infektionszeichen. Bei Infektionen mit starker leukozytärer Reaktion, z. B. abszedierenden Infektionen, ist das CRP (Normalwert < 1 mg/dl) stärker (> 20 mg/dl), bei Virusinfektionen nur gering erhöht (2–4 mg/dl). Die Akut-Phase-Proteine lassen sich im Serum nachweisen.

Von den verschiedenen Akut-Phase-Proteinen liegen die größten Erfahrungen mit dem **C-reaktiven Protein** vor. Es zeigt einige Stunden vor anderen Infektionsparametern (Leukozytose im Blut, Fieber) ein Infektionsgeschehen an. Es fällt aber nach kurzer Zeit wieder auf Normalwerte ab. In der Schwangerschaft kann es eine Bereicherung sein, da die BSG hier physiologischerweise bereits erhöht sein kann. Auch kann sie ein wertvolles Diagnostikum bei der Fragestellung eines beginnenden Amnioninfektionssyndroms bei vorzeitigem Blasensprung sein. Zur Abgrenzung eines Pelveopathiesyndroms von einer subakuten Adnexitis ist es ebenfalls hilfreich.

Gerinnungsstörung

Sie kann durch bakterielle Toxine verursacht werden und ist somit immer als Symptom einer Infektion, insbesondere einer Sepsis, zu beachten. Die Gabe von Heparin bei schweren Infektionen ist etwas umstritten und sollte mit Vorbehalt gegeben werden. Es gibt leider Beispiele, wo hierdurch mehr Schaden angerichtet wurde als Nutzen erreicht! Die Substitution mit Gerinnungsfaktoren ist heute möglich und sollte unter entsprechender Laborkontrolle so früh wie möglich einsetzen.

Leberwerte

Leberstörungen sind bei der Antibiotikagabe zu beachten, da manche Chemotherapeutika (z. B. Tetracyclin, Ketoconazol, Clindamycin, Sulfonamide) bei vorgeschädigter Leber oder bei Überdosierung zu vorübergehenden Störungen (Cholostase) führen können.

Nierenwerte

Da die meisten Antibiotika über die Niere ausgeschieden werden, muß bei eingeschränkter Nierenfunktion die Dosis reduziert werden bzw. sollten bestimmte Substanzen überhaupt nicht verabreicht werden, da sie eine gewisse Nephrotoxizität besitzen (z. B. Aminoglykoside).

Erregernachweis

Direkter Nachweis
Kolposkopisch: Filzläuse, Würmer.
Mikroskopisch:
- Nativ-/Naßpräparat: Trichomonaden, Pilze, (Bakterien).
- Nach Färbung mit Methylenblau (auch als Naßpräparat) oder nach Gram: Pilze, Bakterien.
- Nach immunologischer Fluoreszenzmarkierung: Chlamydien, Herpes-simplex-Viren, Treponema pallidum.
- Spezialfärbungen: Malaria, Trichomonaden.
- Phasenkontrast: Trichomonaden, Pilze.
- (Elektronenmikroskop: Herpesviren, HIV, Pockenvirus, Rotaviren).

Anzüchtung und Identifizierung der Erreger

Dies ist die Methode der Wahl bei fast allen bakteriellen Infektionen. Bei den Viren sind es besonders die Enteroviren, dann auch die Herpes-simplex-Viren, die Zytomegalieviren, welche auf diese Weise nachgewiesen werden. Auch für Pilze ist die Kultur Methode der Wahl.

Serologie (Antikörpernachweis):

Wichtigstes Nachweisverfahren für Virusinfektionen, da Viren gute Antikörperbildner sind und ihr kultureller Nachweis aufwendig und zeitintensiv ist. Bei bakteriellen Infektionen spielt die Serologie nur eine geringe Rolle, da u.a. die Kreuzreaktion mit anderen bakteriellen Antikörpern hoch ist und die Immunantwort meist nur sehr gering ausfällt. Ausnahmen sind hier die Lues, die heute so gut wie nur noch serologisch nachgewiesen wird, und neu hinzugekommen die Borreliose, und bei den Protozoen die Toxoplasmose.

Molekularvirologischer Nachweis

Z.B. Hybridisierung. Ist bislang das einzige Verfahren bei Papillomvirusinfektionen, auch zum Papovavirusnachweis, z.B. im Fruchtwasser.

Nachweis von bakteriellen Infektionen

Die Erregerisolierung und -identifizierung steht hier ganz im Vordergrund.

Abstrich mittels Tupfer (Weichteilinfektion)

Dieser sollte immer aus der Tiefe des Wundgebietes entnommen werden, da sich an der Oberfläche meist nur nekrotisches Material befindet. Auch bei Materialentnahme aus der Zervix sollte so tief wie möglich in diese eingegangen werden. Vorher sollte der äußere Bereich gesäubert werden, damit möglichst wenig kontaminierende Keime aus dem Vaginalbereich aufgenommen werden. Die Aussagekraft der mikrobiologischen Befunde wird um so geringer, je mehr Kontaminationskeime neben dem Erreger gefunden werden.
Je sorgfältiger die Materialentnahme vorgenommen wird und je selektiver der Ort der Infektion abgestrichen wird, desto größer ist die Chance, den für die Infektion verantwortlichen Keim nachzuweisen.

Urindiagnostik (Harnwegsinfekt)

Jeder spontan gelassene Urin wird mit Keimen des äußeren Urethra- und teilweise Vulvabereiches kontaminiert. Aus diesem Grund werden bei diesem Verfahren erst Keimzahlen von 10^5 und mehr als Ausdruck eines Harnwegsinfektes gewertet. Die sorgfältige Entnahme des Urins bzw. die Anleitung der Patientin zur Urinentnahme ist daher entscheidend für die Verwertbarkeit des Ergebnisses.

Die Patientin muß die Schamlippen spreizen, muß die Urethralöffnung desinfizieren, den ersten Urin verwerfen und erst dann den Becher zum Auffangen des Urins benutzen. Der Nachweis von mehreren Keimarten in höherer Konzentration ist immer verdächtig auf eine Kontamination.

Ein weiteres Problem besteht darin, daß der Urin ein guter Nährboden für die Bakterien ist. Bei der Versendung des Urins mit Transportzeiten über mehrere Stunden kommt es daher zu einer raschen Vermehrung der Bakterien und zu einer Vortäuschung von hohen Keimzahlen. Aus diesem Grund hat man Eintauchverfahren (Uricult, Uritube) entwickelt, Fertignährböden, die in den frisch gelassenen Urin eingetaucht werden und die die aktuelle Keimzahl nach Bebrütung recht gut anzeigen.

Blutkultur (Sepsis)

Bei jeder schweren Infektion müssen Blutkulturen abgenommen werden, da es sich um eine Sepsis handeln kann. Hierfür stehen fertige Kulturflaschen zur Verfügung, in die 5-10 ml venöses Blut - möglichst mit einem direkten Schlauchsystem - eingefüllt werden. Die sorgfältige mehrfache Desinfektion des Entnahmeortes ist hierbei besonders wichtig, da es sonst nur zum Nachweis von Kontaminationskeimen (z. B. Staphylococcus epidermidis) kommt. Auch muß immer eine aerobe Kultur, die belüftet wird, und eine anaerobe Kultur, in die nur das Blut eingelassen wird, angelegt werden. Am besten ist es, von jedem Arm jeweils eine aerobe und eine anaerobe Kultur zu entnehmen. Je häufiger Blutkulturen entnommen werden, desto größer ist die Chance eines Keimnachweises. Nach Möglichkeit sollte die Blutentnahme noch im Fieberanstieg erfolgen. Große Statistiken zeigen, daß nur etwa in 20% der Blutkulturen Keime angezüchtet werden können. Frühestens nach 20 Stunden ist mit einem Ergebnis bei der Blutkultur zu rechnen, da zunächst die Blutkulturflasche 8 Stunden bebrütet werden muß und dann der Inhalt weiter auf einer Agarplatte angelegt werden muß.

Spezialverfahren

Zur Züchtung von Chlamydien müssen Epithelzellen aus dem Infektionsbereich (Zervix, Urethra, Fimbrientrichter) mittels Abstrichtupfer oder besser Bürste oder Schwämmchen, aufgenommen werden und in entsprechende Transportmedien ausgeschwenkt werden.

Transportmedium

Ohne Verwendung von Transportmedium wird man bei längerem Transport (Stunden, 1-3 Tage) nur diejenigen Bakterien noch anzüchten können, die recht widerstandsfähig sind. So sind nach 24 Stunden in einem feuchten Tupfer ohne Transportmedium Staphylokokken noch in unveränderter Zahl anzüchtbar, dagegen bestimmte Bacteroidesarten um 10^3 bis 10^5 log 10 Stufen abgesunken, so daß sie nicht mehr angezüchtet werden können.

Seit der Einführung von Transportmedien und auch Verbesserung der Kulturverfahren werden anspruchsvolle Bakterien sehr viel häufiger nachgewiesen. Auch Gonokokken sind relativ empfindlich und können nur mittels Transportmedien auch nach 24 oder 48 Stunden noch angezüchtet werden.

Besonders wichtig aber sind die Transportmedien für die Anaerobier, die z. T. außerordentlich empfindlich gegenüber Sauerstoff sind und nur in entsprechenden Medien überleben können. Eine Vielzahl von verschiedenen Transportmedien sind auf dem Markt, z. B. Port-A-Cul.

Für die kulturelle Anzüchtung von Chlamydien sind andere Transportmedien notwendig als für die übliche bakteriologische Diagnostik. Sie benötigen Pufferlösungen, ähnlich wie Viren, in die die infizierten Zellen ausgeschwenkt werden.

Kulturverfahren

Die Anzüchtung der Bakterien erfolgt üblicherweise auf festen Agarnährböden, die die notwendigen Nährstoffe enthalten. Jedes vermehrungsfähige Bakterium führt zur Ausbildung einer Kolonie. Durch fraktioniertes Ausstreichen des Tupfers läßt sich bereits ein Eindruck über die Menge der Bakterien gewinnen. Genauere Keimzahlen erhält man durch vorherige Verdünnungsreihen des Ausgangsmaterials.

Da die verschiedenen Bakterienarten unterschiedliche Nährstoffbedürfnisse haben und man gleichzeitig während des Wachstums bestimmte Eigenschaften, wie z. B. die Hämolyse, prüfen möchte, werden für jeden Abstrich verschiedene Platten angelegt.

Durch die Verwendung von Selektivnährböden, die Hemmstoffe (z. B. Antibiotika) enthalten, welche andere kontaminierende Keime in ihrem Wachstum unterdrücken, können bestimmte Keime leichter erkannt werden. (Seit Einführung von Selektivnährböden für Streptokokken der Gruppe B ist die Nachweisrate bei Abstrichen aus dem Vaginal- und Zervixbereich sprunghaft angestiegen.) Selektivnährböden benötigt man auch für hoch pathogene Keime, die nur in geringer Keimzahl vorkommen, wie z. B. die Gonokokken.

Kulturplatten zum Nachweis von aeroben Keimen können im normalen Wärmeschrank bebrütet werden, Kulturplatten zum Nachweis von anaeroben Keimen, die bei Sauerstoffanwesenheit nicht wachsen, müssen im Anaerobiertopf (Behälter, dem der Sauerstoff nach Einbringen der Platten physikalisch oder chemisch entzogen wurde) bebrütet werden.

Üblicherweise können die Agarplatten nach 24 Stunden abgelesen werden. Bei langsam wachsenden Bakterien, z. B. vielen Anaerobiern, benötigt die Bebrütung jedoch mehrere Tage.

Die weitere Identifizierung der Bakterien erfolgt durch die mikroskopische Beurteilung nach Gram-Färbung, Prüfung ihrer Stoffwechselleistung (z. B. Bunte Reihe) und, zusätzlich bei den Gonokokken, dem Nachweis von Peroxidase.

Anschließend wird von der Reinkultur eine weitere Agarplatte beimpft und durch Auflegung von antibiotikagetränkten Plättchen die Empfindlichkeit dieses Keimes gegenüber den verschiedenen Antibiotika geprüft (festgelegtes, standardisiertes Verfahren [DIN-Norm]). Da das Antibiotikum aus den Testplättchen in den Agar hineindiffundiert und dabei ein gewisses Konzentrationsgefälle entsteht, kommt es je nach Empfindlichkeit des Erregers zu einem mehr oder weniger großen Hemmhof um das Plättchen.

Spezielle Kulturverfahren sind notwendig für:
- Chlamydien: Zellkultur, z. B. McCoy-Zellen.
- Mykoplasmen: Selektivnährböden mit Zusatz von Penicillin und langsamem Wachstum auch unter CO_2-Atmosphäre. Isolierbar aus üblichen Tupferabstrichen.
- Mykobakterien: Spezialnährböden, sehr langsames Wachstum (4–8 Wochen).

Auch viele andere Bakterien können nur dann isoliert werden, wenn entsprechende Spezialnährböden eingesetzt werden, wie z. B. Aktinomyzeten. Auch Gardnerella vaginalis benötigt einen speziellen Nährboden (z. B. Doppelschichtagar-Nährböden mit verschiedenen Zusatz-/Hemmstoffen).

Versuchstiere kommen zur Isolierung heute kaum noch in Frage. Sie spielen nur noch eine geringe Rolle bei der Tuberkulosediagnostik. Für die Anzüchtung von Treponema pallidum (Erreger der Lues) sind aber auch heute noch Tiere (Kaninchenhoden) erforderlich. Dies wird heute nur noch für die Herstellung diagnostischer Verfahren angewendet.

Nachweis von Viren

Die Virusisolierung ist ein aufwendiges Verfahren, da hierfür Zellkulturen erforderlich sind. Sie sollte nur in den Fällen veranlaßt werden, in denen andere Methoden nicht weiterhelfen oder wenn es darum geht, den Erreger direkt nachzuweisen und zu identifizieren.

Die folgenden Materialien sind für die Virusisolierung geeignet:
- Rachenabstrich: Röteln, Influenza.
- Zervixabstrich: Herpes simplex.
- Bläscheninhalt: Herpes simplex, Varizella-Zoster.
- Urin: Zytomegalie.
- Fäzes: Enteroviren (Polio-, Coxsackie-, ECHO-, Hepatitis-A-Virus), Rotaviren.
- Blut: HIV, EBV, HBV.
- Biopsien: Herpes simplex, Papillomviren und andere.

Transportmedium

Da Viren mit Ausnahme der Enteroviren gegen Austrocknung sehr empfindlich sind, müssen die Abstriche in einem Transportmedium, z. B. Zellkulturmedium, aufgenommen werden. Fehlt dieses, kann für kurzfristigen Transport auch physiologische Kochsalzlösung verwendet werden. Dies gilt für alle Abstriche und Bläscheninhalte.

Die Punktion eines Bläschens erfolgt am besten mit einer kleinen Spritze und dünner Kanüle, in die man zunächst etwas Transportmedium aufgezogen hat. Dann erfolgt die Aspiration aus dem Bläschen und danach noch einmal etwas Transportmedium durch die Kanüle, damit der Bläscheninhalt auch sicher in die Spritze aufgezogen wird.

Kulturverfahren

Für die Isolierung von Viren sind Zellkulturen erforderlich. Je nach Virus sind verschiedene Zellarten notwendig, da nicht jedes Virus auf jeder Zellart wächst. Es gibt permanente Zellinien und primäre Zellkulturen, wobei die permanenten Zellinien sich mehr und mehr durchgesetzt haben. In der Mehrzahl der Fälle erkennt man die Virusvermehrung an der Zerstörung des Zellrasens (zytopathischer Effekt). Dieser kann bei schnell wachsenden Viren und hoher Virusmenge bei der Einsaat bereits nach 48 Stunden sichtbar sein (z. B. Herpes simplex) oder auch erst nach 8 Tagen. Zum Teil sind Subkulturen erforderlich. Bei einigen Viren kommt es zu keiner Zerstörung des Zellrasens, z. B. Rötelnviren. Hier muß durch den Nachweis des virusspezifischen Hämagglutinins, welches Erythrozyten an der Oberfläche zu binden vermag, die Virusvermehrung nachgewiesen werden.

Weitere Identifizierung der Viren erfolgt dann immunologisch, d. h. durch Aufhebung des zytopathischen Effekts in der nächsten Zellkultur oder rascher durch Fluoreszenztests unter Verwendung von monoklonalen Antikörpern.

Nachweis von Pilzen

Kultur

Eine Kultur zum Nachweis und zur Identifizierung von Pilzen ist immer dann notwendig, wenn keine eindeutige mikroskopische Diagnose möglich ist, wenn nur wenig Pilzzellen vorhanden sind oder durch andere Erreger und Materialien die Pilzzellen nicht erkennbar sind (z. B. aus Mundabstrichen oder Stuhluntersuchungen). Auch immer dann, wenn nur Sproßzellen zu sehen sind, da sich hierunter viele verschiedene Hefearten verbergen können. Bei eindeutigem Keimschlauchnachweis aus Abstrichen aus der Vagina ist die Kultur entbehrlich, da dies so gut wie immer beweisend für Candida albicans ist.

Materialentnahme

Abstriche im Vaginalbereich sollten möglichst durch kräftiges Reiben an der Vaginalwand entnommen werden, da Pilze hier im Falle einer Infektion besonders an der Zellwand haften und ins Gewebe dringen.

Transportmedium

Es ist nicht erforderlich, da Pilze sehr stabil sind.

Kulturverfahren

Feste Agarnährböden. Pilze sind in ihrem Wachstum sehr anspruchslos und wachsen auf sehr vielen Nährböden (Sabouraud-2%-Glucose-Agar, Kimmig-Agar [z. B. Fa. Merck]).

Die Identifizierung der Pilze erfolgt dann morphologisch aus der gewachsenen Kolonie auf dem Reisagar, dann eventuell biochemische Artbestimmung mittels Fermentations- und Assimilationsleistungen.

Pilze wachsen besser bei Zimmertemperatur als bei 37 °C.

Serologie

Spielt nur eine gewisse Rolle zur Diagnostik bei Verdacht auf systemische Candidainfektion. Nachgewiesene Ak sagen nichts über die Immunität aus.

Nachweis von Protozoen

Der direkte mikroskopische Nachweis steht hier im Vordergrund. Routinekulturverfahren stehen nicht zur Verfügung. In Speziallaboratorien können Trichomonaden und auch Toxoplasmen angezüchtet werden. Die Anzüchtung von Toxoplasma gondii in der Maus benötigt aber mindestens 2 Wochen.

Die Serologie ist die Methode der Wahl bei der Toxoplasmose.

Serologie

Der Nachweis von Antikörpern (Ak) ist das wichtigste Verfahren zur Erkennung von Virusinfektionen. Auch lassen sie die Immunität erkennen, die nach vielen Infektionskrankheiten besteht.

Eine Vielzahl von verschiedenen Methoden steht zur Verfügung, die innerhalb weniger Stunden zum Ergebnis führen.

Es ist ein Nachteil der Serologie, daß Antikörper frühestens 2 bis 3 Wochen nach der Infektion nachweisbar werden. Ein weiterer Nachteil der Serologie, der darin besteht, daß eine zweite Blutprobe erforderlich ist zum Nachweis eines frisch abgelaufenen Infektes, ist durch die zunehmende Einführung von IgM-Antikörper-Tests etwas aufgehoben worden.

Dies hat aber wiederum neue Probleme geschaffen, denn wir haben inzwischen gesehen, daß es viele persistierende oder auch reaktivierende Infektionen gibt, so daß auch über IgM-Antikörper-Tests der Zeitpunkt der Infektion häufig nicht erkannt werden kann.

Dies gilt ganz besonders für die Zytomegalie und für die Toxoplasmose.

IgM-Antikörper werden nicht nur beim Erstkontakt mit einem neuen Antigen (Ag) gebildet, sondern sind so lange nachweisbar, wie Antigen vorhanden ist.

Grundsätzlich führen alle systemischen und intensiven lokalen Infektionen zur Bildung von spezifischen Antikörpern. Somit sind diese Infektionen theoretisch auch durch serologische Methoden nachweisbar.

In der Praxis sieht dies aber etwas anders aus, da nicht für alle Erreger serologische Tests entwickelt worden sind. Das hat natürlich seine Gründe.

Viren sind kulturell schwer nachzuweisen, aber gute Antikörperbildner, da sie nur wenige Antigene auf ihrer Oberfläche besitzen und es sich in den allermeisten Fällen um systemische Infektionen handelt.

Bakterien können sehr viel rascher und einfacher kulturell nachgewiesen werden. Sie sind sehr viel komplexer aufgebaut, mit sehr viel mehr antigenen Gruppen auf ihrer Oberfläche, die zudem noch eine große Ähnlichkeit mit antigenen Gruppen anderer Bakterien oder Stoffe (Nahrung) haben (Kreuzreaktionen). Außerdem sind Bakterien Oberflächenerreger, die häufig zu keiner so intensiven Anregung des Immunsystems führen.

Die **Serologie** spielt als diagnostische Maßnahme bei folgenden Virusinfektionen die **Hauptrolle**:

- Röteln.
- Masern.
- Zytomegalie (CMV).
- Epstein-Barr-Virus (EBV).
- Varizellen (VZV).
- Mumps.
- Hepatitis A und B.
- HIV.

Serologische Methoden stehen zur Verfügung, werden wegen des großen Aufwandes jedoch nur in Sonderfällen durchgeführt:

- Polio.
- Coxsackie.
- ECHO.

Die **Serologie** spielt **keine Rolle** bei:
- Papillomviren.

Von den durch **Bakterien und Protozoen** verursachten Infektionen spielt die Serologie die **Hauptrolle** bei:

- Lues.
- Toxoplasmose.

Auch in der **Mykologie** stehen serologische Nachweisverfahren zur Verfügung. Wegen der hohen Durchseuchung mit Candida ist die Interpretation der Ergebnisse schwierig. Sehr hohe Titer sind jedoch für eine ausgedehnte bzw. systemische Mykose verdächtig. Im Einzelfall kann die Serologie eine wichtige Ergänzung der Kultur sein.

Serologische Nachweisverfahren

Die verschiedenen serologischen Nachweismethoden haben eine unterschiedliche Sensitivität und Spezifität. Die Titerangaben schwanken daher zwischen z. B. 1:4 und z. B. 1:20000. Enzymtests liefern grundsätzlich sehr hohe Titer, der FT mittlere (200-1000), die KBR niedrige (10-160). Auch gleiche Tests, in verschiedenen Labors durchgeführt, ergeben unterschiedliche Werte. Titeranstiege sind daher nur dann zu werten, wenn sie vom gleichen Untersucher in einem Testansatz gefunden wurden.

Jedes Labor muß seinen Befund kommentieren und bewerten. Allgemeine Ausdrucke über sogenannte Normalwerte sind ohne großen Wert. Dem Labor muß eine klare Fragestellung gegeben werden, damit die notwendigen Tests durchgeführt werden können.

Es gilt zu fragen und zu beantworten:

- Anamestischer Titer (nur IgG-Ak).
- Floride Infektion (auch IgM-Ak).

Wenn floride, dann:

- primäre Infektion, z. B. bei Zytomegalie,
- reaktivierte Infektion, z. B. bei Zytomegalie,
- frische Infektion, z. B. bei Toxoplasmose,
- chronische Infektion, z. B. bei Toxoplasmose.

Komplementbindungsreaktion (KBR)

Sie ist ein universeller Test, mit dem z. B. die meisten Virusinfektionen nachgewiesen werden können. Mit ihr werden sämtliche gruppenspezifische und typenspezifische Antigene nachgewiesen. Eine Erkennung des Serotyps ist mit ihr in der Regel nicht möglich.

Testprinzip: Es wird der Komplementverbrauch gemessen, da Komplement sich nur dann anlagern kann und dadurch enzymatisch aktiv wird, wenn sich ein Antigen-Antikörper-Komplex ausgebildet hat. Der Komplementverbrauch wird dann in einem zweiten Schritt, durch Zugabe von antikörperbeladenen Erythrozyten, für das bloße Auge sichtbar gemacht.

Das Patientenserum muß zunächst hitzeinaktiviert werden (2 Stunden bei 56 °C) zur Zerstörung des eigenen Komplements. Es wird dann in einer geometrischen Reihe mit Faktor 2 verdünnt.

Zu jeder Serumverdünnung werden anschließend eine konstante Menge Antigen, in der Regel 2–4 Einheiten, und 2 Einheiten Komplement zugegeben. Es folgt eine Inkubation bei Zimmertemperatur oder bei 37 °C für 1–2 Stunden, in der sich die Ag-Ak-Komplexe ausbilden, die das Komplement binden.

Danach werden zur Sichtbarmachung des 1. Schrittes Hammelerythrozyten zugegeben, die bereits mit Ak gegen diese Erythrozyten beladen sind. Waren im Patientenserum **Ak** gegen das im Test verwendete Ag **vorhanden**, so hat sich im 1. Schritt ein Komplex ausgebildet, der das zugegebene Komplement gebunden hat. Es kommt im 2. Schritt **nicht** zur **Hämolyse**.

Waren im Patientenserum keine Ak vorhanden oder ist das Patientenserum so stark verdünnt worden, daß die Ak nicht mehr zur Komplexbildung ausreichen (Titerbestimmung), so wurde das Komplement nicht verbraucht und es kann sich an die im 2. Schritt zugegebenen Hammelerythrozyten anlagern, wodurch die enzymatische Aktivität des Komplements aktiviert wird und die Erythrozyten hämolysiert werden. Die **Hämolyse** bedeutet somit, daß **keine Ak** vorhanden sind.

Die KBR gibt die Komplementbindungsfähigkeit eines Ag-Ak-Komplexes an, d.h., sind im Serum viele Ak vorhanden, so kann das Serum entsprechend stärker verdünnt werden (Titration) und ist immer noch in der Lage, eine konstante Menge Komplement zu binden.

Auch die Art der Ak, die an der Reaktion beteiligt sind, ist von Bedeutung. So binden IgM-Ak mehr Komplementmoleküle als z.B. IgG-Ak. Das bedeutet, daß die KBR kurz nach einer Infektion hohe Titer liefert (IgM-Ak verschwinden innerhalb einiger Wochen aus dem Serum) und daß nach einigen Wochen und Monaten dieser Titer immer niedriger wird, ja sogar negativ werden kann.

Die KBR ist somit gut geeignet zur Feststellung einer jetzt oder kürzlich abgelaufenen Erkrankung, nicht aber zur Klärung der Frage, ob eine Erkrankung vor vielen Jahren abgelaufen ist, ob also bereits Immunität besteht. Die Empfindlichkeit ist vom verwendeten Antigen, d.h. von der Virusherstellung und Aufbereitung abhängig, die von Virus zu Virus sehr unterschiedlich ist.

Bewertung: Ein hoher Titer in der KBR (1: > 80) ist immer verdächtig auf eine kürzlich abgelaufene Infektion. Der sicherste Beweis ist aber auch hier der Nachweis von neu aufgetretenen Ak oder der Anstieg des Titers um mindestens das 4fache, d.h. 2 Titerstufen, wobei die Testung beider Seren in einem Ansatz erfolgen muß. Sind die Untersuchungen von verschiedenen Untersuchern an verschiedenen Tagen vorgenommen worden, so sagt ein 4facher Titeranstieg gar nichts, denn die Streubreite zwischen verschiedenen Laboratorien ist immer noch hoch.

Hämagglutinationshemmungstest (HAH-Test)

Dies ist der Standardtest zur Bestimmung von Rötelnantikörpern. Ein nicht ordnungsgemäß durchgeführter Test kann falsche Ergebnisse liefern. Die Zuverlässigkeit im unteren Titerbereich ist häufig nicht gewährleistet, so daß erst höhere Titer, bei Röteln z.B. 1:32, offiziell als zuverlässig anerkannt werden. Von einem guten Laboratorium können jedoch auch niedrigere Titer eindeutig als rötelnspezifisch erfaßt werden.

Testprinzip: Das Serum des Patienten muß vor dem eigentlichen Test sehr sorgfältig vorbehandelt werden. Einmal müssen sogenannte „Inhibitoren", das sind z.B. Lipoproteine, die in jedem Serum in unterschiedlicher Höhe vorkommen, durch Adsorption an z.B. Kaolin oder Heparinmanganchlorid entfernt werden, damit durch sie nicht Ak vorgetäuscht werden, wo keine sind, denn diese Inhibitoren sind in der Lage, bestimmte Antigene, z.B. das Rötelnantigen, zu binden. Zum anderen muß je nach Erythrozytenart das Serum mit den Erythrozyten vorbehandelt werden, um sogenannte „Agglutinine", die die Erythrozyten agglutinieren können, zu entfernen.

Beim Test werden wiederum Verdünnungsreihen des Serums hergestellt, zu jeder Verdünnung werden 4 Einheiten Antigen (= Hämagglutinin der Viren) gegeben, nach einer Inkubation von 1–2 Stunden bei z. B. Zimmertemperatur werden Erythrozyten zugegeben. **Ausbleiben der Agglutination** bedeutet **Anwesenheit von Ak**.

Erythrozyten-Festphasen-Aggregations-Test

Hierbei handelt es sich um eine umgekehrte passive Hämagglutination an fester Phase. Er dient z. B. dem Nachweis von Rotaviren in den Stuhlproben von Neugeborenen.

Testprinzip: Die U-förmigen Vertiefungen einer Mikrotiterplatte wurden mit spezifischen Virusantikörpern beschichtet. Befinden sich in der Probe Viren, so werden sie an die Antikörper gebunden und die danach zugeführten Erythrozyten, die bereits mit Virusantikörpern beladen sind, werden dann an das gebundene Virus angeheftet, so daß es nicht zur Sedimentation der Erythrozyten kommt.

Eine Variation dieses Testes ist die Hämadsorptions-Immunosorbens-Technik, die zur Bestimmung von rötelnspezifischen IgM-Antikörpern entwickelt wurde. Bei ihr ist die Mikrotiterplatte mit Antikörpern gegen humanes IgM beschichtet. Befinden sich im Patientenserum rötelnspezifische IgM-Antikörper, so werden sie fest daran gebunden und die spätere Zugabe von Rötelnantigen und Erythrozyten führt zu keiner Sedimentation der Erythrozyten.

Für diese Technik gibt es nun noch viele Variationsmöglichkeiten.

Hämolyse-in-Gel-Test

Dieser Test wird bei der Rötelndiagnostik eingesetzt. Mit ihm kann die Spezifität auch niedriger Titer im Hämagglutinationshemmungstest nachgewiesen werden.

Testprinzip: In eine Agarplatte sind Erythrozyten und Antigen eingegossen. In eine Vertiefung wird das Patietenserum eingefüllt. Das Auftreten eines Hämolyseringes zeigt spezifische Antikörper gegen Röteln an.

Neutralisationstest (NT)

Dieser spielt für Infektionen in der Gynäkologie und Geburtshilfe so gut wie keine Rolle. Er findet Anwendung bei den Enteroviren. Er ist sehr aufwendig, da die neutralisierenden Ak mittels Zellkultur (Ausbleiben des zytopathischen Effektes) nachgewiesen werden müssen.

Fluoreszenztest (FT)

Zahl und Qualität der angebotenen Fluoreszenztests ist in den letzten Jahren deutlich gestiegen. Mit ihm können sowohl direkt Erreger oder Erregerbestandteile in Ausstrichmaterial oder nach Vermehrung in der Zellkultur nachgewiesen und identifiziert werden. Auch kann er zum Nachweis von Ak im Patientenserum verwendet werden. Ein Vorteil ist die rasche Durchführbarkeit (1–3 Stunden), ein Nachteil die subjektive Bewertung.

Tests für folgende Infektionen stehen zur Verfügung:

– Lues.
– Chlamydien.
– Zytomegalie.
– EBV.
– Herpes simplex.
– Gonorrhö.
– HIV.
– Toxoplasmose.

Man unterscheidet 2 Formen, den **direkten** und den **indirekten** Fluoreszenztest. Zum Antikörpernachweis bedient man sich in der Regel des indirekten Fluoreszenztestes, da er einmal empfindlicher ist als der direkte und zum anderen für den Nachweis von Antikörpern gegen verschiedene Viren nur ein mit Fluoreszenzfarbstoff markiertes Antiserum benötigt wird.

Direkter Fluoreszenztest (FT)

Dieser wird in der Regel für den direkten Nachweis von Erregern im Patientenmaterial verwendet (z. B. Chlamydien, Herpesviren). Durch Aceton wird der Abstrich auf dem Objektträger fixiert und die Zellen für die Antikörper durchlässig. Auf die Zellen wird fluoreszenzmarkiertes Antiserum, zunehmend monoklonale Antikörper, gegeben und inkubiert. Die Antikörper dringen in die Zelle ein und bilden Komplexe mit den Erregern und können somit bei den späteren Waschvorgängen nicht mehr entfernt werden. Das Präparat wird dann unter dem Fluoreszenzmikroskop durchgemustert.

Indirekter Fluoreszenztest (IFT)

Dieser ist besonders geeignet für den Nachweis von Antikörpern im Serum, speziell auch der IgM-Klasse.

Der 1. Schritt läuft genauso ab wie beim direkten Fluoreszenztest, außer daß das Antiserum noch nicht mit Fluoreszenzfarbstoff markiert ist.

Zur Sichtbarmachung des Ag-Ak-Komplexes wird nun in einem 2. Schritt ein 2. Serum, das z. B. von einem Tier stammt und welches Ak enthält gegen menschliche Antikörper und mit Fluoreszenzfarbstoff markiert wurde, hinzugegeben.

Inzwischen werden zunehmend monoklonale Ak verwendet, die eine höhere Spezifität haben. Diese fluoreszierenden Ak reagieren mit den in den Zellen an den Erreger fixierten Patienten-Ak und sind somit im Fluoreszenzmikroskop nachweisbar.

Der Vorteil des indirekten FT ist, daß dieser empfindlicher ist als der direkte, da sich mehrere markierte Antihuman-Ak an jedes Patienten-Ak-Molekül binden. Außerdem können mit einem markierten Antihumanserum mehrere verschiedene Antigene nachgewiesen werden.

Wird nun ein 2. Serum verwendet, welches nur gegen menschliche IgM-Ak gerichtet ist, so können selektiv IgM-Ak gegen den jeweiligen Erreger nachgewiesen werden.

Enzymtest (EIA/ELISA)

Seit der Einführung von monoklonalen Antikörpern haben diese Tests an Bedeutung gewonnen, da ihre Spezifität und Sensitivität erheblich gesteigert werden konnte. Er kann sowohl zum Nachweis von Antigen als auch von Antikörpern verwendet werden.

Er eignet sich besonders für die Untersuchung vieler Patientenseren (Screening).

Testprinzip: Beim Nachweis von Antigen (z. B. Chlamydiennachweis) werden entweder vorbehandelte Polysterol- oder Mikrotiterplatten verwendet, an die monoklonale Antikörper gebunden sind. Dieses wird mit der Flüssigkeit überschichtet, in die der Watteträger, mit welchem man das Material vom Patienten abgenommen hat, ausgeschwenkt worden ist. Enthält dieses Antigen, so bindet es sich fest an die fixierten Antikörper.

Nach dem Waschen wird ein 2. monoklonaler Antikörper gegen das Antigen zugegeben, der mit einem Enzym gekoppelt ist. Ein danach zugegebenes Substrat wird durch gebundenes Enzym umgesetzt, das dann in einem weiteren Schritt durch ein 2. Enzymsystem mit entsprechendem Farbsubstrat sichtbar gemacht wird.

Durch die Hintereinanderschaltung von mehreren Enzymsystemen kann eine vielfache Verstärkung der Tests bewirkt und damit die Sensibilität erhöht werden. Durch den Einsatz von Farbreaktionen kann dieser Test mit dem Auge abgelesen werden. Bei Verwendung von Photometern kann das Ergebnis auch numerisch ausgedruckt werden. Der Enzymtest wird auch zum Nachweis von Antikörpern verwendet.

Indirekter ELISA

Antigen ist z. B. an eine Mikroplatte gebunden. Sind im Patientenserum Ak, so binden diese sich an das Antigen. Mittels enzymmarkierter (alkalische Phosphatase, Peroxidase) Antihuman-Ak werden die gebundenen Patienten-Ak nachgewiesen.

Kompetitiver ELISA

Enzymmarkierte spezifische Antikörper kompetitieren mit Patienten-Ak um die Bindungsstelle auf an eine Mikrotiterplatte fixiertem Antigen.

Für folgende Infektionen stehen Tests zur Verfügung:

Antigennachweis:
- Chlamydien.
- Gonokokken.

Antikörpernachweis:
- CMV.
- HSV.
- EBV.
- Hepatitis B.
- Hepatitis A.
- HIV.
- Röteln.
- Masern.
- Toxoplasmose.

Radioimmunoassay (RIA)

Das Testprinzip ist ähnlich dem Enzymtest, wobei Antigen oder Antikörper an Röhrchen gebunden sind. Der Antikörpernachweis erfolgt über die gebundene Radioaktivität.

Dieser Test hat bei der Hepatitis-B-Diagnostik eine große Verbreitung gefunden, wo er immer noch unübertroffen ist. Der Nachteil ist die Radioaktivität.

EIA = enzyme immunoassay
ELISA = enzyme linked immunosorbent assay

Westernblot

Es handelt sich um einen sehr aufwendigen, aber außerordentlich spezifischen Test. Mit ihm werden die verschiedenen im Verlaufe der Infektion nach und nach gebildeten Antikörper gegen die einzelnen Erregerproteine nachgewiesen. Somit kann aus der Art und Zahl der Banden etwas über die Dauer der Infektion gesagt werden. Er wird heute unter anderem als Bestätigungstest beim Antikörpernachweis für HIV verwendet.

Testprinzip: Der Erreger wird durch schonende Behandlung in die einzelnen Bestandteile zerlegt, die dann über ein Gel elektrophoretisch nach Moleklulargröße voneinander getrennt werden. Die hierbei entstehenden Banden, die jeweils 1 Protein des Erregers enthalten und die ein ganz bestimmtes Muster darstellen, werden dann mit dem Serum des Patienten inkubiert, wobei dann, wenn entsprechende Antikörper im Serum vorhanden sind, eine Ag-Ak-Reaktion mit der Bande erfolgt.

Die jeweiligen Komplexe werden dann z. B. über einen Enzymtest sichtbar gemacht.

Sind mehrere Banden positiv, so ist die Spezifität der Immunantwort gesichert.

Nachweis spezifischer IgM-Antikörper

IgM-Antikörper werden immer nur dann gebildet, wenn Antigen vorhanden ist. Nach Abklingen einer floriden Infektion verschwinden die IgM-Antikörper rasch aus dem Blut. Der Nachweis von spezifischen IgM-Antikörpern ist somit beweisend für eine ablaufende bzw. kürzlich abgelaufene Infektion.

Da meist die serologische Untersuchung nach Auftreten klinischer Symptome durchgeführt wird, wird häufig der Titeranstieg, der der beste Beweis einer frischen Infektion ist, nicht erfaßt, so daß dann nur noch der Nachweis spezifischer IgM-Antikörper etwas über die Aktualität aussagen kann.

Im Grunde stehen **2 Methoden** zur Verfügung, die kombiniert werden können:

Abtrennung der schweren IgM-Antikörper von den leichteren IgG- Antikörpern:
- Gradientenzentrifugation (Ultrazentrifuge).
- Säulenchromatographie.

Die Fraktion, welche den IgM-Antikörperpool enthält, wird dann separat in den entsprechenden Test eingesetzt (HAH, FT, ELISA).

Immunologischer Nachweis der IgM-Antikörper durch Verwendung von speziellen Antikörpern gegen die μ-Kette, welche nur IgM-Antikörper besitzen. Ein Beispiel ist die auf S. 25 genannte Hämadsorptions-Immunosorbens-Technik bei Röteln. Andere Methoden arbeiten mit antigenbeschichteten Mikrotiterplatten. Der hieran gebundene Antikörper wird dann durch markierte μ-Ketten-spezifische Seren nachgewiesen. Die Technik entspricht dem ELISA-Test.

Bei diesen Tests muß jedoch die Intereferenz mit den Rheumafaktoren beachtet werden. Um diese auszuschließen, müssen eventuell vorhandene Rheumafaktoren durch Adsorption an aggregiertem IgG zuvor ausgeschlossen werden.

Durch Kombination von Auftrennung der IgM-Antikörperklassen und Verwendung von Anti-μ-Seren läßt sich die Spezifität dieses Tests steigern.

Nachweise von spezifischen IgM-Antikörpern stehen inzwischen für nahezu alle Virusinfektionen und ebenso für die serologisch nachweisbaren bakteriellen und Protozoeninfektionen zur Verfügung.

Der immunologische Nachweis von IgM-Ak ist aber nicht ganz problemlos. Seine Spezifität ist nicht so eindeutig, so daß leider auch falsche Ergebnisse vorkommen. Dies gilt sowohl für den negativen wie den positiven Fall.

Infektiologische Pränataldiagnostik

Üblicherweise wird nur die Infektion der Mutter während der Schwangerschaft erfaßt und hieraus auf das Risiko für das Kind geschlossen. Es werden aber nicht alle Kinder bei einer mütterlichen Infektion auch infiziert, häufig werden daher Schwangerschaften abgebrochen, für die kein Risiko besteht.

Dieses Vorgehen ist um so bedenklicher, je geringer das Risiko für den Fetus ist. Das gilt z. B. für die Röteln im 4. Monat oder auch für die Toxoplasmose.

Nun hat man schon immer nach Wegen gesucht, eine fetale Infektion nachzuweisen. Aus dem Fruchtwasser lassen sich aber nur sehr selten Erreger anzüchten.

Fortschritte bei der Ultraschalltechnik und der Punktionstechnik des Fetus haben eine neue

Möglichkeit eröffnet. Durch Punktion der Nabelschnur des Kindes läßt sich Blut für eine Antikörperbestimmung gewinnen. Können hierin spezifische Antikörper der Klasse IgM nachgewiesen werden, so spricht das für eine Infektion des Kindes.

Der früheste Zeitpunkt der Fetalblutentnahme ist die 20. Woche, da erst hier mit ausreichenden IgM-Ak-Mengen zu rechnen ist. Unter Ultraschallsicht wird die Nabelschnur unmittelbar im Bereich der plazentaren Insertion punktiert, wobei dann 1,5-2 ml Blut gewonnen werden können.

Aber auch die Nachweisrate der Infektionen über den IgM-Ak-Nachweis im Fetalblut ist begrenzt und hängt von der Menge der gebildeten Ak ab.

So beträgt der Infektionsnachweis bei Toxoplasmose nur 45%. Wird gleichzeitig ein Erregernachweis aus Fruchtwasser und Blutprobe geführt, so steigt die Nachweisrate auf 85%. Der Nachteil dieser Methode ist jedoch, daß hierfür 3-4 Wochen benötigt werden, so daß es für eine Abruptio aus eugenischer Indikation zu spät sein kann.

Insgesamt ist die Erfahrung mit dieser Methode aber noch begrenzt und sie wird bisher nur in ganz wenigen Zentren durchgeführt.

Antiinfektive Chemotherapie

Antibiotika: von Pilzen oder Bakterien gebildete antimikrobiell wirksame Stoffe.

Chemotherapeutika: synthetisch hergestellte antimikrobiell wirksame Stoffe.

Angriffsort	Substanzen
Zellwandsysteme	Penicilline, Cephalosporine, Vancomycin,
Proteinsynthese	Tetracycline, Erythromycin, Aminoglykoside, Spectinomycin, Clindamycin
Kompetition	Sulfonamide, Co-Trimoxazol
DNA-Interaktion	Metronidazol
DNA-Gyrase-Hemmer	Quinolone
RNA-Polymerase-Hemmung	Rifampicin

Antibiotika

Penicilline

Sie stellen eine gut verträgliche Substanzgruppe dar, die ohne Bedenken in der Schwangerschaft verabreicht werden darf. Sie besitzen eine bakterizide Wirkung auf proliferierende Keime durch Hemmung der Zellwandsynthese. Ihr anfänglich schmales Spektrum konnte durch Änderung an den Seitenketten erweitert werden. Aufgrund des Grundgerüstes der 5-Amino-Penicillin-Säure sind sie jedoch alle nicht Penicillinase- oder ß-Lactamase-fest. Durch Kombination mit ß-Lactamase-Bindern konnte das Spektrum für bestimmte Erreger erweitert werden. Die Halbwertszeit der Penicilline liegt bei etwa 1 Stunde.

Die *wichtigsten Penicilline* sind:

Penicillin G

Parenterale Applikation (i.v. oder i.m.). Depotpenicilline verlängern die Wirksamkeit. Gute Wirkung gegen Streptokokken der Gruppe A, Gonokokken, Treponemen, empfindliche Staphylokokken und Enterobacteriaceae, Clostridien und andere Anaerobier (nicht alle!).

Phenoxypenicilline

Diese sind säurefest und damit oral applizierbar. Wirkungsweise wie Penicillin G. Präparatebeispiele: Isocillin, Megacillin oral, Ospen.

Penicillinasefeste Penicilline

Ihre Indikation sind nur Penicillinase-bildende Staphylokokken, da ihre Wirkung bei empfindlichen Stämmen nur $1/10$ der Wirkung des Penicillin G beträgt.

3 verschiedene Substanzen sind von Bedeutung: Dicloxacillin (Stapenor), Flucloxacillin (Staphylex) und Oxacillin (Cryptocillin).

Ampicillin

Dies ist das erste Breitspektrumpenicillin (Binotal). Wegen des Spektrums, der guten Gewebegängigkeit und der langen Erfahrung mit dieser Substanz wird es bevorzugt in der Schwangerschaft angewendet.

So ist es besonders wirksam gegen Enterokokken, Listerien, Gonokokken und auch viele Enterobacteriaceae.

Nachteil ist die fehlende ß-Lactamase-Stabilität, so daß viele Staphylokokken, Enterobacteriaceae oder andere Problemkeime nicht immer erfaßt werden. Information hierzu liefert das Antibiogramm.

Ein weiterer Nachteil ist die hohe Exanthemrate von 5–20%. Nur die wenigsten sind allergisch bedingt. Sehr häufig ist das Exanthem bei gleichzeitiger Mononukleose.

Bei oraler Gabe soll Amoxicillin bevorzugt werden wegen der besseren Resorption.

Acylaminopenicilline

Sie stehen nur zur parenteralen Applikation zur Verfügung. Ihr Spektrum ist etwas breiter als das des Ampicillins, so daß auch manche Problemkeime durch sie erfaßt werden. Aber auch sie sind nicht ß-Lactamase-fest.

Azlocillin (Securopen), Mezlocillin (Baypen), Piperacillin (Pipril).

Zusatzstoffe

Probenicid (Benemid):
Verlängert die Wirkung von Penicillin G durch Verlangsamung der tubulären Sekretion. Dies spielt eine Rolle z. B. bei der Einzelbehandlung der Gonorrhö mit Penicillin G oder Ampicillin.
Clavulansäure:
Sie ist ein rudimentärer Penicillinkern, der nur noch eine geringe antimikrobielle Aktivität besitzt, jedoch ein starker ß-Lactamase-Binder ist.

Amoxicillin plus Clavulansäure = Augmentan.
Sulbactam:
Ähnlicher Wirkungsmechanismus wie Clavulansäure, jedoch nur i. v. wirksam.

Sulbactam plus Ampicillin = Unacid.

Cephalosporine

Dies ist eine in den letzten Jahren sehr stark gewachsene Gruppe, die wie die Penicilline zu den ß-Lactam-Antibiotika gehören. Auch sie hemmen die Zellwandsynthese (Peptidoglykansynthese).

Ihr Wirkungsunterschied zum Penicillin besteht in einer unterschiedlichen Affinität zu den Bindeproteinen der Bakterien, der Penetrationsfähigkeit durch die Bakterienzellmembran und der ß-Lactamase-Festigkeit.

Durch Änderungen an den Seitenketten wurde das Spektrum der Cephalosporine immer mehr erweitert, insbesondere im gramnegativen Bereich. Dies hatte aber z. T. einen Verlust im grampositiven Bereich zur Folge, so daß die Wirksamkeit gegenüber Staphylokokken schwächer wurde.

Cephalosporine spielen in der Gynäkologie wegen ihrer guten Wirksamkeit und Verträglichkeit eine wichtige Rolle. Sie dürfen auch in der Schwangerschaft verabreicht werden.

Die Cephalosporine werden zur besseren Übersicht in verschiedene Gruppen eingeteilt:

Cephalotingruppe

Gut wirksam gegen grampositive Bakterien wie Streptokokken, Staphylokokken, auch gegen Gonokokken und mit unterschiedlicher Wirksamkeit gegen gramnegative Bakterien.

Cefuroximgruppe

Z. B. Cefamandol (Mandocef), Cefuroxim (Zinacef), Cefotiam (Spizef).

Sie sind weitgehend ß-Lactamase-stabil. Gute Wirksamkeit gegen grampositive Bakterien, z. B. Staphylokokken, aber auch gute Aktivitätszunahme gegen fast alle gramnegativen Stäbchen. Auch wirksam gegen Gonokokken, insbesondere gegen ß-Lactamase-bildende Gonokokken. Auch Klebsiella pneumoniae wird sehr gut erfaßt. Resistent dagegen sind Pseudomonaden, Enterokokken, Mykoplasmen und Chlamydien.

Cefamycingruppe

Z. B. Cefoxitin (Mefoxitin), Cefotetan (Apatef), Cefmetazol und Latamoxef (Moxalactam).

Ihnen gemeinsam ist eine hohe ß-Lactamase-Stabilität, auch gegen die von Bacteroides fragilis gebildete.

Cefotaximgruppe

Z. B. Cefotaxim (Claforan), Ceftriaxon (Rocephin), Ceftizoxim (Ceftix), Cefmenoxim (Tacef), Ceftazidim (Fortum) und Cefoperazon (Cefobis).

Sie besitzt ein noch breiteres Spektrum, insbesondere im gramnegativen Bereich. Einige haben auch eine recht gute Wirksamkeit gegenüber dem Problemkeim Pseudomonas. Die Halbwertszeit der verschiedenen Substanzen ist unterschiedlich und reicht von 1 Stunde beim Cefotaxim bis zu 8 Stunden beim Ceftriaxon, was u. a. mit der Proteinbindung zusammenhängt.

Andere ß-Lactam-Antibiotika

Imipenem/Cilastatin (Zienam)

Es gehört zu den am breitesten wirksamen Antibiotika, so daß es zur Monotherapie bei schweren, unklaren Infektionen eingesetzt werden kann. Neben den grampositiven und gramnegativen Keimen ist es auch sehr wirksam gegen Anaerobier.

Tetracycline

Sie wirken bakteriostatisch durch Hemmung der Proteinsynthese. Die Wirksamkeit ist Medien- und pH-abhängig. Sie besitzen eine lange Halbwertszeit (ca. 12 Std.), so daß sie nur einmal am Tag gegeben werden müssen, zudem sind sie auch oral wirksam. Wegen der Einlagerung in Zahn- und Knochengewebe dürfen sie in der Schwangerschaft und Stillperiode nicht verabreicht werden.

Sie besitzen ein relativ breites Wirkungsspektrum. Wegen der zunehmenden Resistenzrate im gramnegativen Bereich sind sie zur Monotherapie bei schweren Infektionen ungeeignet. Sie wirken aber auf viele in der Gynäkologie wichtige Keime, wie z.B. Gonokokken (nicht alle!), Treponema pallidum, Listerien, Mykoplasmen und Chlamydien.

Einige Substanzen seien genannt:
- Tetracyclin.
- Oxytetracyclin.
- Doxycyclin.
- Minocyclin.

Wegen der guten Resorption und Verträglichkeit bei geringer Metabolisierung wird Doxycyclin bevorzugt eingesetzt.

Aminoglykoside

Auch sie hemmen die Proteinsynthese, wirken aber bakterizid mit einem breiten Spektrum.

Wichtige Vertreter sind:
- Gentamicin (z.B. Refobacin, Sulmycin oder Gentamicin).
- Tobramycin (Gernebcin).
- Sisomycin (Extramycin).
- Netilmicin (Certomycin).
- Amikacin (Biklin).

Aminoglykoside besitzen eine gute Wirksamkeit gegen Staphylokokken, Klebsiella pneumoniae, Escherichia coli, Proteus vulgaris und andere Enterobakterien. Sie sind kaum wirksam gegen Streptokokken und gegen Anaerobier. Als Kombinationsantibiotikum bei schweren Infektionen spielen sie eine große Rolle. Sie müssen immer parenteral verabreicht werden.

In der Schwangerschaft wird man ihre Anwendung vermeiden, da sie eine gewisse Nephrotoxizität besitzen und Verstibularisschädigungen vorkommen können.

Erythromycin

Es gehört zur Gruppe der Makrolidantibiotika. Es hemmt die bakterielle Proteinsynthese und wirkt in therapeutischen Dosen bakteriostatisch, in sehr hohen Dosen auch bakterizid. Es besitzt eine gute Wirksamkeit gegenüber Streptokokken, Gonokokken, Listerien, Chlamydia trachomatis, Mycoplasma pneumoniae (nicht Mycoplasma hominis) und Ureaplasma urealyticum. Unterschiedliche Empfindlichkeit gegenüber Staphylokokken.

Es wird bevorzugt in der Schwangerschaft bei empfindlichen Keimen eingesetzt, wenn sich andere Antibiotika verbieten, wie z.B. bei einer Chlamydieninfektion.

Lincomycin

Beispiele hierfür sind das Lincomycin (Albiotic, Cillimycin) und das für den Gynäkologen wichtige **Clindamycin (Sobelin)**, welches ein Derivat des Lincomycins ist. Auch sie greifen hemmend in die Proteinsynthese ein. Sie sind sehr wirksam gegen Staphylokokken und gegen Anaerobier. Dagegen sind Gonokokken und alle aeroben, gramnegativen Stäbchen, d.h. Enterobacteriaceae sowie Mykoplasmen, resistent.

Eine orale und parenterale Applikation ist möglich. Eine Veränderung der Stuhlflora mit weichen Stühlen in 5-20% bis hin zur pseudomembranösen Kolitis kommt vor und muß beachtet werden.

Vancomycin

Ist ein großmolekulares Glykopeptid mit bakterizider Wirkung auf die Bakterienzellwandsynthese. Es ist besonders wirksam gegen Staphylokokken, Streptokokken und Clostridium difficile. Es ist ein wichtiges bakterizides Staphylokokkenantibiotikum der Reserve und Mittel der Wahl bei pseudomembranöser Enterokolitis.

Spectinomycin

Es ist ein Aminocyclitol und hemmt die bakterielle Proteinsynthese. Es ist ein Breitspektrumantibiotikum mit jedoch relativ geringer Aktivität. Es wird nur zur Einmaltherapie (i.m.) bei der Gonorrhö eingesetzt (Stanilo).

Chemotherapeutika

Sulfonamide

Durch Hemmung der Folsäuresynthese wirken sie bakteriostatisch auf proliferierende Erreger. Sie besitzen eine gute Wirksamkeit gegenüber Streptokokken (außer Enterokokken) und Chlamydien und eine unterschiedliche bzw. mäßige Wirksamkeit auf Enterobacteriaceae, Staphylokokken und Gonokokken.
Wegen der Überlegenheit der Antibiotika kommen Sulfonamide nur noch selten zur Anwendung.

Einsatzmöglichkeiten

Zur Therapie der Toxoplasmose (Durenat) in Kombination mit Pyrimethamin (Daraprim) oder als Kombinationspräparat Co-Trimoxazol.

Co-Trimoxazol

Es stellt eine Kombination aus Trimethoprim mit dem Sulfonamid Sulfamethoxazol dar (Bactrim, Eusaprim). Es besitzt ein breites Wirkungsspektrum und wird bevorzugt bei Harnwegsinfektionen eingesetzt.
In der Schwangerschaft sollte es nach Möglichkeit nicht gegeben werden, insbesondere nicht in den letzten 4 Wochen der Schwangerschaft und in der Stillperiode wegen der Gefahr der Hyperbilirubinämie beim Kind. Es ist oral und parenteral applizierbar.

Gyrasehemmer (Quinolone)

Diese sich von der Nalidixinsäure ableitenden Substanzen zeichnen sich durch eine besonders breite Wirksamkeit aus. Chemisch sind es Chinolone, die durch Hemmung der DNA-Topo-Isomerase zur Hemmung der Nukleinsäuresynthese führen.
Sie besitzen eine ausgezeichnete Wirksamkeit gegenüber zahlreichen grampositiven und gramnegativen Bakterien, aber nur eine geringe gegen Anaerobier. Durch sie wurden Infektionen mit multiresistenten Problemkeimen oral behandelbar.
Auch wurde für die Substanzen Ofloxacin und Ciprofloxacin eine Wirksamkeit gegenüber Chlamydien nachgewiesen. Laktobazillen werden von Gyrasehemmern nicht gehemmt.
In der Schwangerschaft und Stillperiode dürfen Gyrasehemmer nicht gegeben werden, da in wachsenden Tieren, insbesondere Beagle-Hunden, Knorpelschäden, bei allerdings sehr hoher Dosierung – um ein Vielfaches höher als die therapeutische Dosis – beobachtet worden sind.

Indikation für Gyrasehemmer

Komplizierte Harnwegsinfekte mit Problemkeimen, Weichteilinfektionen mit Problemkeimen oder mit mehreren Keimen unterschiedlicher Empfindlichkeit, z. B. gleichzeitiger Chlamydieninfektion.

Verfügbare Präparate:

- Norfloxacin (Barazan) oral: Harnwegsinfekte.
- Ofloxacin (Tarivid) oral: Harnwegsinfekte und Weichteilinfektionen.
- Ciprofloxacin (Ciprobay) i. v. und oral: Harnwegsinfekte und Weichteilinfektionen.
- Enoxacin (Gyramid) oral.

Nitroimidazole

Mittel der Wahl bei Anaerobierinfektionen und bei Infektionen mit Protozoen.

Es gibt 4 verschiedene Nitroimidazole:

- Metronidazol (z. B. Arilin, Clont, Flagyl).
- Ornidazol (Tiberal).
- Tinidazol (Simplotan, Sorquetan).
- Nimorazol (Esclama).

Sie werden in Protozoen und strikt anaerob wachsenden Bakterien durch Bildung eines Reduktionsmetaboliten erst in die mikrobiell aktive Form gebracht. Diese führt durch Interaktion mit der DNA zur Hemmung der Nukleinsäuresynthese.
Die Substanzen können oral, i. v., rektal und vaginal appliziert werden. Nicht für alle existieren entsprechende Präparate. Sie sind sehr gut gewebegängig und erreichen hohe Spiegel.
Sie sind Mittel der Wahl bei der Trichomoniasis, der Aminkolpitis, und als Zusatztherapie bei schweren Infektionen, bei denen Anaerobier beteiligt sind. Wegen der langen Halbwertszeit von 8 bis 12 Stunden, mit Ausnahme von Nimorazol mit 3 Stunden, müssen sie nur einmal bis maximal zweimal pro Tag gegeben werden.
Ein besonderes Problem dieser Substanzgruppe ist, daß aus theoretischen Überlegungen ein kanzerogenes Restrisiko wegen der Bildung

des für die Wirksamkeit aber notwendigen Reduktionsmetaboliten nicht ausgeschlossen werden kann. Verschiedene tierexperimentelle Studien hierzu liegen vor. Das Ergebnis ist nicht eindeutig. In keinem Fall kam es zu einer Lebensverkürzung der Tiere, sondern bei sehr hoher Dosierung über lange Zeit eher zu einer Lebensverlängerung.

Auf der anderen Seite ist in einigen Studien ein Anstieg von bestimmten Tumoren gesehen worden. Auch in bestimmten Bakterienexperimenten konnte eine dosisabhängige mutagene Wirkung dieser Substanzgruppe gezeigt werden. Aus diesem Grund ist eine Begrenzung der Therapiedauer ratsam und die Anwendung in der Schwangerschaft streng zu stellen.

Virustatika

Da Viren keinen eigenen Stoffwechsel besitzen, sondern sich weitgehend der Enzymsysteme der Wirtszelle bedienen, ist die selektive Hemmung der Viren außerordentlich schwierig. Einige Viren bringen jedoch ein Starterenzym mit, wie die reverse Transkriptase bei RNA-Viren oder die Thymidinkinase bei Herpes-simplex-Viren. Die bisherigen Virustatika beschränken sich weitgehend auf DNA-Baustein-Analoga, die in das Virusgenom eingebracht werden, dann aber zum Stopp der weiteren Vermehrung führen.

Die **wichtigsten Virustatika** sind:

- Idoxuridin:
  eines der am längsten bekannten Thymidinanaloga, welches zur Lokalbehandlung des Herpes simplex angeboten wird.
- Trifluorothymidin:
  zur Lokalbehandlung der Herpes-simplex-Keratitis.
- Adenin-Arabinosid (Vidarabin):
  zur lokalen wie auch zur systemischen Behandlung einer Herpesinfektion. Nur bei schwersten Infektionen systemisch verabreicht wegen relativ hoher Nebenwirkungsrate.
- **Acyclovir:**
  Im Handel als Zovirax. Relativ selektive Wirkung in herpesvirusinfizierten Zellen, da diese Substanz durch die virale Thymidinkinase 200mal besser in die energiereichere Monophosphatverbindung gebracht wird, als durch Zellenzyme. Hierdurch kommt es zu einer hohen Wirksamkeit am Infektionsort.
  Ist Mittel der Wahl bei schweren Herpesinfektionen. Steht zur oralen, i.v. und lokalen Therapie zur Verfügung. Es zeigt auch eine gute Wirksamkeit gegenüber dem Varizella-Zoster-Virus. Bei schweren Infektionen kann es auch in der Schwangerschaft oder dem Neugeborenen verabreicht werden.
  Die systemische Gabe (oral, i.v.) ist wirksamer, da bei lokaler Applikation die Wirkstoffaufnahme nur mäßig ist.
- Azidodeoxythymidin (Retroviv): hemmt die reverse Transcriptase bei HIV.

Antimykotika

Sie greifen alle, allerdings an verschiedener Stelle, in die Ergosterolsynthese der Zellmembran ein. Dosisabhängig sind sie fungistatisch und größtenteils auch fungizid.

Während die meisten Pilzinfektionen lokale Geschehen sind, die mit lokalen Antimykotika recht gut zu behandeln sind, stellen tiefer gelegene oder systemische Pilzinfektionen immer noch ein gewisses therapeutisches Problem dar. Dies liegt in erster Linie an der geringen Breite zwischen Wirksamkeit und dem Auftreten von Nebenwirkungen der bisher zur Verfügung stehenden intravenösen Präparate.

Neuere orale Antimykotika (Fluconazol, Itraconazol) erleichtern die Therapie.

Polyene

Sie wirken nur gegen Hefepilze, werden zum Teil zur i.v., immer aber zur lokalen und intestinalen Behandlung verwendet.

- Amphotericin B:
  zur i.v. Gabe (Amphotericin B) oder zur lokalen Applikation (Ampho-Moronal). Es ist wirksam bei Candida und anderen Pilzen, jedoch nicht gegen Dermatophyten.
- Nystatin:
  Es ist als Suspension, Dragée, Puder, Salbe, Ovulum auf dem Markt unter den Namen Biofanal, Candiohermal, Moronal, Nystatin.
  Es besitzt eine gute Wirksamkeit gegenüber Candida albicans und anderen Candidaarten.
- Natamycin (Pimaricin):
  auch diese Substanz ist als Creme, Puder, Lutschpastille, Dragée, Suspension und Vaginaltablette als Pimafucin oder in besonderer galenischer Zubereitung als Synogil auf dem Markt.

Flucytosin

Es gehört zu den fluorierten Pyrimidinen, deren Wirkung auf der Umwandlung in das Zytostatikum 5-Fluoruracil in der Pilzzelle besteht. Sehr breites Wirkungsspektrum. Vorgesehen zur systemischen Therapie mittels Tabletten oder Infusionen (Ancotil). Relativ gute Verträglichkeit. Gefahr der sekundären Resistenzentwicklung. Wirkungssteigerung durch Kombination mit Amphotericin B.

Imidazolderivate

Wirken auf Hefepilze (Candida), Dermatophyten und Schimmelpilze sowie auf grampositive Kokken und Corynebacterium minutissimum (Erythrasma). Je nach Substanz nur lokal oder auch systemisch wirksam.

- Clotrimazol:
  Lokalantimykotikum mit breitem Spektrum und guter Verträglichkeit. Handelsname z. B. Canesten.
- Miconazol:
  Breitspektrumantimykotikum zur lokalen und systemischen Anwendung. Handelsnamen z. B. Dactar und Gyno-Dactar, Epi-Monistat und Gyno-Monistat.
- Econazol:
  dem Miconazol verwandt. Zur Lokalbehandlung als Epi-Pevaryl oder Gyno-Pevaryl auf dem Markt.
- Isoconazol:
  zur Lokalbehandlung (Travogen, Gyno-Travogen) auf dem Markt.
- Terconazol (Tercospor).
- Tioconazol.
- Bifonazol (Mycospor):
  nur fungistatisch auf Hefen, fungizid auf Dermatophyten. Geeignet für Hautmykosen, Erythrasma, Pityriasis versicolor.

Orale Imidazolderivate

- Ketoconazol:
  als Nizoral zur oralen, systemischen Behandlung auf dem Markt.

Neue Entwicklungen, die 10mal wirksamer sind bei besserer Verträglichkeit:

- Fluconazol.
- Itraconazol.

Andere Substanzen

Farbstoffe:
- Pyoktanin.
- Gentianaviolett (0,5–2%).
- Brilliantgrün.
- Kaliumpermanganatlösung.

Antiseptika

Die Tab. 5 soll nur einen Einblick in verschiedene Substanzen vermitteln.

Antiseptika reduzieren die Mikroorganismen, sie beseitigen sie nicht. Sie sind daher nur vor Eingriffen oder zur Unterstützung einer Therapie sinnvoll.

Es gibt kein ideales Schleimhaut-Desinfektionsmittel. Polyvidon-Jod hat sich bis jetzt noch am besten bewährt, wenngleich es auch nicht nebenwirkungsfrei ist.

Immunglobuline

Durch die Zufuhr von spezifischen Antikörpern kann man den Organismus vorübergehend in den Zustand der Immunität versetzen.

Dies hat eine große Bedeutung bei Infektionen durch Erreger, gegen die es keine Chemotherapie gibt, wie z. B. die meisten Virusinfektionen.

Aber auch bei einigen bakteriellen Infektionen mit Toxinbildnern, z. B. Tetanus, Gasbrand, Botulismus, Diphtherie, ist die rechtzeitige Zufuhr von Antiserum lebensrettend.

Prophylaxe mit Immunglobulinen

- Röteln.
- Varizellen.
- Hepatitis B.
- Hepatitis A.
- Früh-Sommer-Mengingoenzephalitis (FSME).
- Masern.
- Mumps.
- Tollwut.
- Tetanus.
- Zytomegalie.
- Rhesusfaktor (Rh-D).

Tabelle 5 **Antiseptika**

	Präparate	Anwendungsgebiet
Phenylderivate		
Karabolsäurelösung		
(Hydroxybenzol)		
Hexylresorcinlösung		
Chlorhexidin	(Hibifane)	Hautdesinfektion
Aldehyde		
Formaldehyd	Albothyl	Vaginalbehandlung
	Lysoform	Raumdesinfektion
Säuren		
Borsäure 2–3%		nicht empfohlen
Salicylsäure 0,1–0,3%		
Benzoesäure 0,1–0,3%		
Essigsäure 0,5–3%		Diagnostikum Zervix/Vulva
Oxidationsmittel		
Wasserstoffperoxid 0,05–0,005%		Wundspülung bei Anaerobierinfektion
Kaliumpermanganat 0,01–0,5%		
Halogene		
Polyvidon-Jod	Betaisodona	Schleimhautdesinfektion
	Braunol	
Chloraphore-Natrium hypochlorit	Milton	
Chloramine	Chlor	
Oberflächenaktive Substanzen „Quats"		
Benzalkonium		Hautdesinfektion
Schwermetallsalze		
Quecksilberverbindungen		
Silbernitrat/-proteinat etc.		Augenprophyslaxe des Neugeborenen
Acridin und Chinolinderivate		
Aethacridin 0,1–0,5%	Rivanol	Wundinfektion
Alkohole	Kodan	Hautdesinfektion

Entscheidend für den Erfolg einer Immunprophylaxe ist die Menge der zugeführten Antikörper und der Zeitpunkt der Zufuhr. Generell gilt, daß die Schutzwirkung um so größer ist, je früher nach der Infektion die Antikörper zugeführt werden.

Bei einer Tröpfcheninfektion über den Nasen-Rachen-Raum kann nach 3–5 Tagen noch mit einer Wirkung gerechnet werden, während bei der direkten Inokulation des Erregers durch z. B. Nadelstiche (Hepatitis B) nur wenige Stunden zur Prophylaxe bleiben.

Auch ist von Bedeutung, ob das Immunglobulin i.v. gegeben werden kann, wo es sofort wirksam wird, oder i.m., wo erst nach 24 Stunden der maximale Titer im Blut erreicht wird. Bei der i.m. Applikation stehen nur etwa die Hälfte der zugeführten Antikörper zum Schutz zur Verfügung.

Die postexpositionelle Gabe von Immunglobulin kann das Infektionsrisiko senken, es aber nicht sicher verhindern. Gerade in der Schwangerschaft sollte immer geprüft werden, ob es nicht dennoch zur Infektion gekommen ist. Das reduzierte Restrisiko ist danach mit der Patientin noch einmal zu besprechen (gilt ganz besonders für Röteln).

Spezielle Immunglobulinpräparate (**Hyperimmunglobulinpräparate**) haben einen besonders hohen Titer gegen den genannten Infektionserreger. Außer Hepatitis A und Masern stehen sie inzwischen für alle oben genannten Infektionen zur Verfügung.

Immunglobulintherapie

Indikationen

- Angeborenes Antikörpermangelsyndrom.
- Sekundäres Antikörpermangelsyndrom (Bestrahlung, Zytostatika, Verbrennung, Traumatisierung, Neoplasien, Mangelernährung).
- Idiopathische Thrombozytopenie (ITP).
- HIV-Stadium III und IV bei Kindern.

Schwieriger ist die Beurteilung der Wirksamkeit einer Immunglobulintherapie bei Patienten mit intaktem Immunsystem, aber schwerer bakterieller Infektion (Sepsis).

Hier ist die rechtzeitige Gabe eines wirksamen Antibiotikums die wichtigste Maßnahme. In Einzelfallbeschreibungen wurde die gute Zusatzwirkung von Immunglobulinen mehrfach berichtet. Studien, die die Wirksamkeit eindeutig belegen, gibt es jedoch bis heute nicht. Dies liegt unter anderem an der Heterogenität der Infektionsbilder und deren Verläufe und an ihrer – zum Glück – Seltenheit.

Entscheidend für die Wirksamkeit ist die ausreichende Dosierung. 20 bis 50 g Immunglobulin i.v. pro Tag sind mindestens erforderlich. Bei ausreichenden Antikörpermengen gegen den Sepsis verursachenden Erreger sind die Ergebnisse günstiger, wie in experimentellen Studien gezeigt werden konnte. Aber auch ohne spezifische Antikörper kommt es durch die immunmodulatorische Wirkung der Immunglobuline zu einem günstigeren Verlauf.

Wirkungsweise der Immunglobulintherapie

- Direkte Schädigung des Erregers.
- Neutralisierung bakterieller Toxine.
- Begünstigung der Phagozytose und Aktivierung des Komplementsystems.
- Hemmung verschiedener Mediatoren.

Immunglobulinpräparate

Polyvalente Immunglobulinpräparate (Standardimmunglobulin)

Diese sind aus einem Pool von mindestens 1000 Spendern gewonnen. Sie repräsentieren die durchschnittliche Antikörpermenge der Bevölkerung, von der das Plasma gewonnen wurde. Der Vorteil besteht in dem breiten Spektrum der verschiedenen Antikörper, der Nachteil ist, daß der Titer gegen einzelne Infektionen nicht sehr hoch ist.

Spezielle Immunglobulinpräparate (Hyperimmunseren, i.v. Präparate)

Dies sind Präparate, die von Menschen mit besonders hohen Titern gegen den jeweiligen Erreger gewonnen worden sind. Sie werden zur speziellen Prophylaxe empfohlen. Durch entsprechend höhere Dosierung kann die Prophylaxe auch mit Standardimmunglobulin, welches definierte Titer enthält, durchgeführt werden. Entsprechend größere Mengen müssen dann verabreicht werden, was üblicherweise aber nur i.v. möglich ist.

Immunglobuline, die i.m. verabreicht werden, benötigen keine besondere Vorbehandlung. Diese ist aber erforderlich bei Präparaten, die i.v. verabreicht werden. Bei der Herstellung von Immunglobulinen aus Plasma kommt es durch die verschiedenen Reinigungsschritte zu Spontanaggregationen, die über das Fc-Fragment entstehen. Immunglobuline zur i.v. Applikation müssen daher entsprechend vorbehandelt sein. So z.B. durch Alkylierung mit ß-Propiolakton (Intraglobin), Säureinkubation (Sandoglobulin) oder reversible Sulfitolyse (Venimmun).

All diese neueren i.v. Immunglobuline haben eine fast normale Halbwertszeit von etwa 3 Wochen.

Alle Immunglobuline sind sicher vor der Übertragung von Virusinfektionen (Hepatitis B, HIV etc.).

Vorsicht mit der i.v. Gabe an Patienten mit vollständigem Immunglobulin-A-Mangel und somit Anti-IgA-Antikörpern (Häufigkeit 1:800), da hier eine Schocksymptomatik auftreten kann.

Impfungen

Impfungen spielen die entscheidende Rolle bei der Verhütung und damit Bekämpfung von durch Viren ausgelösten Krankheiten. Wirksame Therapeutika gibt es bis heute so gut wie kaum und werden in absehbarer Zeit auch nicht zur Verfügung stehen. Dieser Nachteil wird etwas aufgehoben durch die Möglichkeit, gerade gegen Viren wirksame und verträgliche Impfstoffe zu entwickeln.

Bakterien sind aufgrund ihrer Größe und Antigenvielfalt schlechte Impfstoffsubstanzen.

Tabelle 6 Vergleich Standardimmunglobulin mit Hyperimmunserum

Antigen	Standardimmunglobulin		Hyperimmunserum	
	Titer/ml	Menge bei 50 kg KG	Titer/ml	Dosis
Röteln	1:1631[1]	100 ml i.v.	3000 IE	15 ml
Varizella-Zoster	1:10 240[3]	100 ml i.v. (=5 g)	150 IE	0,2 ml/kg
Zytomegalie	1:2560[3]		200 IE	0,2 ml/kg
Hepatitis A	1:348[4]	5–10 ml i.m.	–	
Hepatitis B	1:64[4]		200 IE	Kind 1 ml sonst: 0,06 ml/kg
Masernvirus	1:1024[1]	–	–	
FSME	1:12[1]	–	1:640[1]	0,1 ml/kg
Epstein-Barr-Virus	1:320[5]	–	–	

1 HAH-Test
2 KBR
3 ELISA
4 RIA
5 FT
IE = Internationale Einheit

Nur dann, wenn lediglich mit Bestandteilen der Bakterien, Toxinen, die durch Behandlung zu harmlosen Toxoiden werden, geimpft wird (Tetanus, Diphtherie), sind diese verträglich und wirksam. Eine Ausnahme ist die Keuchhustenimpfung (Pertussis), bei der mit inaktivierten Bakterien geimpft wird. Hier ist die Nebenwirkungsrate deutlich höher.

Auch die Ausrottung von Viruserkrankungen durch Impfung ist mit Ausnahme der Pokken, die eine gefürchtete, gut erkennbare und nur beim Menschen vorkommende Erkrankung war, nicht zu erwarten.

So bleibt die regelmäßige und kontinuierliche Impfung die einzige Chance, den Schaden durch bestimmte Viruserkrankungen möglichst gering zu halten.

Die meisten Impfungen gegen Viruserkrankungen werden heute mit **Lebendimpfstoffen** durchgeführt. Hierbei handelt es sich um vermehrungsfähige, aber in ihrer Virulenz abgeschwächte Viren, die in geringer Dosis appliziert werden und die eine abgeschwächte Infektion auslösen, die in der Regel zu einer lebenslangen Immunität führt.

Auch gegen bakterielle Infektionen gibt es Lebendimpfungen: Tuberkuloseimpfung (BCG-Impfstoff) und Typhusimpfung (Typhoral L).

Impfstoffarten

– Totimpfstoff (abgetötete Viren, Bakterien, Toxoide, Erregerbestandteile).
– Lebendimpfstoff (abgeschwächte, vermehrungsfähige Erreger).

Totimpfstoff

Vorteil:
– geringe Nebenwirkungen,
– wenig Kontraindikationen,
– kann mit leichter Einschränkung in der Gravidität gegeben werden.

Nachteil:
– mehrmalige Applikation notwendig,
– Wirksamkeit und Schutzdauer geringer als bei der Lebendimpfung,
– lokale Reaktion durch Adjuvans möglich.

Im Handel: Influenza, Tollwut, Hepatitis B, FSME, (Poliospritzimpfung), Tetanus, Diphtherie, Pertussis.

Lebendimpfstoff

Vorteil:
– hohe Wirksamkeit,
– meist lebenslanger Schutz,
– einmalige Applikation.

Nachteil:
- Nebenwirkungen (abgeschwächte Krankheitssymptome möglich).
- Schwangerschaft ist in der Regel Kontraindikation.
- Interferenz mit anderen Viren möglich, spielt aber kaum eine Rolle.
- Impfstoff **muß** kühl gelagert werden.

Im Handel: Masern, Mumps, Röteln (auch als trivalenter Impfstoff), Polio (trivalent gegen alle 3 Typen), BCG, Typhus.

Für den Frauenarzt sind 2 Impfungen wichtig, da sie von ihm vorgenommen werden: Rötelnimpfung, s. S. 87, Tuberkuloseimpfung des Neugeborenen s. S. 119.

Spezieller Teil

Gynäkologische Infektionen

Infektionen der Vulva

Der Vulvabereich ist durch das mehrschichtige, im äußeren Bereich verhornende Plattenepithel gegenüber den meisten Erregern recht widerstandsfähig. Infektionen treten in der Regel nur dann auf, wenn:

- Hautläsionen (Koitusfolge, Rhagaden) das Eindringen der Erreger, z.B. Herpesviren, Papillomviren, Treponemen, begünstigen;
- die Erreger zunächst die Hautanhangsgebilde (Drüsen, Haarbälge) infizieren, wie z.B. Staphylococcus aureus (Follikulitis);
- die Erreger während ihres Wachstums enzymatisch das Epithel durchdringen können, z.B. Candida albicans (Abb. 4);
- die Erreger die Haut aktiv durch Bisse oder Stiche durchbohren, z.B. Filzläuse.

Schwächung bzw. Schädigung der Haut durch allergische Noxen, Ekzeme, Diabetes mellitus oder rein mechanisch begünstigen ebenfalls das Angehen und die Persistenz vieler Infektionen sowie auch Feuchtigkeit unter größeren Hautfalten (z.B. Erythrasma).

Infektionen im Vulvabereich sind, wenn sie in die Tiefe gehen, wegen der guten sensiblen Versorgung schmerzhaft. Rötung und Schwellung sind hierbei typisch.

Bei fehlendem Erregernachweis kann die Diagnose gelegentlich schwierig sein. An ein allergisches, ekzematisches oder anderes dermatologisches Geschehen ist dann auch zu denken.

Bei oberflächlichen intradermalen Infektionen kann das Symptom Schmerz auch fehlen (z.B. Kondylome, Erythrasma). Infektionen mit mehreren Erregern, die sich wechselseitig begünstigen und somit die Symptomatik verstärken, sind nicht selten.

Pilzinfektion

Infektionen der Vulva mit Pilzen sind häufig. In den allermeisten Fällen handelt es sich um Candida albicans. Bis zu 5-10% der gynäkologischen Patientinnen können betroffen sein. Manche dieser Frauen haben nur selten eine manifeste Infektion, andere wiederum häufig.

Der Erreger Candida albicans ist weit verbreitet. Er wird aufgenommen mit der Nahrung und bei menschlichen Kontakten. So läßt er sich bei etwa 50% der Erwachsenen als Kontaminationskeim im Mund- oder Darmbereich nachweisen.

Einige Faktoren, die die Entstehung einer Candidainfektion begünstigen, sind bekannt, z.B. Diabetes mellitus, Antibiotikatherapie, hohe Östrogendosen. Es gibt aber auch viele Frauen ohne bekannten Risikofaktor, die an einer rezidivierenden Candidainfektion leiden.

Erreger: Candida albicans.

Symptome: Juckreiz, Brennen, Schmerzen.

Befund: Rötung und Schwellung der Vulva (Abb. 5) mit gelegentlich randständigen kleinen Knötchen und Bläschen (Abb. 6). Weißlicher Fluor, der wie geronnene Milch aussieht oder sogar gelb-bröckelig (Leukorrhoe) ist. Die Vagina (s. dort) ist meist mitbetroffen.

Diagnostik: Mikroskop: Anlegung eines Naßpräparates, indem man von der Vulvaoberfläche mit einem Holzstiel etwas Material abschabt und in einen Tropfen 0,1%ige Methylenblaulösung einrührt.

Manche Untersucher empfehlen den Zusatz von 10%iger Kalilauge zur Auflösung der Zellen, was aber unnötig ist. Das Phasenkontrastmikroskop erleichtert das Auffinden der Hefezellen, so daß hierbei keine Anfärbung erforderlich ist.

Finden sich die typischen Keimschläuche (Abb. 7), so ist eine weitere Diagnostik überflüssig.

Der mikroskopische Nachweis von Keimschläuchen ist gleichbedeutend mit der Diagnose Candida albicans, da nur dieser Keim zur Bildung von Pilzschläuchen fähig ist. Gelegentlich kann es einfacher sein, Abstrichmaterial aus der Vagina zu entnehmen, und hier die typischen Keimschläuche nachzuweisen.

Kultur: Materialentnahme zur kulturellen Anzüchtung der Pilze ist immer dann notwen-

Infektionen der Vulva 41

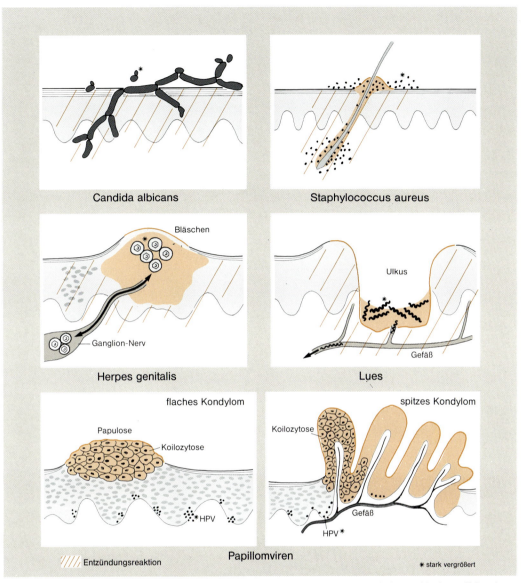

Abb. 4 Schematische Darstellung der Erregerlokalisation und Erregerausbreitung bei verschiedenen Erkrankungen der Vulva. Die einzelnen Erreger sind stark vergrößert dargestellt. Die Entzündungsreaktion ist durch Schraffierung angedeutet.

dig, wenn die Beschwerden der Patientin und der klinische Aspekt eine Pilzinfektion vermuten lassen, mikroskopisch aber keine Keimschläuche nachgewiesen werden können. Außerdem ist eine Anzüchtung und Differenzierung immer dann angezeigt, wenn nur Sproßzellen mikroskopisch zu sehen sind, um apathogene Hefen auszuschließen.

Differentialdiagnose:
- Tinea inguinalis.
- Streptokokkeninfektion.
- Papillomvirusinfektion.
- Ekzem (Kontaktdermatitis/Allergie).
- Psoriasis.
- Lichen ruber planus.
- Neurodermitis circumscripta.

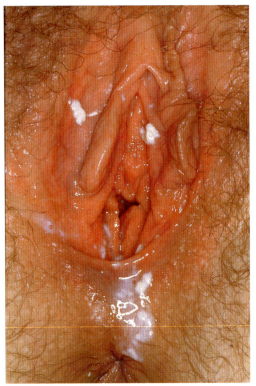
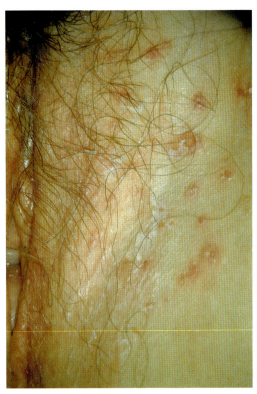

Abb. 5 Candidavulvitis mit diffuser Rötung und Schwellung der Vulva und flockigem, weiß-gelblichem Fluor.

Abb. 6 Candidavulvitis, besonders der Labia majora, mit mehr papulöser Rötung.

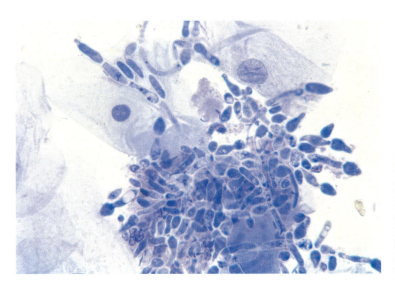

Abb. 7 Mikroskopisches Naßpräparat mit 0,1% Methylenblaulösung bei Candida-Infektion. Knäuel aus Keimschläuchen (Candida albicans) und Vaginalepithelzellen; die bei Entzündung immer vorhandenen Leukozyten sind hier nicht zu sehen.

Therapie: Diese richtet sich nach der Schwere der Erkrankung und nach der Anamnese.

Bei **mäßig schweren Erstinfektionen** ist die kurzzeitige Lokaltherapie zu empfehlen. Sie sollte immer kombiniert mit Salbe (außen) und Vaginalovula (innen) erfolgen.

Während früher die Mehrtagetherapie (5 Tage) üblich war, setzt sich zunehmend die Kurzzeittherapie (1–3 Tage) durch. Durch Erhöhung der Wirkstoffkonzentration läßt sich hiermit nahezu das gleiche Therapieergebnis erzielen bei besserer Akzeptanz durch die Patientin.

Präparate: s. S. 34.

Bei Therapieversagern muß an eine andere Ursache gedacht werden. Nicht jedes Jucken ist pilzbedingt.

Vorgehen bei rezidivierender Candidavulvitis:
- Ausschluß von Kofaktoren: Diabetes mellitus, Immunsuppression (Medikamente, HIV-Infektion).
- Untersuchung eines Anal- und Mundabstriches, um Aufschluß über das Ausmaß der Pilzbesiedlung der Patientin zu erhalten und damit potentielle Infektionsquellen zu erkennen.
- Gespräch über Eßgewohnheiten (Süßigkeiten und kohlenhydratreiche Ernährung begünstigen die Pilzvermehrung im Darm) und Sexualgewohnheiten mit Frage nach Symptomen beim Partner.

Therapeutische Möglichkeiten bei rezidivierender Candidainfektion:
Versuch der allgemeinen Pilzreduktion im Körper durch:
- Behandlung mit einem systemisch wirksamen Antimykotikum, z. B. Ketoconazol (Nizoral). Die Erfolge sind hier aber hinter den Erwartungen zurückgeblieben. Außerdem darf diese Substanz nicht in der Schwangerschaft gegeben werden. Nachfolgepräparate sind Fluconazol und Itraconazol, die 10fach wirksamer sind.
- Bei schweren Fällen ist eine Dauerprophylaxe mit einem oralen Imidazolpräparat gerechtfertigt.
- Simultanbehandlung oral (Lutschtabletten), intestinal (Dragées) (4 × 2/die) und lokal (Vulva-/Vaginalbereich) für 10 Tage.
- Vermeidung hautreizender Seifen oder anderer Pflegemittel, auch wenn diese als besonders schonend empfohlen werden. Der nachgewiesene Pilz kann auch sekundäre Besiedlung sein.

Notabene: Bei Verschlechterung des Befundes unter Therapie auch an Allergie gegen Antimykotikum denken. Präparat wechseln, eventuell kurzfristig Cortisonsalbe verordnen.

Es kann auch eine Papillomvirusinfektion vorliegen s. S. 48.

Fadenpilze

Tinea inguinalis
   Erreger: Trichophytum (meist) rubrum.
   Befund: rundliche, entzündliche rote Herde mit scharfer Randbegrenzung. Stark juckend und sich ausbreitend (Abb. 8).

Diagnose:
- Mikroskop.
- Kultur.

Differentialdiagnose:
- Erythrasma.
- Ekzem.
- Psoriasis.

Therapie:
- Imidazolpräparate.

Filzlausvulvitis

Bei Juckreiz mehr vorne im Schamhaarbereich oder abends im warmen Bett muß selbst heutzutage immer auch an einen Filzlausbefall gedacht werden.
   Häufigkeit: < 0,1 % der Patientinnen.
   Erreger: Phthiriasis pubis (Abb. 9), welche ca. 2 mm groß werden. Sie unterscheiden sich von den anderen Läusearten durch die stark ausgebildeten 2. und 3. Beinpaare und durch die beiden Fortsätze auf dem letzten Körpersegment. Vermehrungszeit: 3 Wochen.

Befund und Diagnostik:
- Kratzspuren im Schamhaarbereich.
- Kolposkopischer Nachweis der blaß-gelblichen Filzläuse (Abb. 9), die zwischen den Schamhaaren, unmittelbar über der Haut, oder in die Haarbälge eingegraben zu sehen sind.
- Kolposkopischer Nachweis der Nissen (Filzlauseier), die 2 bis 3 mm über dem Haaransatz mit einem wasserfesten Kitt fixiert sind.
- Kolposkopischer Nachweis von Blutkrusten und Kotbällchen zwischen den Schamhaaren auf der Haut.

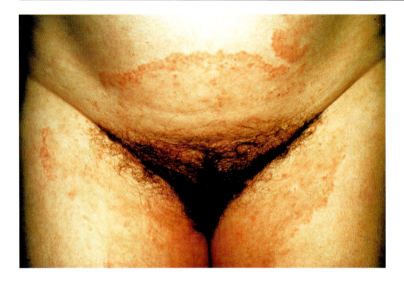

Abb. 8 Fadenpilzinfektion durch Trichophyton rubrum (Tinea inguinalis). Mehr im perivulvären Bereich mit Randbetonung (Aufnahme Dr. S. A. Qadripur, Univ.-Hautklinik Göttingen).

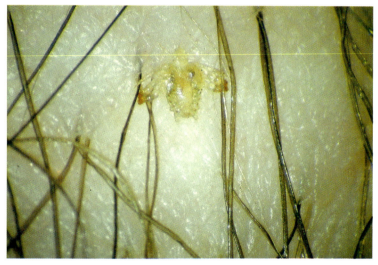

Abb. 9 Filzlausbefall des Mons pubis. Eine Filzlaus hat sich an zwei Schamhaare gekrallt. Nissen sind hier nicht zu sehen.

- Gelegentlich finden sich sogenannte Maculae coeruleae als ekzematöse Veränderungen durch beim Biß übertragene Substanzen.

Übertragung:
- Sexualkontakte.
- Matratzen/Decken (Überlebenszeit hierin jedoch nur 24 Stunden).

Therapie (lokal):
- Lindanemulsion (Jakutin), Mesulfin (Mitigal).
- Tetrahydronaphthalin (Cuprex).
- Pyretrumextrakt (Goldgeist forte).

Therapiedauer: 3 Tage. Die Schamhaare müssen nicht entfernt werden.

Herpes genitalis

Eine Herpes-genitalis-Infektion kann, insbesondere wenn sie den Vulvabereich betrifft, eine sehr schmerzhafte und schwere Erkrankung sein (Abb. 10).

Grundsätzlich ist zu unterscheiden zwischen einem **primären** Herpes genitalis, d. h. der erstmaligen Infektion mit dem Herpes-simplex-Virus im Genitalbereich, und dem **rezidivierenden** Herpes genitalis, welcher eine endogene Reaktivierung des persistierenden Virus ist. Letztere verläuft milder und lokaler als die Primärinfektion.

Für die Schwere der Infektion weiterhin

Herpes genitalis

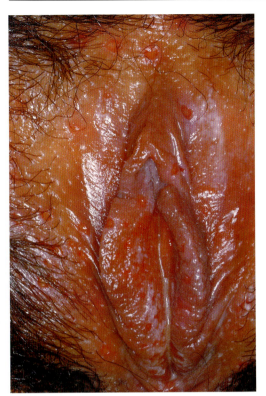

Abb. 10 Primärer Herpes genitalis bei 22jähriger Patientin 10 Tage nach Infektion. Schwere Erkrankung mit Fieber und Dysurie. Multiple Bläschen und Ulzera bei geröteter, dolenter, stark geschwollener Vulva.

Über 90% der Herpes-genitalis-Infektionen werden durch den HSV Typ 2 verursacht, der Rest durch den Typ 1. Etwa 30% der Erwachsenen sind mit dem HSV 2 infiziert. Bei etwa der Hälfte dieser Menschen kommt es von Zeit zu Zeit zum Wiederauftreten der Erkrankung.

Primärer Herpes genitalis

Erreger:
- Herpes-simplex-Virus Typ 2 (HSV 2) > 90%.
- Herpes-simplex-Virus Typ 1 (HSV 1) < 10%.

Übertragung: Sexualkontakte mit meist asymptomatischen Virusausscheidern. Nur extrem selten, wenn überhaupt, über Gegenstände oder gemeinsam benutzte Toiletten.

Inkubationszeit: 3 bis 8 Tage, selten länger bis 14 Tage.

Symptome und Befunde: schmerzhafte Schwellung und Rötung der Vulva mit zunächst kleinen Knötchen, die rasch in wasserhelle Bläschen übergehen. Diese trüben rasch ein und werden weißlich, können auch verschmelzen. Danach gehen sie in Ulzera über, welche einen roten Hof besitzen (Abb. **10, 11**). Über das Krustenstadium kommt es dann zur Abheilung ohne Narbenbildung.

Die Symptomatik beim unbehandelten primären Herpes genitalis dauert 2 bis 3 Wochen. Die Leistenlymphknoten sind meist verdickt und dolent. Bei sehr schweren Verläufen, z. B. wenn noch keinerlei Antikörper gegen Herpes-simplex-Viren vorhanden sind, kann auch Fieber auftreten, Schmerzen beim Wasserlassen und Stuhlgang.

Diagnostik:
- Klinisches Bild und Verlauf meist sehr typisch und eindeutig. Beim primären Herpes genitalis ist fast immer der ganze Vulvabereich mit multiplen Effloreszenzen übersät (Abb. **10**).
- Virusnachweis im Bläscheninhalt durch kulturelle Anzüchtung. Identifizierung der Viren durch Fluoreszenztest.
- Direkter Virusnachweis durch Fluoreszenztest im Ausstrichpräparat aus den Bläschen (nicht ganz so zuverlässig wie die Kultur).
- Antikörperkonversion (von negativ zu positiv) bzw. Antikörperanstieg zwischen der Probe aus der Akutphase und der 2 bis 3 Wochen später abgenommenen Serumprobe.

Notabene: Bei Therapie mit Acyclovir kommt es zu einer verspäteten und geringen Antikörper-

entscheidend ist, ob die Patientin zum Zeitpunkt der Genitalinfektion bereits Antikörper gegen den oralen HSV Typ 1 besitzt, mit dem etwa 90% der Erwachsenen durchseucht sind, und in welcher Titerhöhe: Wegen der serologischen Verwandtschaft zwischen den beiden Herpes-simplex-Viren schützen Antikörper gegen den Typ 1 in einem gewissen Maße auch gegen die Infektion mit dem Typ 2.

Wie bei allen Herpesviren kann auch das Herpes-simplex-Virus von der Mehrzahl der Betroffenen nicht mehr aus dem Körper eliminiert werden, da es sich – für die Immunabwehr unangreifbar – in das regionale Ganglion, im Falle des Herpes genitalis in ein Sakralganglion, zurückzieht. Von hier kann es durch verschiedene Ursachen (Infektionen, Menstruation, Streß) immer wieder reaktiviert werden und entlang der Nervenbahnen in dem von diesen Nerven versorgten Hautgebiet zu den typischen Herpeseffloreszenzen führen.

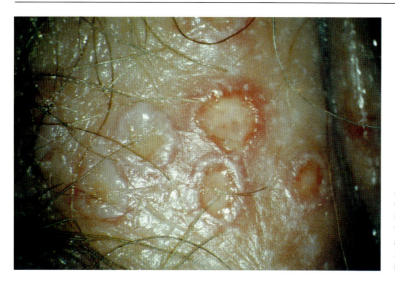

Abb. 11 Primärer Herpes genitalis der Vulva bei 42jähriger Patientin. Rascher, mittelschwerer Verlauf. Bereits am 6. Tag nach Infektion typische Ulzera (starke Vergrößerung).

antwort, so daß der serologische Nachweis der erfolgten Primärinfektion erst nach Wochen bis Monaten oder gar nicht möglich ist.

Therapie:

- Acyclovir (Zovirax) oral 5 x 200 mg/die für 5 bis 10 Tage. Hemmt die Virusvermehrung (s. S. 33) und muß daher so früh wie möglich gegeben werden.
- Symptomatisch: Antiphlogistika, z. B. Voltaren Supp., Felden.

Besonderes Risiko:
Generalisierung der Infektion mit Enzephalitis.

Im Fall einer Schwangerschaft Übertragung des Virus auf das Neugeborene (s. S. 91) während der Geburt.

Rezidivierender Herpes genitalis

Ausmaß und Häufigkeit des rezidivierenden Herpes genitalis können sehr unterschiedlich sein. Während er bei manchen Patienten nur einmal in 10 Jahren auftritt, gibt es andere, bei denen er alle 3 bis 4 Wochen in unterschiedlicher Stärke wiederkehrt.

In der Regel ist er lokal begrenzt und in seinem Verlauf deutlich kürzer als die Primärinfektion. Der Ablauf der einzelnen Effloreszenzstadien ist aber ähnlich mit Rötung, Knötchen, wasserhellen Bläschen, eingetrübten Bläschen (Abb. 12) und Ulzera.

Häufig wird er nicht entdeckt, da die Patientin zu spät zur Untersuchung kommt, so daß oft nur noch diskrete Ulzera zu sehen sind.

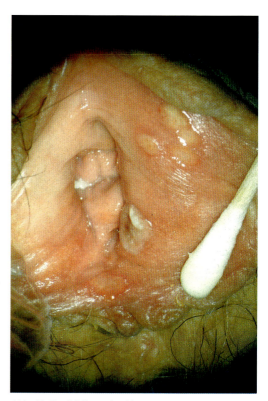

Abb. 12 Rezidivierender Herpes genitalis bei 38jähriger Patientin. Mehrere, zum Teil konfluierende gelbliche Bläschen, die in Ulzera übergehen oder schon mit abwischbaren, weißlichen Belägen überzogen sind.

Nur der Gynäkologe, der kolposkopisch die Vulva sorgfältig nach Ulzera absucht, ist in der Lage, die von manchen Patientinnen als gelegentlich auftretende Beschwerden geschilderten Symptome als rezidivierenden Herpes genitalis zu erkennen. Nicht selten wird eine Dysurie als Harnwegsinfekt fehlgedeutet.

Diagnostik:
- Anamese (wiederholtes Auftreten der Beschwerden).
- Klinik (Bläschen, *Ulzera*).
- Erregernachweis mittels Kultur oder Fluoreszenstest.
- Serologie: Sie spielt beim rezidivierenden Herpes kaum eine Rolle, da es nur selten zu einer meßbaren Titerbewegung durch das Rezidiv kommt. Sie kann zur Unterscheidung zwischen primärem und rezidivierendem Herpes sinnvoll sein.

Therapie: Die Behandlung mit Acyclovir (Zovirax) hat nur Sinn in der frühen Phase während der Virusvermehrung. Im Stadium der Ulzera ist hiervon kein großer Erfolg mehr zu erwarten. Wegen der lokalen Begrenztheit der Erkrankung kann eine Lokalbehandlung versucht werden. Die Penetration von Acyclovir ist jedoch noch nicht ganz befriedigend.

Bei einem häufig rezidivierenden Herpes genitalis kann durch eine Dauermedikation mit Acyclovir das Rezidiv so lange verhindert werden, wie das Präparat eingenommen wird. Bei einem regelmäßig wiederkehrenden Herpes genitalis, z. B. während der Periode, kann auch eine prophylaktische kurzzeitige Gabe zu diesem Zeitpunkt angebracht sein.

Besondere Bedeutung:
- Infektiosität für den Sexualpartner.
- Übertragungsrisiko bei Geburt auf das Neugeborene (s. S. 92).

Infektionen mit Papillomviren

Condylomata acuminata. Bowenoide Papulose

Die genitale Durchseuchung mit humanen Papillomviren (HPV) bei Erwachsenen ist mit 20 bis 30% oder mehr recht hoch. Obwohl die Papillomviren bis heute in der Zellkultur nicht vermehrbar sind, konnten durch molekularvirologische Techniken Methoden erarbeitet werden, die eine Differenzierung der verschiedenen Typen und auch einen Nachweis der Virus-DNA beim Patienten erlauben. Bis heute sind über 50 Papillomviren (Genotypen) unterschieden worden.

Papillomviren sind die Erreger der verschiedenen Hautwarzen. Einzelne Typen kommen ausschließlich im Genitalbereich vor und führen hier zu spitzen Kondylomen oder zu flachen, diskreten Hyperkeratosen, die auch Bowenoide Papulose genannt werden.

Die Infektion erfolgt durch engen Schleimhautkontakt, wobei das Eindringen des Erregers durch kleine Hautläsionen begünstigt wird. Das Virus selbst scheint sich in tieferen Schichten festzusetzen und die Haut zu einer verstärkten Proliferation anzuregen (s. Abb. 4, S. 41).

Auch Papillomviren neigen zur Persistenz und Inapparenz und können noch einige Zentimeter von der makroskopisch sichtbaren Warzenstelle entfernt nachgewiesen werden.

Bei etwa 1% aller Frauen finden sich mehr oder weniger stark ausgeprägte **Condylomata acuminata** im Vulvabereich. Dies sind spitze, papilläre, hyperkeratotische Wucherungen. Form und Ausdehnung können sehr unterschiedlich sein (Abb. 13).

Sie werden bevorzugt durch die Papillomvirustypen 6 und 11 verursacht. Sie wachsen nur langsam und können erst Wochen nach der Infektion makroskopisch sichtbar werden. Zum Teil bilden sie sich auch spontan nach einigen Wochen und Monaten zurück.

In Einzelfällen, besonders jedoch in der Schwangerschaft, können sie zu größeren, z. T. beetartigen Wucherungen auswachsen. Bevorzugte Stelle ist meist die hintere Kommissur, was wahrscheinlich mit der stärkeren mechanischen Belastung dieses Bereiches zusammenhängt. Dann können die Labien, die Urethralöffnung, die Klitoris, die Vagina, die Portio und auch der Perianalbereich betroffen sein.

Die Mehrzahl der Papillomvirusinfektionen verläuft asymptomatisch. Durch Betupfen des Vulvabereiches mit 3%iger Essigsäure kann man jedoch bei vielen Frauen fleckförmige, weiße Stellen erkennen (Abb. 14). Daß es sich hierbei um eine Papillomvirusinfektion handelt, konnte durch entsprechenden DNA-Nachweis erkannt werden.

Erreger:
- Typ 6 und 11 meist bei spitzen Kondylomen.
- Typ 16 und 18 meist bei flachen Kondylomen, Bowenoide Papulose.

48 Gynäkologische Infektionen

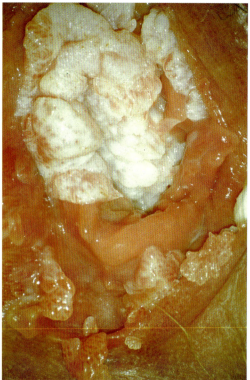

Abb. 13 Ausgeprägter Befall der Vulva mit Condylomata acuminata (Papillomviren) in der Schwangerschaft (24. Woche).

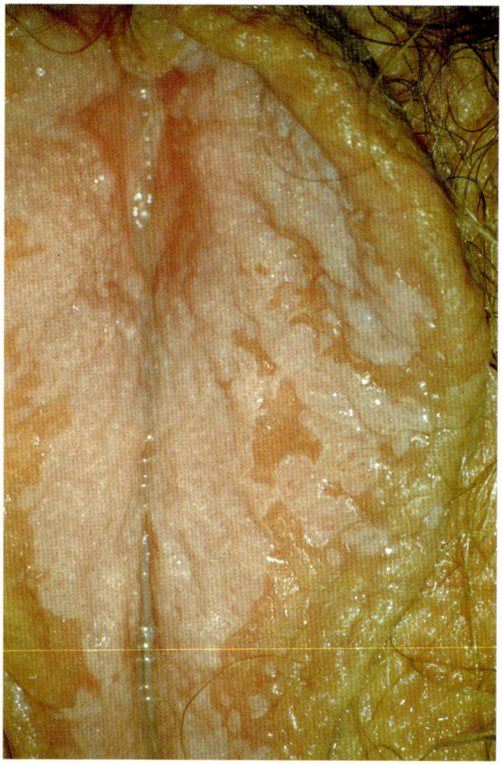

Abb. 14 Diskrete Papillomvirusinfektion der Vulva. Diese kommen erst nach Betupfen der Vulva mit 3%iger Essigsäure als weißliche Flecken, die zum Teil leicht erhaben sind, zum Vorschein.

– Daneben sind inzwischen noch weitere Papillomvirustypen in den verschiedenen Kondylomen gefunden worden. Doppel-/Mehrfachinfektionen kommen vor.

Übertragung: Sexualkontakte, Schmierinfektion nicht auszuschließen.

Häufigkeit:
– Infektion mit Papillomviren bei ca. 20–30% oder mehr der Erwachsenen.
– Condylomata acuminata bei ca. 1%, in der Schwangerschaft etwa doppelt so häufig.

Beschwerden: Fremdkörpergefühl, diskreter Juckreiz, meist jedoch keine.

Diagnostik:
– Klinisch.
– Kolposkopisch nach Betupfen mit 3%iger Essigsäure.
– Histologisch durch den Nachweis der Koilozytose (s. Abb. 41a, S. 70).
– Virus-DNA-Nachweis mittels Hybridisierung, wodurch auch eine Bestimmung des Virustyps möglich ist.
– Zytologie (Pap. III D), nur als Verdacht.

Therapie:
– Mechanische Abtragung (chirurgisch, elektrisch, Laser).
– Behandlung mit Podophyllin (einfache Handhabung, aber aufgrund der Toxizität nicht mehr allgemein empfohlen).
– Denaturierung mit hochprozentigen Säuren (z. B. Solco-Derman).
– Interferonbehandlung über mehrere Wochen (in der klinischen Prüfung).
– (Fluoruracillösung/-creme).

Mit keiner der Behandlungen läßt sich das Virus eliminieren. Jede Behandlung ist daher nur symptomatisch. Das Virus ist in den allermeisten Fällen über das ganze äußere Genitale bis hin zur Zervix verbreitet. Je nach Aktivität des Virus kann der Befall sichtbar sein oder

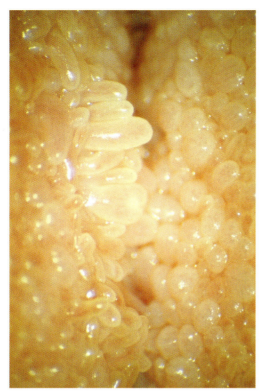

Abb. 15 Andere Form der diskreten Papillomvirusinfektion. Im Introitus sind viele feine, glasige Wärzchen mit einem Zentralgefäß sichtbar.

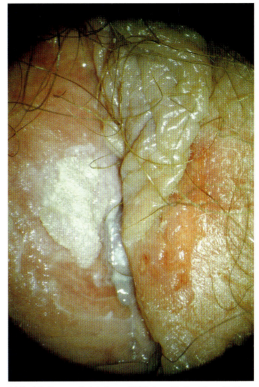

Abb. 16 Doppelinfektion. 20jährige Patientin mit Condyloma acuminatum an der Innenseite des rechten Labium minus und gleichzeitig einem rezidivierenden Herpes genitalis auf dem linken Labium majus.

nicht. Warum es bei der einen Patientin zu größeren Kondylomen kommt und bei der anderen nicht, ist bislang unbekannt.

Besondere Bedeutung der Papillomvirusinfektion

Bei fast 90% der Zervixkarzinome, aber inzwischen auch bei Vulva- und Peniskarzinomen, wurde die DNA der **Papillomvirustypen 16 und 18** nachgewiesen. Während die Virus-DNA bei der persistierenden Infektion in der Regel in freier Form in der Wirtszelle vorliegt, ist sie im Falle der Tumorzelle an ganz bestimmten Stellen kovalent in das Wirtszellgenom integriert. Auf diese Weise kann es zur Anschaltung von zellulären Onkogenen kommen. Zur Entstehung des Karzinoms sind somit noch Kofaktoren notwendig, die die Integration der HPV-DNA in das Zellgenom begünstigen. Dies können chronische Infektionen sein.

Frauen mit nachgewiesener Papillomvirusinfektion der Zervix sollten engmaschiger kolposkopisch und zytologisch überwacht werden als Frauen ohne diese Infektion. Es besteht aber kein Grund, diese Frauen unnötig zu beunruhigen oder gar hier bereits von Prämalignität zu sprechen.

Bei ausgedehnten Condylomata acuminata im Geburtskanal kann es bei der Geburt zur Infektion des Neugeborenen mit Papillomviren kommen. So wurde in Larynxpapillomen HPV 6 nachgewiesen. Insgesamt gesehen ist das Risiko für das Neugeborene jedoch gering. Eine Sectio caesarea ist daher nur im Einzelfall zu empfehlen.

Doppelinfektionen kommen bei sexuell aktiven Frauen häufig vor. So werden bei Sexualkontakten nicht selten gleichzeitig mit Herpes-simplex-Viren oder Chlamydien auch Papillomviren übertragen. Wegen des langsamen Wachstums der Papillomviren werden diese aber erst Wochen später, wenn die anderen Infektionen schon abgeheilt sind, sichtbar.

Papillomviren sind wahrscheinlich bei sehr viel mehr Störungen im Vulvabereich beteiligt, als wir heute schon wissen. So ist die **Vulvadystrophie** wahrscheinlich eine Sonderform der Papillomvirusinfektion. Auch die bei vielen jungen Patientinnen von Zeit zu Zeit vorübergehend zu sehenden Rhagaden im Bereich der hinteren Kommissur und des Dammes sind wahrscheinlich z.T. Folge einer chronischen Papillomvirusinfektion. Wie weit andere Erreger beteiligt sind und das klinische Bild verstärken, ist derzeit noch nicht zu beantworten.

Durch **Sekundärinfektionen,** z.B. durch Pilze, kann es zu einer Verstärkung der lokalen Beschwerden (Brennen, Juckreiz) kommen. Da Pilze gut zu behandeln sind, wird man dies im positiven Fall immer tun. Leider persistieren die Beschwerden aber bei manchen Frauen, ohne daß Pilze oder Bakterien nachweisbar sind, so daß angenommen werden muß, daß diese Beschwerden durch die chronische Papillomvirusinfektion verursacht werden.

Therapeutisch ist die HPV-Infektion jedenfalls ein sehr unbefriedigendes Kapitel, was sich aber hoffentlich durch das verstärkte wissenschaftliche Interesse der letzten Jahre bald ändern wird.

Lues (Syphilis)

Die Lues gehört zu den meldepflichtigen Geschlechtskrankheiten. Obwohl oder weil die Lues inzwischen bei uns sehr selten geworden ist, soll sie hier etwas ausführlicher dargestellt werden, da sie zu schweren, aber vermeidbaren Folgeschäden führt und weil die wenigsten Kollegen während ihrer Ausbildung klinische Fälle gesehen haben.

Wegen der Labilität der Erreger erfolgt die Infektion nur bei intensiven Schleimhautkontakten. Die Eintrittspforte ist meist das äußere Genitale, wo es nach ca. 3 Wochen zu einem schmerzlosen Primäraffekt (Abb. 17) mit regionaler Lymphadenopathie (Leistenlymphknotenschwellung) kommt.

Gelegentlich kann der Primäraffekt auch auf der Portio erfolgen (s.S.69), wobei es wegen des tiefen Lymphabflusses hier nicht zu einer Anschwellung der Leistenlymphknoten kommt und die Entdeckung einer derartigen Primärinfektion ein Zufallsbefund ist. Auch kann der Primäraffekt bei oral-genitalem Kontakt im Mundbereich oder bei analem im Analbereich auftreten.

Erreger: Treponema pallidum, ein zartes, spiralförmiges Bakterium (s.S.7). Es wächst nicht auf künstlichen Medien und muß in Kaninchenhoden vermehrt werden.

Inkubationszeit: 3–4 (1–13) Wochen.

Häufigkeit: 10 Erkrankungen pro 100 000 Einwohner, wovon nur ein Drittel Frauen sind.

Klinik:

Primärstadium:

Innerhalb von 3–4 Wochen kommt es zum Auftreten eines Knötchens, welches in ein schmerzloses Ulkus mit indurierter Basis übergeht. Die regionären Lymphknoten sind vergrößert, aber nicht schmerzhaft. Aus dem nicht blutenden Ulkus läßt sich Sekret exprimieren, welches reichlich Treponema pallidum enthält. Auch unbehandelt heilt das Ulkus nach 4–8 Wochen ab.

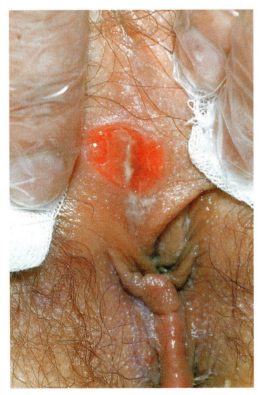

Abb. 17 Primäraffekt bei Lues (Aufnahme Dr. S.A. Qadripur, Univ.-Hautklinik Göttingen).

Sekundärstadium:

Nach ca. 6–12 Wochen kommt es zu Hautausschlägen, die abheilen oder über Monate persistieren können. Die meisten der Patienten haben zusätzlich Schleimhautläsionen. Weiterhin vergrößern sich die Lymphknoten, und bei einigen Patienten werden Augen, Knochen, Gelenke und innere Organe befallen.
Während dieser Zeit kommt es auch zum Befall der Meningen. Im Genitalbereich können hypertrope, flache Papeln auftreten, die Condylomata lata genannt werden und die infektiös sind.

Latente Syphilis:

Dieses Stadium kann einige Jahre andauern, wobei die Patientin meist erscheinungsfrei ist. 2 Jahre nach der Erstinfektion besteht meist keine Infektiosität mehr.

Spät- oder Tertiärstadium:

Hier gibt es verschiedene Verlaufsformen, z.B. die gutartig verlaufende Tertiärsyphilis, welche nach 3–10 Jahren auftritt und durch chronische, granulomatöse Reaktionen (Gumma) gekennzeichnet ist. Diese können an der Haut, aber auch an allen anderen Stellen des Körpers auftreten.
Die kardiovaskuläre Syphilis tritt erst nach 10–25 Jahren in Erscheinung. Die Neurosyphilis entwickelt sich bei ca. 10–12% der unbehandelten Syphilitiker. Diese Form und auch die progressive Paralyse und die Tabes dorsalis dürften heute kaum noch gesehen werden.

Diagnostik:

Direkter Erregernachweis:

im Sekret aus dem Primärulkus, gelegentlich auch aus Sekundärläsionen möglich.
- Fluoreszenztest.
- Mikroskopisch im Dunkelfeld.

Serologie:

- Treponema-pallidum-Hämagglutinationstest (TPHA) als Suchtest und Nachweis einer früher durchgemachten Lues.
- Cardiolipin-Mikroflockungstest (VDRL-Test) oder die KBR unter Verwendung von Cardiolipin (oder Pallida-Antigen) als unspezifische, jedoch wichtige Tests zur Information über die Aktualität der Infektion und damit über die Behandlungsbedürftigkeit bzw. zur Erfolgskontrolle der Behandlung.
- IgM-Antikörpernachweis. Hier stehen der Fluoreszenz-Treponema-Antikörper-Absorptionstest (IgM-FTA-Abs-Test) und der Solid-Phase-Hämadsorptionstest (SPHA) zur Verfügung.

Therapie: 1–2 Mio. IE Depotpenicillin (z.B. Megacillin) über 15–21 Tage. Wegen der langsamen Teilungsrate der Treponemen (ca. 24 Stunden) muß längere Zeit behandelt werden. Bei Penicillinallergie können Tetracycline oder Erythromycin verwendet werden mit 2 g pro Tag für ca. 21 Tage. Auch andere Antibiotika wie Cephalosporine oder Quinolone sind wirksam gegenüber Treponema pallidum.

Besondere Bedeutung:

- Übertragung der Infektion während der Schwangerschaft auf den Embryo bzw. den Fetus (s. S. 99).
- Spätfolgen der Lues: kardiovaskuläre Syphilis, Neurosyphilis.

Vulvitis durch andere Bakterien

Eine Vulvitis durch Streptokokken der Gruppe A oder durch Staphylococcus aureus wird überwiegend bei kleinen Mädchen gesehen, kann aber auch selten einmal bei Erwachsenen vorkommen. Durch mangelnde Hygiene, mechanische Irritation der Haut, insbesondere Fehlen von Östrogenen und damit der Laktobazillenflora wird diese Infektion begünstigt. Die Übertragung der Streptokokken der Gruppe A erfolgt meist durch oral-genitale Schmierinfektion (Kinder) oder Sexualkontakte (Erwachsene).
Nicht selten wird zunächst an eine Pilzinfektion gedacht und die rechtzeitige Therapie damit verschleppt.

Befund: Die Vulva ist gerötet, geschwollen. Weißliche, unregelmäßige Beläge (abgeschilferte Epithelzellen), rote Knötchen sind zu sehen (Abb. **18**). Durch die Entzündungsreaktion und die Schmerzen kann es zur Harnsperre kommen.

Erreger:

- Streptokokken der Gruppe A.
- Staphylococcus aureus.

Diagnostik:

- Mikroskopie (Naßpräparat plus 0,1% Methylenblaulösung). Reichlich Granulozyten und Kokken (Abb. **19**).
- Kultur.
- Antibiogramm.

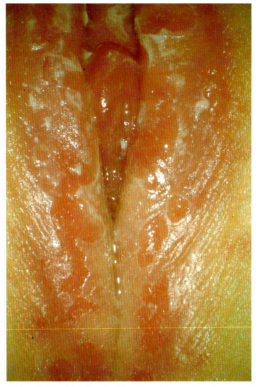
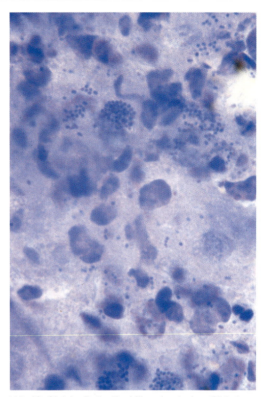

Abb. 18 Vulvitis durch Streptokokken der Gruppe A bei 6jährigem Mädchen. Diese Form der Vulvitis ist typisch für Kinder. Der wahrscheinliche Übertragungsweg erfolgt digital vom häufig besiedelten Nasen-Rachen-Raum zum Genitale.

Abb. 19 Gleiche Patientin. Mikroskopisches Bild eines Abstriches der Vulva nach Methylenblaufärbung. Neben massenhaft Granulozyten sind reichlich Kokken zu erkennen.

Therapie:
- Lokal Polyvidon-Jod-Salbe (Betaisodona, Braunol).
- Systemisch Amoxicillin (Saft für Kinder, Tabletten für Erwachsene). Gegebenenfalls nach Antibiogramm später ändern.

Erythrasma

Hier handelt es sich um eine oberflächliche (Stratum corneum) bakterielle Infektion der Haut durch Corynebacterium minutissimum. Es findet sich bevorzugt bei älteren Menschen. Begünstigt wird das Angehen der Infektion durch feuchtwarmes Milieu, so daß diese Infektion bei Frauen zwischen den Labia majora und den Oberschenkeln zu finden ist (Abb. 20). Seltener werden die submammären Falten oder die Achselhöhle betroffen. Die Infektion wird weiter begünstigt durch Adipositas und Diabetes mellitus.

Durch die Porphyrinbildung der Korynebakterien kommt es zu einer rotbraunen, makulösen Veränderung der betroffenen Stelle. Subjektive Beschwerden bestehen in der Regel nicht.

Diagnostik:
- Klinisch typische Stelle, begrenzte Ausdehnung der rotbraunen Flecken ohne Schuppung.
- Wood-Licht-Untersuchung (UV-Licht), bei der es zu einer ziegelroten Fluoreszenz kommt.
- Nachweis der Korynebakterien (wird selten durchgeführt, ist auch nicht notwendig).

Therapie: Lokalbehandlung mit Imidazolderivaten, z. B. Clotrimazol (Canesten), Miconazol (Daktar, Epi-Monestat) oder Econazol (Epi-Pevaryl).

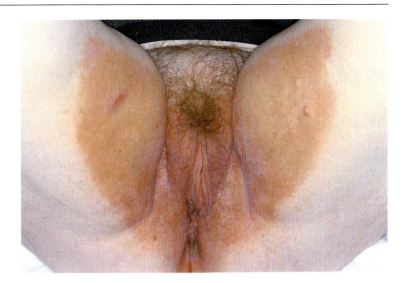

Abb. 20 Erythrasma bei 60jähriger Patientin. Oberflächliche Hautinfektion durch Corynebacterium minutissimum.

Differentialdiagnose: Tinea inguinalis (Fadenpilzinfektion), Psoriasis vulgaris.

Bartholinitis

Die Bartholinsche Drüse, welche ihren Ausführungsgang im Introitusbereich hat, kann infiziert werden und über eine Bartholinitis zum Bartholinschen Empyem führen. Hierbei kommt es zur schmerzhaften Anschwellung der Drüse, meist einseitig. Während dies bei pathogenen Keimen wie Gonokokken eher die Folge der Entzündung ist, ist die Anschwellung der Bartholinschen Drüse durch Verstopfung des Ausführungsganges wohl die Voraussetzung für eine Infektion mit fakultativ pathogenen Keimen wie den Anaerobiern.

Befund: einseitige, schmerzhaft gerötete, pralle Anschwellung der Drüse im mittleren Vulvabereich.

Erreger:

- Neisseria gonorrhoeae.
- Staphylococcus aureus.
- Escherichia coli.
- Anaerobier (Bacteroides spp., Peptokokken, Peptostreptokokken etc.).

Therapie: Marsupialisation (seitliche breite Eröffnung der Drüse mit Annaht des Zystenbalgs an die äußere Haut).

Antibiotika nur bei Nachweis von Gonokokken.

Sitzbäder mit verdünnter Polyvidon-Jod-Lösung oder Tannolact.

Infektionen der Vagina

Fast alle diejenigen Erreger, die den Vulvabereich befallen können, können auch Infektionen im Bereich der Vagina auslösen. Wegen der geringeren sensiblen Versorgung der Vagina, insbesondere im proximalen Bereich, ist aber das Beschwerdebild geringer. Häufig sind gleichzeitig Vulva- und Vaginalbereich betroffen.

Trotzdem gibt es einige typische Infektionen, die nur den feuchten Vaginalbereich betreffen: die Trichomoniasis und die Aminkolpitis.

Trichomoniasis

Dies ist die typischste Vaginalinfektion. Sie kann sehr stark ausgeprägt sein mit starken Beschwerden oder auch asymptomatisch über Monate und Jahre hinweg persistieren, um dann unter günstigen Umständen wieder symptomatisch zu werden. Bei einem Gleichgewicht zwischen Körperabwehr und Vermehrungsfähigkeit der Trichomonaden kann die Zahl der Trichomonaden so klein sein, daß sie weder von der Patientin bemerkt noch vom Arzt entdeckt werden. Störungen des Scheidenmilieus durch andere Infektionen, durch Wundsekret nach Operationen oder durch nekrotisches Material bei einem Karzinom der Endozervix oder dem Corpus uteri können zu einer stärkeren Vermehrung der Trichomonaden und damit zu klinischer Symptomatik führen.

Auch gibt es chronisch rezidivierende Trichomonadeninfektionen, bei denen wahrscheinlich Trichomonaden im Spiele sind, die gegenüber den 5-Nitroimidazolen weniger empfindlich sind, so daß es mit der üblichen Therapie nicht zur vollständigen Beseitigung der Erreger kommt.

Auch Reinfektionen spielen bei dieser sexuell übertragenen Infektion eine nicht unerhebliche Rolle.

Erreger: Trichomonas vaginalis.

Häufigkeit: 0,2–2% der gynäkologischen Patientinnen (abhängig vom Patientenkollektiv).

Symptome: Ausfluß, der im Extremfall grün/gelb-schaumig ist (Abb. 21). Brennen, Schmerzen und gelegentlich auch etwas Juckreiz. Vagina und Portio weisen unregelmäßig große, rote Flecken auf, die zuweilen auch leicht erhaben sein können (Abb. 22). Dysurie, wenn die Urethra mitbefallen ist.

Viele Patientinnen klagen über einen unangenehmen Geruch. Dieser ist in der Mehrzahl der Fälle durch eine gleichzeitig vorliegende Aminkolpitis verursacht. Die Trichomonaden erzeugen ebenfalls einen typischen Eigengeruch, der sich aber von dem der Aminkolpitis unterscheidet.

Diagnostik:
- *Klinisch:* typischer schaumiger Fluor (Abb. 21), der meist einen angehobenen pH-Wert von über 5 aufweist. Colpitis macularis (Abb. 22).
- *Mikroskopisch:* Im Naßpräparat finden sich reichlich Granulozyten und die etwas größeren und mit ihren Geißeln schlagenden und sich windenden Trichomonaden (Abb. 23). In etwa 80% der Fälle fehlt die Laktobazillenflora, und es sind massenhaft kleine Bakterien und clue cells zu sehen.

Es ist wichtig, das Naßpräparat sofort durchzusehen, da die Trichomonaden rasch zugrunde gehen. Bei Verwendung von 0,1% Methylenblaulösung geschieht dies noch

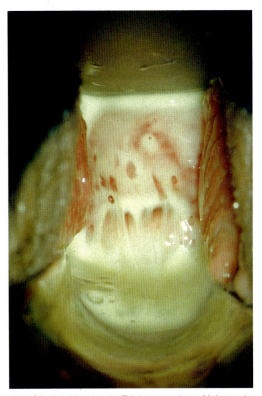

Abb. 21 Kolpitis durch Trichomonaden. Neben der geröteten Vaginalwand ist der gelb-grünlich schaumige Fluor besonders typisch.

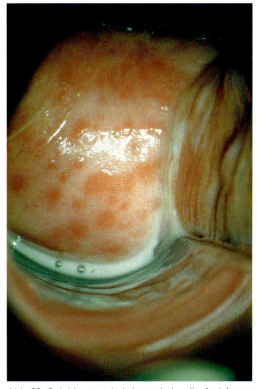

Abb. 22 Colpitis macularis/granularis, die fast immer durch Trichomonaden verursacht wird.

schneller. Bei Trichomonadenverdacht sollte man bei der gynäkologischen Untersuchung etwas Fluor in einer Spritze aufheben, um damit am Ende der gynäkologischen Untersuchung gegebenenfalls ein frisches Naßpräparat anzufertigen.

Die Phasenkontrastmikroskopie am ungefärbten Naßpräparat ist die optimale Methode zur Erkennung von Trichomonaden und der Mikroskopie mit einem Normalmikroskop unter Verwendung von 0,1% Methylenblaulösung überlegen.

- *Kultur:* Die Kultivierung von Trichomonaden ist möglich. Hierfür sind aber Spezialnährlösungen erforderlich. Dies ist nur in sehr wenigen Speziallaboratorien möglich.
- *Zytologie:* Im zytologischen Ausstrichpräparat, welches nach Papanicolaou gefärbt wurde, sind Trichomonaden recht gut zu erkennen. Sie sind etwas größer als ein Leukozyt und tragen in ihrem blauen Zytoplasma 10 bis 20 rote Pünktchen.

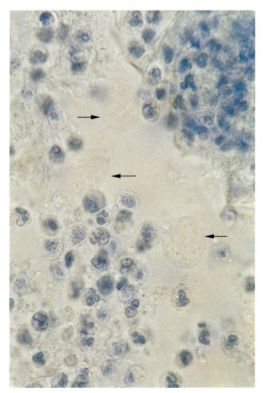

Abb. 23 Gleiche Patientin wie Abb. 22. Naßpräparat des Fluors mit 0,1% Methylenblaulösung. Neben den vielen Leukozyten sind im freien Feld in der Bildmitte 3 blasse Trichomonaden zu erkennen.

Spezialfärbungen: Hiermit können Trichomonaden auch gut im Ausstrichpräparat sichtbar gemacht werden. Die Gram-Färbung oder die Methylenblaufärbung sind für die Erkennung der Trichomonaden ungeeignet, und auch der Geübte hat Mühe, sie hier zu finden.

Therapie: Mittel der Wahl sind die 5-Nitroimidazole (Metronidazol, Ornidazol, Tinidazol, Nimorazol). Die Mehrzahl der Substanzen kann oral, vaginal, rektal oder i.v. verabreicht werden. Die hochdosierte orale Einmaltherapie mit 1,5 bis 2 g hat sich in den letzten Jahren gegenüber der anfänglich niedriger dosierten, über viele Tage (8–10) verabreichten Therapie durchgesetzt. Hiermit lassen sich Heilungsraten von weit über 90% erzielen.

Folgende Präparate stehen zur Verfügung:

- Metronidazol (Arilin, Clont, Flagyl).
- Ornidazol (Tiberal).
- Tinidazol (Simplotan, Sorquetan).
- Nimorazol (Esclama).

Antiseptika wie Polyvidon-Jod (Betaisodona, Braunovidon) reduzieren die Trichomonaden ebenfalls, führen aber erst nach längerer Anwendung (mehr als 10 Tage) zu mäßigen Heilungsraten.

Bei der **chronisch rezidivierenden Trichomoniasis** muß erheblich höher und länger behandelt werden, z.B. 2–3 g pro Tag für 5–10 Tage. Mit einer gleichzeitigen Ansäuerung des Vaginalmilieus, z.B. mit einem Milchsäurepräparat (Tampovagan c. Acid. lact.), kann die Vermehrung der Trichomonaden zusätzlich erschwert werden.

Trichomonaden, welche resistent gegenüber 5-Nitroimidazolen sind, gibt es nicht. Einzelne Trichomonadenstämme werden aber erst bei höheren Wirkstoffkonzentrationen abgetötet.

Eine Behandlung des **Sexualpartners** ist immer erforderlich.

Aminkolpitis

Synonyma: unspezifische Kolpitis, Gardnerella vaginalis Kolpitis, bakterielle Vaginose (bacterial vaginosis), Aminvaginose.

Die Aminkolpitis ist die häufigste Störung der Vaginalflora. Sie ist im eigentlichen Sinne keine Kolpitis, da in der Regel so gut wie keine Entzündungsreaktionen zu erkennen sind. Sie ist für manche Patientin ein mehr ästhetisches Problem, welches sie durch das Gefühl der

Nässe (Ausfluß) und den fischartigen Geruch belästigt. Die Intensität der Störung kann sehr unterschiedlich sein zwischen sehr starker Fluorvermehrung und fast normalen Fluorverhältnissen, wobei der Fluor in diesen Fällen noch nicht einmal besonders dünnflüssig, sondern eher cremig ist.

Neben der Belästigung der Patientin liegt die besondere Bedeutung der Aminkolpitis im erhöhten Infektionsrisiko während der Schwangerschaft und Geburt und bei operativen Eingriffen. Außerdem können die Keime der Aminkolpitis im Gefolge einer Gonokokken- oder Chlamydienaszension in höhere Bereiche gelangen und dort schwere, z.T. abszedierende Infektionen auslösen bzw. unterhalten. Da die Erreger der Aminkolpitis nur eine geringe pathogene Potenz besitzen, sind infektiöse Komplikationen zum Glück sehr viel seltener als die Störung selbst.

Erreger: Gardnerella vaginalis und verschiedene Anaerobier in hoher Keimzahl (10^7–10^9/ml). Hierbei wechselt die Zusammensetzung der Bakterien, meist 3–6 verschiedene Arten (Stämme).

Häufige Anaerobier sind:

- Bacteroides asaccharolyticus.
- Bacteroides melaninogenicus.
- Bacteroides bivius.
- Bacteroides corrodens.
- Bacteroides disiens.
  (Bacteroides fragilis wird nur sehr selten gefunden.)
- Peptococcus spp.
- Peptostreptococcus spp.
- Fusobacterium nucleatum (Buttersäuregeruch).
- Mobiluncus spp.
- Veillonella parvula.

Auch aerobe Keime (Streptokokken Gruppe B, C, D, F, Staphylokokken, Escherichia coli, Proteus) und Mykoplasmen, Ureaplasma, Hefe, Trichomonaden werden bei der gestörten Vaginalflora häufiger in höheren Konzentrationen gefunden. Dies hängt wohl mit dem größeren Expositionsrisiko zusammen, aber auch mit den besseren Vermehrungsbedingungen.

Symptome: Ausfluß, Geruch (fischartig).

Befund:

- Auffällig feuchte Vulva (Abb. 24).
- Dünner, blasiger, z.T. auch cremiger, meist weißer oder gräulicher Fluor.
- Rötung der Vagina sehr selten.

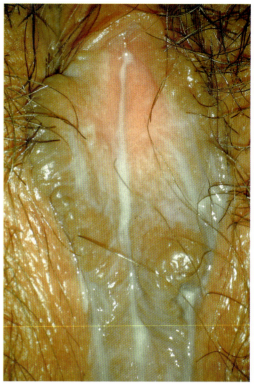

Abb. 24 Aminkolpitis. Eines der Hauptsymptome, der Ausfluß, ruft bei der Patientin wegen seiner Dünnflüssigkeit das Gefühl der Nässe hervor.

- Geruch mit gelegentlich sehr unangenehmer zusätzlicher Komponente (Buttersäure).

Diagnostik:

- Klinisches Aussehen des Fluors.
- pH-Wert 5–5,5 (pH-Streifen Fa. Merck, Art. Nr. 9542), (normal 3,8–4,5).
- Positiver Amintest.
- Schlüsselzellen (clue cells) im mikroskopischen Präparat.
- Kultureller Nachweis von Gardnerella vaginalis und Anaerobiern.
- Gaschromatischer Nachweis typischer Stoffwechselprodukte von Gardnerella vaginalis und Anaerobiern.

Amintest:

Der fischartige Geruch bei der Aminkolpitis wird durch Amine, welche von Anaerobiern gebildet werden, hervorgerufen. Nur wenn diese in hoher Keimzahl vorliegen, ist der Geruch wahrnehmbar. Die Zugabe von 1–2 Tropfen einer 10%igen Kalilauge zum Fluor, z.B. auf

Aminkolpitis 57

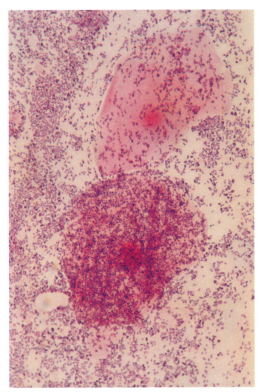

Abb. 25 Gram-Präparat des Fluors bei Aminkolpitis. Neben massenhaft kleinen Bakterien sind 2 Epithelzellen zu sehen, von der die eine dicht mit Bakterien besetzt ist (clue cell).

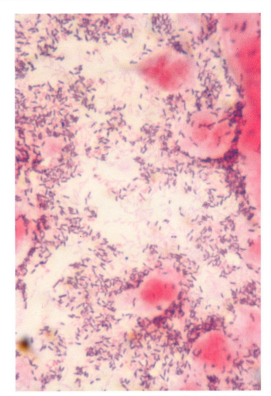

Abb. 26 Gram-Präparat des Fluors bei Aminkolpitis. Neben gramnegativen und gramlabilen Stäbchen sind leicht gebogene, gramnegative Bakterien, die heute Mobiluncus genannt werden, und 4 Leukozyten zu sehen. Mobiluncus kommt bei etwa 20–30% der Frauen mit Aminkolpitis vor. Dieser Keim läßt sich im Naßpräparat aufgrund seiner kreiselnden Eigenbeweglichkeit leicht erkennen.

einem Watteträger, führt zu einer Verstärkung des fischartigen Geruches.

Schlüsselzellen:
Hierbei handelt es sich um Vaginalepithelien, welche von einem dichten Rasen kleiner Bakterien, meist Gardnerella vaginalis, bedeckt sind (Abb. 25). Die Epithelzellen können auch von anderen Bakterien, z. B. Mobiluncus, Fusobakterien, Kokken, bedeckt sein. Sie sind besonders gut im Naßpräparat nach Anfärbung mit 0,1%iger Methylenblaulösung zu erkennen.

Neben den Schlüsselzellen ist die hohe Keimzahl kleiner, z. T. morphologisch unterscheidbarer Bakterien typisch für die Aminkolpitis (Abb. 26).

Während in der Methylenblaufärbung nur die Form unterschieden werden kann, kann man im Gram-Präparat zwischen grampositiven und gramnegativen Bakterien differenzieren.

Kultur: Die kulturelle Anzüchtung der Bakterien bei der Aminkolpitis ist im Normalfall nicht sinnvoll. Wegen der Vielzahl von Erregern und der aufwendigen Methodik steht die Diagnostik hier in keinem Verhältnis zur Einfachheit und Problemlosigkeit der Therapie.

Nur in besonders gelagerten Fällen oder wenn andere pathogene Keime ausgeschlossen werden sollen (z. B. Gonokokken), sollte eine Kultur angelegt werden. Dies kann auch sinnvoll sein, wenn es trotz Behandlung mit 5-Nitroimidazolen nicht zu einer Wiederherstellung der Normalflora kommt.

Pathogenese: Die Aminkolpitis ist eine Störung der Vaginalflora, die durch den Synergismus zwischen Gardnerella vaginalis und verschiedenen Anaerobiern zustande kommt. Während Gardnerella vaginalis allein bei etwa 40% aller Frauen auch in höherer Keimzahl (10^5/ml) nachweisbar ist, sind Anaerobier ohne Gardnerella vaginalis in hoher Keimzahl kaum in der Vagina anzutreffen.

Anaerobier scheinen durch bestimmte Stoffwechselprodukte (z. B. Succinat) von Gardnerella vaginalis in ihrer Vermehrungsfähigkeit gefördert zu werden. Ist die Laktobazillenflora nicht in der Lage, die stärkere Vermehrung der Anaerobier aufzuhalten, so kommt es zu einer immer weiteren Reduktion der Laktobazillen und Vermehrung der Anaerobier, bis schließlich das Vollbild der Aminkolpitis vorliegt.

Alkalisierende Ereignisse wie nekrotisches Sekret, Blutungen, begünstigen ebenso wie Östrogenmangel (Wochenbett), Antibiotikatherapie mit Zerstörung der Laktobazillenflora, die Entstehung einer Aminkolpitis.

Zusätzlich muß es aber zur Einbringung der beteiligten Bakterien kommen, wobei hier der Sexualkontakt eine große Rolle spielt, einmal durch Verschiebung der Keime der Patientin vom Perianalbereich in die Vagina und dann durch die zusätzliche Flora des Partners.

Frauen mit mehreren Sexualpartnern haben daher häufiger eine Aminkolpitis als Frauen, die keinen Verkehr haben oder nur einen festen Partner. Aber auch bei diesen kann in Einzelfällen eine rezidivierende Aminkolpitis auftreten.

Frauen, deren Vagina mit Laktobazillen besiedelt ist, welche Wasserstoffperoxid bilden, haben seltener eine Aminkolpitis.

Therapie: Mittel der Wahl sind 5-Nitroimidazole. Je nach Schwere der Störung, der begünstigenden Zusatzfaktoren und der Regenerationsfähigkeit der normalen Vaginalflora sind unterschiedlich intensive und langdauernde Therapieformen notwendig.

Folgende Therapiemöglichkeiten stehen zur Verfügung:

- Metronidazol (Flagyl, Clont, Arilin) 2 x 400 mg für 5 Tage.
- Einmaltherapie oral mit 2 g Metronidazol, 2 g Tinidazol (Simplotan), 1,5 g Ornidazol (Tiberal).
- Lokaltherapie (vaginal): bevorzugt in der Schwangerschaft.
  500 mg pro Tag für 5 Tage.
  500 mg einmalig.
  100 mg pro Tag für 5-10 Tage.
- Oral-vaginale Kombinationstherapie mit 1 g Tiberal oral und 0,5 g Tiberal vaginal.
- Rektale Therapie mit 2 x 500 mg Metronidazol (Flagyl) oder Ornidazol (Tiberal) für 3-5 Tage.

Therapie zweiter Wahl oder wenn sich die Therapie mit 5-Nitroimidazolen verbietet:
- Amoxicillin 3 x 750 mg pro Tag für 5 Tage.

Alternative, nichtchemotherapeutische Lokalbehandlungen:

- Milchsäurepräparate (z. B. Tampovagan cum Acid. lact., Spuman cum Acid. lact. 5%).
- Laktobazillenpräparate (z. B. Döderlein med., Vagiflor).

Die höchsten Heilungsraten (über 90%) werden mit 5-Nitroimidazolen gesehen. Die Heilungsrate mit Amoxicillin liegt etwa bei 70%. Nichtchemotherapeutische Präparate ergeben Heilungsraten von weniger als 50%. Sie sind aber als Zusatztherapie gut geeignet.

- Antiseptika (Polyvidon-Jod) sind ungeeignet für die Therapie. Sie führen zwar zu einer raschen Reduktion der beteiligten Keime, diese tauchen aber nach einigen Stunden unverändert wieder auf.

Ein Problem der Therapie der Aminkolpitis ist die hohe **Rezidivrate**. Bei stabilen Partnerverhältnissen kann die Therapie auch des Partners ein besseres Ergebnis bringen. Ist dies nicht möglich, dann sollte diejenige Therapieform gewählt werden, die die Patientin am wenigsten belastet und die von ihr auch häufiger akzeptiert wird. Dies ist die Lokaltherapie. Auch hier werden die höchsten Heilungsraten durch die höher dosierte Therapie erzielt. Die Mitbehandlung des Partners bringt in den meisten Fällen eine längere Rezidivfreiheit.

Candida-albicans-Kolpitis

Ein selektiver Befall der Vagina mit Pilzen ist eher selten. Trotzdem gibt es aber einige Patientinnen, deren Vulvabereich relativ normal erscheint und deren Vagina weiße, von Pilzfäden durchflochtene Beläge aufweist.

Erreger: Candida albicans.

Häufigkeit: 5-8% der gynäkologischen Patientinnen. 85% der Pilzinfektionen der Vagina werden durch Candida albicans verursacht. Rechnet man nur diejenigen mit deutlichen Entzündungszeichen, so nähert man sich den 100%.

Symptome: Juckreiz, Brennen, Schmerzen.

Befund: Je nach Ausmaß der Infektion ist der Fluor weißlich wie geronnene Milch oder bereits gelb-krümelig (Abb. 27). In Extremfällen kann die ganze Vagina mit einem dicken, wei-

Candida-albicans-Kolpitis

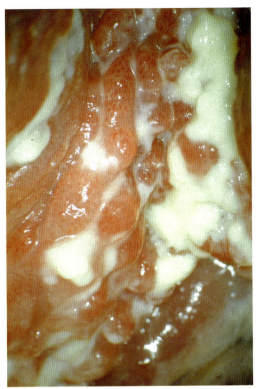

Abb. 27 Candidakolpitis. Auf der geröteten Vaginalwand haftet der krümelig-flockige, gelbliche Fluor, der sich aus abgeschilferten Epithelzellen, Pilzfäden und Leukozyten zusammensetzt.

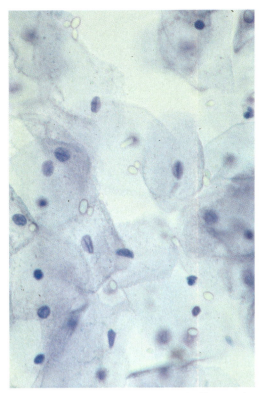

Abb. 28 Naßpräparat mit Methylenblaulösung des Fluors bei Candida-(Torulopsis-)glabrata-Befall der Vagina. Nur Sproßzellen, keine Keimschläuche.

ßen Belag ausgekleidet sein. Die Vaginalwand ist gerötet (Abb. 27). Die Berührung der Vaginalwand kann sehr schmerzhaft sein. Ist die Vulva mitbetroffen, was meist der Fall ist, so ist die Schmerzhaftigkeit noch ausgeprägter.

Diagnostik:
- *Mikroskop:* Der Nachweis von Keimschläuchen ist gleichbedeutend mit Candida albicans. Weitere Diagnostik ist in diesen Fällen nicht notwendig (s. S. 40).
- *Kultur:* Diese ist nur notwendig, wenn keine Hefe oder nur Sproßzellen gesehen werden (s. auch S. 41).
  Therapie: s. S. 43.

Pilzinfektionen der Vagina durch andere Candidaarten

Sie verlaufen sehr viel milder, so daß selten eine Kolpitis zu sehen ist.
  Erreger: Candida (früher Torulopsis) glabrata, welcher nur zur Keimsprossung fähig ist (Abb. 28). Aus diesem Grund ist auch die Symptomatik, die durch diesen Pilz hervorgerufen wird, nur leichter Natur.
  Häufigkeit: Etwa 10% der Vaginalinfektionen werden durch Candida glabrata hervorgerufen.
  Symptome: nur leichter Juckreiz.
  Befund: Vaginalwand nur selten, wenn überhaupt, gerötet. Fluor normal, formbar (die Krümeligkeit des Fluors entsteht durch die Keimschläuche, welche die Epithelien miteinander verkleben und welche nur von Candida albicans gebildet werden).

Diagnostik:
- *Mikroskop:* reichlich Sproßzellen, kaum Granulozyten zu sehen.
- *Kultur:* Diese ist zur Typisierung erforderlich, da die Sproßzellen auch völlig harmlose Pilze wie Bäckerhefe oder Bierhefe sein können.

  Therapie: 10tägige Lokalbehandlung ist erforderlich. Bei Beschwerdefreiheit der Patientin und geringer Keimmenge kann auf eine Therapie auch verzichtet werden.

Andere, aber viel seltenere Hefearten in der Vagina:
- Candida famata.
- Candida krusei.
- Candida tropicalis.
- Candida pseudotropicalis.
- Candida parapsilosis u. a.

Nichtpathogene Hefearten:
- Saccharomyces cerevisiae.

Herpes-simplex-Infektion der Vagina

Bei einer primären Herpes-genitalis-Infektion ist neben der Vulva regelmäßig auch die Vagina mitbetroffen. Befall und Symptome im Bereich der Vagina treten jedoch hinter denen des Vulvabereiches zurück. Ein solitärer Befall nur der Vagina ist wahrscheinlich eine große Rarität.

Auch beim rezidivierenden Herpes genitalis ist der Vaginalbereich selten betroffen. Trotzdem mag dies vorkommen, und man sollte bei einem Fluor mit erhöhter Granulozytenzahl, wenn andere Ursachen ausgeschlossen sind, einen Herpes genitalis durch sorgfältige kolposkopische Betrachtung der Vaginalwand ausschließen.

Im einzelnen wird auf die Ausführungen bei den Vulvainfektionen, S. 44, verwiesen.

Papillomvirusinfektion der Vagina

Bei sehr ausgedehnten Condylomata acuminata ist neben dem Vulvabereich meist auch die Vagina betroffen. Die Zahl und die Größe der Effloreszenzen ist aber geringer als im Vulvabereich.

Wie bereits bei der Vulva ausgeführt, kommt es bei der Papillomvirusinfektion des Genitales zur weitgehenden Verbreitung des Virus im Vulva-, Vaginal- und Zervixbereich. Das Ausmaß der Erscheinungen kann jedoch sehr unterschiedlich sein. So gibt es einige Frauen, bei denen man nur in den Scheidengewölben oder den seitlichen Vaginalwänden größere oder kleinere, beetartige oder spitze Kondylome sieht.

Unser Wissen über den Ablauf einer Papillomvirusinfektion in der Scheide ist noch sehr lückenhaft. Möglicherweise ist manche persistierende eiterige Kolpitis, die meist fleckför-

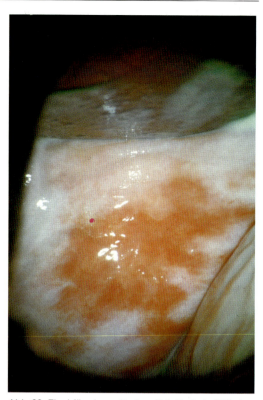

Abb. 29 Fleckförmige, eiterige Kolpitis bei 42jähriger Frau im Zustand nach Hysterektomie, ohne daß verursachende Bakterien nachweisbar waren (Kultur).

mige Rötungen aufweist, nichts anderes als die akute Entzündungsphase einer Papillomvirusinfektion. Eine Verlaufsbeobachtung, die in den Abb. 29 und 30 dargestellt sind, läßt dies vermuten. Hier kam es nach Ausheilung einer wochenlang bestehenden eiterigen, fleckförmigen Kolpitis, bei der kein bekannter pathogener Erreger nachweisbar war, zur Ausbildung der flächenhaften Kondylome.

Therapie: Eine Therapie im vaginalen Bereich ist selten notwendig. Eine engmaschige Kontrolle und eine Knipsbiopsie sind für Arzt und Patientin beruhigend.

Im einzelnen wird auf die Abhandlung der Papillomviren bei den Vulvainfektionen verwiesen.

Vaginalinfektion durch Mykoplasmen

Eine Kolpitis durch Mykoplasmen wird immer wieder vermutet. Es gibt aber bis heute keinen Beweis dafür, daß Mykoplasmen allein hierzu

Vaginalinfektion durch Mykoplasmen

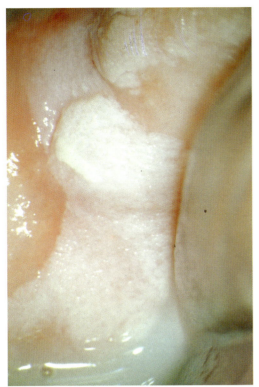

Abb. 30 Gleiche Patientin wie Abb. 29. Nach 6 Wochen sind die fleckförmigen roten Stellen der Vagina von flachen, weißlichen Kondylomen überzogen, so daß die ursprüngliche Kolpitis als Ausdruck einer heftigen Papillomvirusinfektion gewertet werden muß.

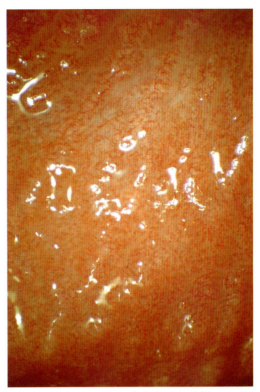

Abb. 31 Streptokokken-A-Kolpitis. Die 31jährige Patientin klagte 10 Wochen post partum über Schmerzen und Brennen in der Scheide. Typisch ist die hochrote Vagina bei fehlendem oder nur sehr geringem trübem Fluor. Die Infektion erfolgte in diesem Fall durch den Speichel des Ehemannes.

fähig sind. Mykoplasmen werden häufig in höherer Keimzahl bei anderen bakteriellen Störungen des Vaginalmilieus mitgefunden. Nach erfolgreicher Therapie einer Aminkolpitis z. B. sind nach Normalisierung der Vaginalflora auch die Mykoplasmen verschwunden, obwohl das verwendetete Präparat gegen sie nicht wirksam war.

Erreger:
- Mycoplasma hominis.
- Mycoplasma genitalium.
- Ureaplasma urealyticum.

Häufigkeit: Mycoplasma hominis wird bei etwa 5–10% aller Frauen, Ureaplasma urealyticum bei ca. 40% aller Frauen in niedriger Keimzahl (10^3/ml) gefunden.

Symptome: nicht bekannt.
Befund: unbekannt, fraglich Ausfluß.

Diagnostik:
- *Kultur:* Mykoplasmen können nur kulturell nachgewiesen werden. Sie wachsen auf Agarnährböden, insbesondere bei anaerober Bebrütung in 2–4 Tagen zu typischen Kolonien aus (Spiegeleikolonie bei Mycoplasma hominis).
- *Serologie:* spielt keine Rolle.

Therapie: Eine Therapie ist nur dann gerechtfertigt, wenn Mykoplasmen als einzige Erreger in hoher Keimzahl ($\geq 10^5$/ml) gefunden werden.
- Tetracycline.
- Erythromycin (wirkt nur gut auf Ureaplasma urealyticum).
- Clindamycin wirkt gut auf Mycoplasma hominis, nicht jedoch auf Ureaplasma urealyticum.
- Gyrasehemmer sind gegen beide wirksam.

Die Therapie sollte 10–14 Tage betragen.

Infektion der Vagina durch andere Bakterien

Wegen der Widerstandsfähigkeit des Vaginalepithels spielen Bakterien als Ursache einer Kolpitis nur eine sehr untergeordnete Rolle. Bakterien verschiedenster Art werden sehr häufig in der Vagina gefunden, sie führen aber selten zu Entzündungszeichen.

Im Kindesalter, im Wochenbett und im Senium ist wegen des Fehlens der schützenden Östrogene eher mit bakteriellen Entzündungen der Vagina zu rechnen.

Werden hohe Keimzahlen von pathogenen Keimen gefunden, wie z. B. Streptokokken der Gruppe A oder auch Staphylococcus aureus, so sollte eine Therapie durchgeführt werden. Im Einzelfall können diese Bakterien zu einer klinischen Kolpitis führen.

Die Abb. 31 zeigt eine symptomatische Kolpitis während der Stillzeit durch Streptokokken der Gruppe A.

Die Abb. 32 gibt eine fleckförmige Kolpitis durch Staphylococcus aureus wieder und sollte nicht verwechselt werden mit der sehr viel häufigeren Trichomoniasis (s. Abb. 22). Die Diagnose ergibt sich aus dem mikroskopischen Bild des Fluors (Abb. 32a) und dem kulturellen Ergebnis.

Der alleinige Nachweis von anderen Keimen wie Proteusarten, Escherichia coli, Enterokokken, Streptokokken der Gruppe B bedeutet noch nicht einen mit Antibiotika behandlungsbedürftigen Befund. Hier richtet sich die Therapie ganz nach der Klinik und nicht nach der Mikrobiologie.

Auf der anderen Seite ist zu prüfen, warum diese Keimzahlen in der Vagina vorhanden sind. Eventuell ist nach anderen Ursachen, einem Harnwegsinfekt, Papillomviren, Herpes genitalis, Aminkolpitis zu fahnden.

Eine Chlamydieninfektion der Vagina kommt selten bei kleinen Kindern vor, jedoch nie bei Erwachsenen.

Kolpitis senilis

Dies ist eine Sonderform der Kolpitis, bei der es durch Östrogenmangel zu einer erhöhten Anfälligkeit des Vaginalepithels kommt. In diesen Fällen sind mikroskopisch reichlich Granulozyten und eine Vielzahl verschiedener kleiner,

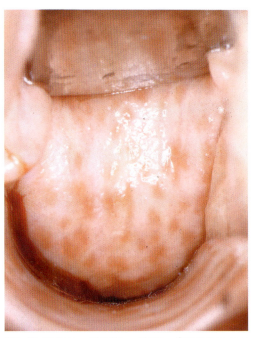

Abb. 32 Seltene Kolpitis durch Staphylococcus aureus bei 55jähriger Patientin. Im Gegensatz zur Trichomonadenkolpitis findet sich nur wenig Fluor.

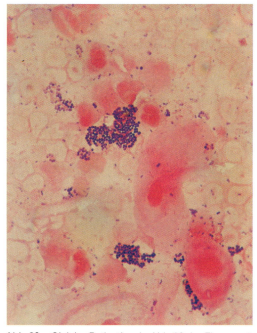

Abb. 32a Gleiche Patientin wie Abb. 32. Im Fluor nach Gram-Färbung sind Leukozyten und reichlich Staphylokokken zu sehen.

fakultativ pathogener – meist aerober – Keime, zu finden.

Die Therapie in diesen Fällen besteht zunächst in der lokalen Östrogensubstitution. Mikrobiologische Untersuchungen oder gar Antibiotikatherapien sollten erst bei Versagen der Hormonbehandlung und Beschwerden vorgenommen werden.

Infektionen der Zervix

Während im Vulva- und Vaginalbereich kleine Läsionen das Angehen viraler und einiger bakterieller Infektionen begünstigen, gilt dies für die Zervix mit ihrem einschichtigen Zylinderepithel nicht.

Die Zervix ist die erste Station der aszendierenden bakteriellen Infektionen durch Chlamydien oder Gonokokken. Auch die Infektionen durch Herpesviren oder Papillomviren finden häufig im Übergangsbereich der Zervix statt. Systemische Virusinfektionen, welche bei Sexualkontakten übertragen werden, werden wahrscheinlich häufiger auf Frauen mit einer großen Ektopie übertragen. Genaue Untersuchungen hierzu liegen jedoch nicht vor.

Einer der Abwehrmechanismen der Zervix stellt das östrogeninduzierte Zervixsekret dar, welches auch IgA-Antikörper und Lysozyme enthält. Begünstigt werden Infektionen durch Fremdkörper (IUP), Blutungen, Östrogenmangel, operative Eingriffe.

Zervizitis

Die Zervizitis ist eine Entzündung des einschichtigen Zylinderepithels des Gebärmutterhalses. Die Patientin klagt kaum über Beschwerden, allenfalls über einen vermehrten, gelblichen Ausfluß. Nicht selten ist die Zervizitis mit einer Kolpitis vergesellschaftet.

Bei der Spekulumeinstellung ist die Portio kaum zu sehen, da sie mit einem gelblich klebri-

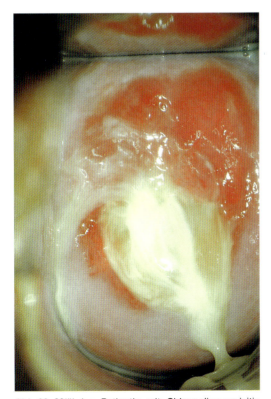

Abb. 33 20jährige Patientin mit Chlamydienzervizitis. Die Portio ist von einem klebrigen, gelblichen Sekret bedeckt.

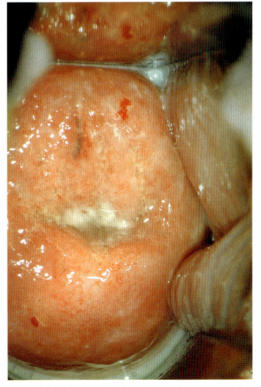

Abb. 34 Im akuten Stadium kann die Zervix aufgequollen sein, so daß die Rötung nicht so ausgeprägt ist.

Gynäkologische Infektionen

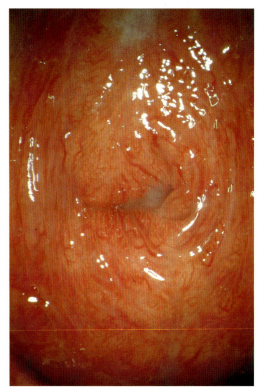

Abb. 35 19jährige Patientin mit Zervizitis, die schon einige Wochen besteht. Auf der Portio erkennt man reichlich erweiterte Gefäße als Ausdruck der Entzündung.

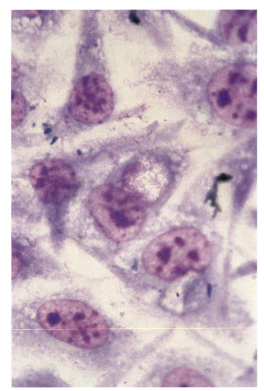

Abb. 36 Zellkultur (McCoy-Zellen), infiziert mit Chlamydia trachomatis. In der Bildmitte erkennt man eine Zelle, in deren Zytoplasma rechts oberhalb des Zellkerns ein Einschlußkörper zu sehen ist, der mit Chlamydia-trachomatis-Bakterien angefüllt ist.

gen Schleim bedeckt ist (Abb. 33). Nach vorsichtiger Reinigung mit einem Watteträger erscheint die Zervix häufig unregelmäßig verquollen und gerötet (Abb. 34). Zu Beginn der Infektion ist die Zervix eher blaß durch das entzündliche Ödem, im weiteren Verlauf der Infektion ist sie stärker gerötet wegen der starken Gefäßvermehrung (Abb. 35). Sie ist leicht verletzlich und es kommt bei Berührung zu Blutungen. Kontaktblutungen und Blutungsstörungen sind daher ein weiteres, recht typisches Symptom für eine Zervizitis.

Das Bild der Zervizitis ist besonders eindrucksvoll, wenn eine große Ektopie vorliegt. Es gibt aber Einzelfälle, wo sich die Zervizitis nur endozervikal abspielt und kolposkopisch kein Verdachtsbefund vorhanden ist. In diesen Fällen kann allerdings der Fluor, der reichlich Leukozyten aufweist, ohne daß ein anderer Erreger als Ursache gefunden wird, ein Hinweis sein.

Im wesentlichen kommen nur zwei typische Erreger für die Zervizitis in Frage: die Gonokokken und die Chlamydien.

Chlamydienzervizitis

Sie ist die häufigste Ursache einer Zervizitis und wird bei 2–10% der jungen, sexuell aktiven Frauen mit wechselnden Partnern gefunden.

Chlamydieninfektion (allgemein)

Chlamydien sind kleine (0,3 µm große), sich ausschließlich intrazellulär vermehrende Bakterien. In der Zelle führen sie zu Einschlußkörperchen, die mikroskopisch nach Färbung zu sehen sind (Abb. 36), weshalb diese Infektion früher auch „Einschlußinfektion" (Konjunktivitis) genannt wurde.

Chlamydienzervizitis

Einteilung der Chlamydien

Chlamydia trachomatis	**Chlamydia psittaci**
Serotypen	Keine Unterteilung
– A–C Trachom	Pneumonie
– L_1–L_3 Lymphogranuloma inguinale (LGV)	
– D–K Urogenitalinfektionen	

Die Chlamydieninfektion mit den Serotypen D–K gehört zu den sexuell übertragbaren Infektionen. Die Eintrittspforte sind die Cervix uteri und die Urethra; beim Neugeborenen während der Geburt die Augen und der Nasen-Rachen-Raum.

Während die Urethra bei der Frau seltener betroffen ist, ist sie dies beim Mann regelmäßig und führt bei ihm auch häufiger zu Symptomen wie Brennen und eiterigem Ausfluß.

Bei der Frau ist die Zervizitis die häufigste Infektionsform. Bei 80–90% dieser Frauen ist sie asymptomatisch. Von hier kann die Infektion aszendieren über eine Endometritis zur Salpingitis. In einzelnen Fällen kommt es zur weiteren Verbreitung im Bauchraum bis zur Perihepatitis.

Erkrankungen durch Chlamydia trachomatis D–K

Zervizitis (allein)	(ca. 80%)
Salpingitis (subakut)	(ca. 20%)
Perihepatitis	(ca. 5%)
Endometritis post partum (Spätform, 4 Wochen post partum)	(ca. 2%)
Arthritis	
Exanthem	
Morbus Reiter	

Übertragung auf das Kind während der Geburt

durch positive Mütter	(ca. 1–8%)
– Konjunktivitis	(40%)
– Pneumonie	(20%)

Die Chlamydiensalpingitis ist die häufigste Ursache einer tubaren Sterilität. Sie verläuft meist subakut und wird deshalb häufig nicht erkannt. Nicht selten wird wegen dieser Unterleibsbeschwerden eine Appendektomie durchgeführt. Bei der Geburt kommt es in einem hohen Prozentsatz zur Übertragung der Chlamydien auf das Neugeborene, das bei Exposition zu 40% an einer Konjunktivitis und bis zu 20% an einer Chlamydienpneumonie erkrankt. Pulmonale Spätfolgen beim Kind sind möglich.

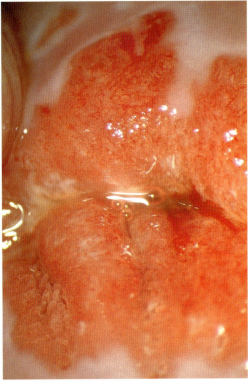

Abb. 37 22jährige Patientin mit abheilender Chlamydienzervizitis im Zustand nach Therapie. Chlamydien lassen sich nicht mehr nachweisen, aber die vermehrten Gefäße können noch über Wochen sichtbar sein.

Erreger: Chlamydia trachomatis Serotyp D–K.
Übertragung: Sexualkontakte.
Inkubationszeit: 2–8 Wochen.

Symptome der Chlamydienzervizitis:
– häufig keine,
– eiteriger Ausfluß,
– Kontaktblutung, Zwischenblutung.

Häufigkeit: 1–5% der gynäkologischen Patientinnen.

Klinisches Bild: keine allgemeinen Symptome, nur Lokalbefund: sehr unterschiedlich. Ödematöse, polypöse Verquellung der Zervix mit mukopurulentem Schleim. Starke Gefäßinjektion. Die erweiterten Gefäße können über Monate persistieren. Spontanheilungen kommen vor.

Diagnostik:
– Kolposkopisches Bild (Abb. 37) (kann nur ein Verdacht sein, da auch nach erfolgreicher

Therapie dieses noch lange fortbesteht und auch andere Ursachen hierfür in Frage kommen).
- Mikroskopische Beurteilung des Vaginalsekrets, welches reichlich Leukozyten (Granulozyten und Lymphozyten) aufweist bei häufig normaler Laktobazillenflora.

Erregernachweis:
- *Zellkultur* auf McCoy-Zellen (Abb.36): hochspezifisch, jedoch aufwendig und Dauer mindestens 3 Tage.
- *Immunfluoreszenztest (FT)*: brauchbares Verfahren für die Routine mit raschem Ergebnis (1 Stunde).
- *Enzymimmunassay (EIA, ELISA)*: etwas empfindlicher als der FT, geeignet für große Zahlen, Zeitaufwand etwa 3-4 Stunden. Falsch positive Befunde möglich.

Zytologie: ungeeignet, nur Zufallsbefunde.
Serologie: für die Diagnostik ungeeignet, da bei Zervizitis kaum eine Immunantwort eintritt und diese nur gruppenspezifisch ist. Für epidemiologische Untersuchungen, insbesondere bei der Chlamydienadnexitis, hat sie eine gewisse Bedeutung.

Materialentnahme für Chlamydiendiagnostik:
Chlamydien lassen sich nur in Zellen nachweisen. Die gute Zellentnahme ist daher entscheidend für die Diagnostik. Hierzu muß mit dem Watteträger, einer Bürste oder einem Schwämmchen, tief in die Zervix eingegangen und kräftig über das Gewebe gerieben werden. Die Zellen werden danach sorgfältig auf dem speziellen Objektträger ausgerollt oder in die Lösung ausgeschwenkt.

Ein besonderes Transportmedium ist nur für die Zellkultur erforderlich. Die Materialien für den Fluoreszenztest und für den Enzymtest können problemlos aufbewahrt und auch verschickt werden.

Besondere Bedeutung der Chlamydienzervizitis:
- Aszension mit Befall der Tuben (s. Salpingitis).
- Infektion des Sexualpartners.
- Vorzeitiger Blasensprung in der Schwangerschaft.
- Infektion des Neugeborenen während der Geburt.
- Spätendometritis im Wochenbett.
- Kofaktor bei anderen Infektion der Zervix, z. B. Papillomviren (Begünstigung der Integration der Papillomvirus-DNA in das Zellgenom?).
- Verdächtige Zytologie (Pap.III D), reversibel.

Therapie: Sie wird bei jedem Erregernachweis empfohlen. Da Chlamydien keine typische Zellwand besitzen, werden nur solche Antibiotika eingesetzt, welche in die Proteinsynthese oder in die Nukleinsäuresynthese eingreifen.
1. Tetracycline 1,5 bis 2 g pro Tag.
2. Doxycyclin 200 mg pro Tag.
3. Erythromycin 1,5 bis 2 g pro Tag (als Alternative in der Schwangerschaft).
4. Gyrasehemmer (Quinolone):
   Ofloxacin 0,4-0,8 g pro Tag.
   Ciprofloxacin 1 g pro Tag.

Die Therapiedauer sollte mindestens 10 Tage betragen.

Wann ist an eine Chlamydieninfektion zu denken?
- Ausfluß ohne Kolpitis.
- Blutungsstörungen.
- Leichte Unterbauchbeschwerden.
- Erhöhte BSG bei normaler Leukozytenzahl im Serum.
- Neuer Sexualpartner in den letzten 2 bis 8 Wochen (aber auch länger).

Gonokokkenzervizitis

Bei Frauen mit entsprechender Exposition wird sie nicht selten zusammen mit einer Chlamydienzervizitis gefunden. Auch hier ist die Symptomatik gering oder nicht vorhanden, so daß ihre Entdeckung nicht selten ein Zufallsbefund ist.

Bei der mikroskopischen Beurteilung des Fluors fällt die erhöhte Leukozytenzahl auf (hier mehr Granulozyten im Vergleich zur Chlamydienzervizitis). Die Gonokokken selbst sind mikroskopisch nur extrem selten auszumachen, da diese in den allermeisten Fällen von der gestörten Vaginalflora überdeckt werden (Abb.39).

Gonokokkeninfektion (allgemein)

Gonokokken gehören zu den besonders pathogenen Keimen im Genitalbereich. Trotzdem sind asymptomatische Infektionen der Zervix häufig. Die Übertragung erfolgt nahezu ausschließlich durch Sexualkontakte. Bei der Frau ist die Zervix am häufigsten betroffen, es kann aber auch zur Infektion der Urethra, des Rektums, der Bartholinschen Drüse oder des Nasopharynxbereichs kommen.

Gonokokkenzervizitis

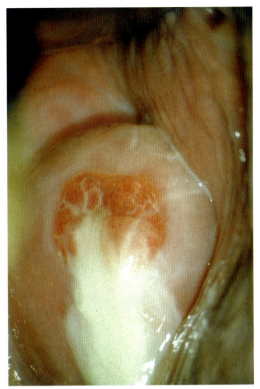

Abb. 38 Zervizitis durch Neisseria gonorrhoeae. Aus der geröteten Zervix fließt gelbliches, leukozytenhaltiges Sekret.

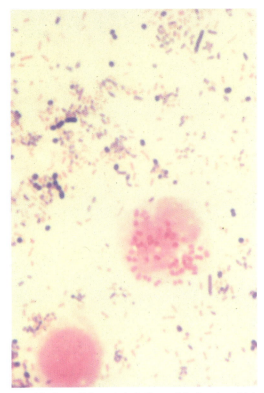

Abb. 39 Gram-Präparat bei Gonorrhö. Im Ausstrich aus der Zervix können vereinzelt Leukozyten mit gramnegativen Diplokokken gefunden werden. Häufig liegt bei diesen Patienten aber gleichzeitig eine Aminkolpitis vor, so daß auch andere Bakterien in hoher Keimzahl zu sehen sind. Nur die Kultur ist beweisend für eine Gonorrhö.

Nach Aszension, die durch bestimmte Faktoren (Blutung, IUP, Abrasio) begünstigt wird, kommt es über eine Endometritis zu einer akuten Salpingitis mit Schmerzen, Fieber und Leukozytose im Blut.

Besonders bei Frauen kommt es gelegentlich zu einer disseminierten Gonokokkeninfektion mit Bakteriämie, d.h. zu einer generalisierten Streuung der Gonokokken. Fieber, Unwohlsein, Gliederschmerzen und ein pustulöser oder petechialer Hautausschlag sind die Folgen. Dieses Stadium kann sehr mild verlaufen, und erst die nachfolgende Arthritis macht der Patientin stärkere Beschwerden.

Ein weiteres Problem der Gonokokkenzervizitis ist die mögliche Infektion des Neugeborenen während der Geburt mit nachfolgender Konjunktivitis, die zur Erblindung führen kann (s. auch Augenprophylaxe beim Neugeborenen, S. 119).

Infektionsformen bei disseminierter Gonorrhö:
- Arthritis 85%.
- Exanthem 40%.
- Meningitis selten.
- Endokarditits selten.

Zervizitis

Erreger: Neisseria gonorrhoeae, mehrere Subtypen bekannt.

Übertragung: Sexualkontakt. Inkubationszeit: 2–6 Tage (Wochen).

Häufigkeit: 0,1–0,5% der gynäkologischen Patientinnen.

Klinisches Bild: keine Allgemeinsymptome, nur lokal: vermehrter gelblicher Fluor, gerötete, verquollene Zervix (Abb. 38).

Diagnostik:
- *Klinisch:* eitriger Fluor, Zervizitis als Verdacht.

- *Mikroskop:* Reichlich Leukozyten im Zervixabstrich. Wegen der meist gleichzeitig vorliegenden hohen Zahl verschiedener Bakterien sind die typischen, gramnegativen, intrazellulär liegenden Diplokokken im Methylenblau- oder Gram-Präparat kaum zu erkennen (Abb. 39). Niemals darf die Diagnose aufgrund eines mikroskopischen Befundes herausgegeben werden, da es auch apathogene Neisserien gibt.
- *Kultur:* Transportmedium erforderlich, da Neisserien recht labil sind. Mit Transportmedien ist bei ausreichender Keimzahl auch noch nach 2-3 Tagen die Anzucht möglich. Selektivnährböden (Thayer-Martin) und Oxidasereaktion bei gramnegativen Diplokokken. Antibiogramm.
- *Serologie:* Spielt bei der Zervizitis keine Rolle, da es zu keiner meßbaren Immunantwort kommt.

Besondere Bedeutung bzw. Komplikationsgefahr:
- Aufsteigende Infektion mit Befall des Endometriums und der Tuben, häufig mit starker Symptomatik und nachfolgender Sterilität (s. Salpingitis S. 74).
- Disseminierte Infektion (in 1-3% der nichtbehandelten Infektionen) mit intermittierenden Fieberschüben, wandernden Gelenkbeschwerden und Hauterscheinungen (Vaskulitis, hämorrhagische Pusteln).
- In der Schwangerschaft vorzeitiger Blasensprung und Infektion des Neugeborenen.
- Postpartale Endometritis und Wundheilungsstörungen nach Sectio caesarea.
- Infektionsrisiko für den Sexualpartner.

Therapie: Sie ist in jedem Fall erforderlich. Gonokokken sind mit Ausnahme der bislang noch seltenen ß-Lactamase-bildenden Stämme gegenüber fast allen Antibiotika (Ausnahme: Clindamycin, Lincomycin) sehr empfindlich.
- Penicilliln 2,4 Mio. E i. m. oder oral.
- Amoxycillin 3 x 750 mg.
- Tetracycline 2 g pro Tag.
- Spectinomycin (Stanilo) 1 x 2 g i. m. (geeignet bei ß-Lactamase-bildenden Stämmen).
- Cephalosporine (wirksam auch bei ß-Lactamase-Bildnern).
- Gyrasehemmer (Quinolone).

Die Therapiedauer einer unkomplizierten Gonokokkenzervizitis kann kurz sein, 1 bis 3 Tage; die einer komplizierten oder disseminierten sollte 5-10 Tage betragen (s. auch S. 74).
Eine Partnertherapie ist erforderlich.

Zervizitis durch andere Bakterien

Die Zervix kann auch mit Staphylokokken, Streptokokken, Enterobacteriaceae (Escherichia coli etc.), Mykoplasmen oder Ureaplasmen infiziert sein. Eine isolierte Zervizitis durch diese Keime ist aber selten. Häufig handelt es sich um eine Kolonisation aus der Vagina oder um eine Mitinfektion der Zervix bei einer Endometritis, z. B. nach der Geburt oder nach operativen Eingriffen.

Primäraffekt der Lues auf der Zervix

Dies ist zwar ein seltenes Ereignis, jedoch sollte auch immer daran gedacht werden. Die Abb. 40 gibt einen derartigen Fall wieder. Die Patientin war beschwerdefrei, die Leistenlymphknoten wegen des tiefen Lymphabflusses nicht geschwollen.

Diagnostik:
- Erregernachweis im FT oder Dunkelfeld.
- Histologie in einer PE.
- *Serologie.*

Therapie: siehe Lues, S. 50.

Herpes genitalis der Zervix

Bei der Primärinfektion des Herpes genitalis ist die Zervix häufig mitbefallen. Ein solitärer Befall der Zervix dagegen findet sich eher beim rezidivierenden Herpes genitalis. Hier finden sich je nach Stadium Bläschen oder Ulzera. Typisch ist der rote Rand um die Ulzera. Die Entdeckung ist meist ein Zufallsbefund, da die Zervix kaum sensibel ist und daher die Patientin beschwerdefrei. Diese Frauen sind für ihren Sexualpartner hochinfektiös. Aber auch ohne sichtbare Effloreszenzen können Frauen über die Zervix Herpesviren ausscheiden (s. auch S. 92).

Diagnostik:
- *Klinisch:* Häufig ausreichend.
- *Erregernachweis:*
  Virusisolierung aus Bläscheninhalt.
  Fluoreszenstest an einem Ausstrichpräparat.
- *Serologie:* Diese bringt beim rezidivierenden Herpes genitalis kaum eine Information.
- *Zytologie:* Nur unter günstigen Umständen möglich, daher ungeeignet.

Besondere Bedeutung und Komplikationsgefahr:
- Übertragungsgefahr während der Geburt auf das Neugeborene.

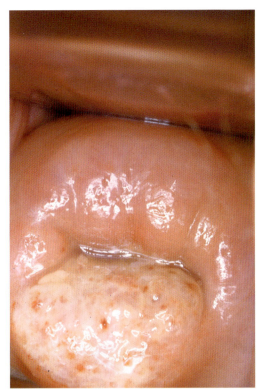
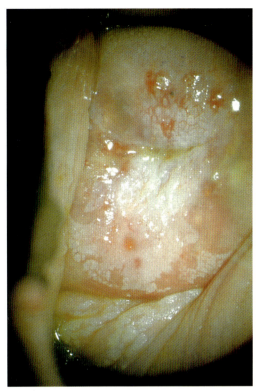

Abb. 40 Lues-Primäraffekt auf der Portio. Im Bereich der hinteren Muttermundlippe ist eine weicher, granulozytenreicher (Histologie) Tumor zu erkennen.

Abb. 41 Papillomvirusinfektion der Portio bei 28jähriger Patientin. Nach Essigbehandlung sieht man auf der vorderen Muttermundlippe ein Mosaik und auf der hinteren eine flache Papulose, die sich in fleckförmige, einzelne Areale auflöst. Auch in der Scheide finden sich einzelne flache Papillome.

- Infektionsrisiko für den Partner.
- Kofaktor bei der Entstehung des Zervixkarzinoms, zusammen mit Papillomviren.

Therapie: Beim solitären rezidivierenden Herpes der Zervix in der Regel nicht notwendig, da keine Beschwerden vorhanden sind. Anders in der Schwangerschaft (s. S. 92).

Papillomvirusinfektion der Zervix

Ein solitärer Befall der Zervix mit Papillomviren ist wahrscheinlich ein seltenes Ereignis. Dagegen ist der Mitbefall im Rahmen der Infektion im Genitalbereich häufig.

Nur selten sieht man die typischen spitzen Kondylome wie im Vulvabereich, welche durch die HPV-Typen 6 und 11 verursacht werden. In der Mehrzahl der Fälle sind es mehr flache Kondylome (Abb. 41), die häufig erst nach Betupfen der Portio mit 5%iger Essigsäure sichtbar werden. In der überwiegenden Mehrzahl der Fälle befindet sich diese Papulose auf dem mehrschichtigen Plattenepithel der Portio.

In einzelnen Fällen sieht man jedoch auch innerhalb der Zervix Knötchen, welche nach Essigsäure weiß werden (Abb. 42) und die histologisch einer Papillomvirusinfektion entsprechen. Da es hier an der unruhigen Zone zwischen dem Zylinderepithel der Endozervix und dem mehrschichtigen Plattenepithel der Portio zu wiederholten Infektionen mit verschiedenen Erregern kommen kann und auch chronische Infektionen nicht selten sind, ist es nicht verwunderlich, daß es gerade in diesem Bereich zur Integration der Papillomvirusinfektion in das Zellgenom kommt und hierdurch zur Anschaltung zellulärer Onkogene.

Insofern hat die Papillomvirusinfektion auf der Portio eine ganz besondere Bedeutung. Hier

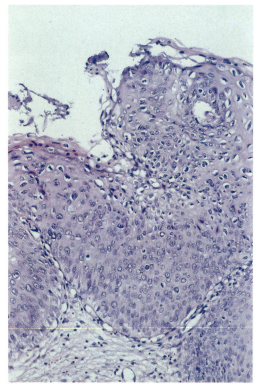

Abb. 41a Histologisches Bild einer Biopsie aus der hinteren Muttermundlippe der Patientin von Abb. 41 Die Koilozytose als Ausdruck der Papillomvirusinfektion ist erkennbar. Die Virustypisierung ergab HPV 18 (Aufnahme Prof. Dr. Schäfer, Pathologisches Inst., Univ. Freiburg).

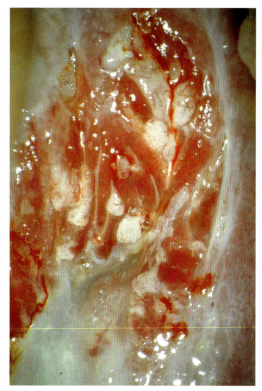

Abb. 42 Intrazervikale Papillomvirusinfektion. 24jährige Patientin in der 18. Schwangerschaftswoche. In der leicht geöffneten Zervix sind mehrere essigweiße Knötchen erkennbar. Die Histologie unterstützt den klinischen Verdacht.

ist das Risiko einer Entartung sehr viel größer als in der Vagina und im Vulvabereich. Eine sorgfältige Überwachung der Frauen mit einer Papillomvirusinfektion der Zervix, insbesondere bei HPV-16- und -18-Nachweis, erscheint daher ratsam. Durch die frühzeitige Eliminierung der veränderten Zellen (Zytologie) mittels Laser etc. läßt sich das Karzinomrisiko senken.

Erreger: HPV Typ 16 und 18 in ca. 80% der Fälle, HPV Typ 6 und 11 in ca. 20% der Fälle.

Häufigkeit: ca. 10–20% aller Frauen.

Symptome: keine.

Diagnose:

- Kolposkopie nach Essigbehandlung.
- Virus-DNA-Nachweis mittels Hybridisierung an einem Zellabstrich oder an einer Gewebeprobe (PE).
- Histologie (Koilozytose), s. Abb. 41a.
- Zytologie (Pap. III D).

Besondere Bedeutung:

- Integration der Papillomvirus-DNA in die Zell-DNA und Malignisierung (Zervixkarzinom).
- Übertragungsmöglichkeiten bei der Geburt auf das Neugeborene mit Auftreten von Larynxpapillomen (HPV Typ 11).
- Infektionsrisiko für den Sexualpartner.

Therapie:

- Mechanische Entfernung durch Laser, elektrisch, Kryosation.
- Säurebehandlung.
- Interferon.

Aszendierende Infektionen des inneren Genitales

Die Zervix stellt normalerweise eine gute Barriere gegen das Eindringen von Keimen in den Uterus, die Tuben und das kleine Becken dar. Zu einer aszendierenden Infektion kommt es nur unter bestimmten Umständen:
- Infektionen mit virulenten Keimen bei Sexualkontakten, z. B. Neisseria gonorrhoeae oder Chlamydia trachomatis.
- Während und nach der Geburt, wenn das Uteruskavum offen ist.
- Nach operativen Eingriffen im Uterusbereich (z. B. Abrasio, IUP-Einlage, Manipulationen zur Abruptio).
- Bei nekrotischen Tumoren (z. B. Zervixkarzinom).
- Östrogenmangel.

Als weitere begünstigende Faktoren sind bekannt: Diabetes mellitus, Immunsuppression (Grundkrankheit, Karzinom, medikamentös, HIV-Infektion), die Periode oder andere Blutungen (Polyp, submuköses Myom), IUP.

Entscheidend ist auch die Keimart und die Keimmenge, welche entweder bereits in der Vagina vorliegt oder bei der Manipulation eingebracht wird.

Je nach Erreger kann die Infektion langsam und schleichend mit Abszedierung ablaufen, wie z. B. bei Infektionen durch Anaerobier, oder sie kann, was heute zum Glück selten ist, außerordentlich foudroyant verlaufen, wobei es innerhalb von Stunden oder wenigen Tagen zum Exitus letalis der Patientin kommen kann, wie z. B. bei Infektionen durch Streptokokken der Gruppe A.

Infektionen sind um so besser zu heilen, je früher sie erkannt werden und die Therapie begonnen wird. Hierzu ist es aber notwendig, bei allen Störungen immer auch an die Möglichkeit einer Infektion zu denken und die entsprechende Diagnostik einzuleiten.

Infektionszeichen wie Fieber, Leukozytose etc. sind wichtige Hinweise; bleiben sie aus, so wird der Organismus von den Erregern überrannt und die Prognose ist, da unter anderem die Diagnose nicht rechtzeitig gestellt wird, meist sehr schlecht. Das sind diejenigen Fälle, die auch heute noch letal ausgehen.

Endometritis

Die Infektion des Endometriums bezeichnet man als Endometritis (Abb. 43) Meist ist das Myometrium auch betroffen, so daß die Bezeichnung Endomyometritis besser wäre. Eine solitäre Endometritis außerhalb von Schwangerschaft und Wochenbett (s. S. 110) ist selten, wenn es sie überhaupt gibt.

Bei den aszendierenden Infektionen wie Gonorrhö und Chlamydieninfektion ist die Endometritis wahrscheinlich nur ein Durchgangsstadium, da sich diese Infektionen im wesentlichen im Adnexbereich manifestieren. Das heißt aber nicht, daß nicht auch im Endometrium Entzündungsreaktionen ablaufen. Eine stärkere Symptomatik bei der solitären Endometritis ist aber eher unwahrscheinlich.

Eine Sonderform der Endometritis ist die **Pyometra**, welche gelegentlich nach operativen Eingriffen (Abrasio bei Korpuskarzinom oder primär bei einem okkludierenden, nekrotischen Zervixkarzinom) gesehen wird. Als *Keime* werden vor allem Staphylococcus aureus und Anaerobier (z. B. Bacteroides) gefunden. Bei nicht rechtzeitiger Therapie kann es zur Sepsis und zum septischen Schock kommen. Die *Therapie* besteht in der Drainage des Uteruskavums und der systemischen Gabe von Antibiotika, die auf jeden Fall die beiden oben genannten Keimarten erfassen.

Eine Endometritis durch Tuberkelbakterien ist heute eine große Seltenheit. Sie wird fast nur noch bei älteren Frauen gesehen, und die Diagnose wird hierbei meist als Zufallsbefund vom Histologen gestellt. Bei jüngeren Frauen kann sie gelegentlich auch einmal im Rahmen der Sterilitätsdiagnostik gefunden werden, dann aber meist zusammen mit Befall der Tuben.

Salpingitis

Die Entzündung der Tuben nennt man Salpingitis. Sie sind der Hauptmanifestationsort aller aszendierenden Erreger.

Da es sich bei diesen aszendierenden Infektionen um fortschreitende Infektionen handelt, werden verschiedene Organe und Bereiche betroffen. Entsprechend vielfältig und auch etwas verwirrend ist daher die Nomenklatur dieser Infektion.

Ganz allgemein sollte man eher von einer Infektion des oberen Genitaltraktes sprechen.

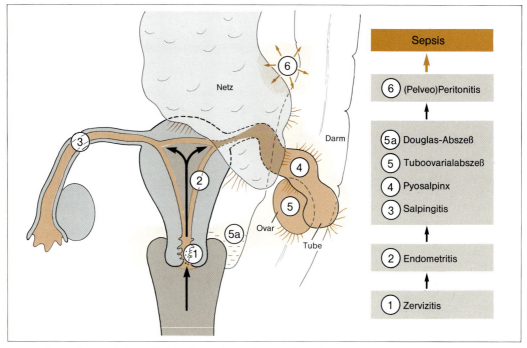

Abb 43 Aszendierende bakterielle Infektionen des weiblichen Genitales. Die möglichen Stadien der Ausbreitung und die Folgeschäden sind schematisch dargestellt.

Im amerikanischen Sprachgebrauch hat sich der Begriff PID (pelvic inflammatory disease) weitgehend durchgesetzt. Trotzdem sollte man versuchen, den Infektionsbegriff schärfer zu fassen und je nach Stadium und Ausmaß der Infektion von:

– Endometritis,
– Salpingitis,
– Pyosalpinx,
– Hydrosalpinx.
– Tuboovarialabszeß

sprechen.
Je nach Ausmaß der Infektionen im Adnexbereich kommt es zu mehr oder weniger stärkeren Verwachsungen mit dem großen Netz, dem Darm, der Beckenwand oder der Bauchwand.

Bei der Salpingitis handelt es sich um eine Entzündung der Tuben durch aszendierende Keime, wobei eine Vielzahl von verschiedenen Bakterien hierbei nachzuweisen ist. Die Meinung über die Bedeutung und über die Häufigkeit der verschiedenen Keime als Ursache einer akuten Adnexitis gehen daher weit auseinander.

Im wesentlichen kommen aber nur 2 Erreger vor, von denen eindeutig bewiesen ist, daß sie eine Salpingitis auszulösen in der Lage sind:
– **Gonokokken**
– **Chlamydia trachomatis**.

Das klinische Bild und das Ausmaß der Schädigung durch diese beiden Erreger ist aber unterschiedlich.

Zusätzlich lassen sich bei der Adnexitis aus den Tuben verschiedene andere Bakterien relativ häufig isolieren, z.B. Anaerobier (Bacteroidesarten, Peptokokken, Peptostreptokokken), dann Gardnerella vaginalis, Escherichia coli, Streptokokken der Gruppe B u.a.

Akute Salpingitis

Diese ist gekennzeichnet durch plötzlich auftretende, starke Schmerzen im Unterleib und hohem Fieber ($>38°C$). Bei der gynäkologischen Untersuchung findet sich Portioschiebeschmerz und Druckdolenz beider Adnexbereiche. Der Unterbauch ist ebenfalls druckdolent, und je nach Ausmaß besteht Abwehrspannung.

Die mikroskopische Untersuchung des Fluors zeigt meist eine erhöhte Leukozytenzahl und – wegen des erhöhten Expositionsrisikos dieser Patientinnen – auch häufig eine gestörte Vaginalflora (z. B. Aminkolpitis).

Aus dem Zervixabstrich lassen sich bei der Mehrzahl dieser Patientinnen bei guter Entnahmetechnik, Verwendung von Transportmedium, als Erreger Gonokokken anzüchten. Dies gelingt aber fast nur dann, wenn zuvor noch **keine** Antibiotika verabreicht worden sind, da die Gonokokken sehr empfindlich sind.

Klinik:
- Akute Unterbauchschmerzen.
- Fieber >38 °C.
- Portioschiebeschmerz.
- Teigige, dolente Resistenz im Adnexbereich.

Laborparameter:
- Leukozytose im Blut.
- BSG (zunächst normal, nach wenigen Tagen stark erhöht).
- CRP erhöht.

Erreger: Neisseria gonorrhoeae in 50–70%. Die Nachweisrate hängt von verschiedenen Faktoren ab. Sie ist um so höher, je früher die bakteriologische Diagnostik versucht wird. Gonokokken können auf den Epithelzellen haften und auch in diese eindringen, so daß diese weniger im Eiter und viel besser in Gewebeabstrichen nachweisbar sind. Dies gilt ganz besonders für die Tuben.

Gonokokken sind sehr empfindlich gegenüber Antibiotika, so daß bereits nach der ersten Antibiotikagabe Gonokokken in der Regel nicht mehr anzüchtbar sind.

Diagnostik:
- *Klinik.*
- *Mikroskop:* reichlich Leukozyten (Granulozyten im Fluor).
- *Kultureller Erregernachweis* (Transportmedium, Spezialnährböden): Zervix, Fimbrientrichter bei Laparoskopie.
- *Direkter Erregernachweis* durch Enzymimmunotest (EIA) mit monoklonalen Ak.
- *Laborparameter* (Leukozytose, BSG-Erhöhung, CRP).
- *Ultraschall* (verdickte Tuben, Konglomerattumor, Flüssigkeit im Douglas-Raum).
- *Laparoskopie* (gerötete, verdickte Tuben, Adhäsionen).
- *Klinischer Verlauf* (rasches Ansprechen auf Antibiotika).

- *Serologie* (KBR) kann im Einzelfall, insbesondere bei disseminierter Gonorrhö, die Diagnose unterstützen.

Bei jedem Adnexitisverdacht müssen eine ektope Schwangerschaft und eine Appendizitis ausgeschlossen werden. Gegen eine akute Adnexitis spricht unter anderem das Fehlen des Sexualkontaktes in den letzten Wochen, Einseitigkeit der Symptomatik, mikroskopisch normale Vaginalflora (d.h. keine Leukozyten, nur Laktobazillen).

Schwierig wird die Erkennung einer akuten Adnexitis, wenn die Beschwerden schon einige Tage andauern und wenn bereits Antibiotika gegeben worden sind. Die akute Leukozytose kann schon vorüber sein und lediglich die erhöhte BSG besteht noch. In diesen Fällen ist eine Laparoskopie zur Sicherung der Diagnose indiziert. Bei der akuten Adnexitis ist dies nicht notwendig.

Pathogenese: Die Aszension der Gonokokken erfolgt meist während oder unmittelbar nach der Periode, wenn die Zervix sich öffnet und das schützende Östrogensekret fehlt. Die Adhärenz der Gonokokken an Epithelzellen scheint ein wichtiger Faktor bei der Entstehung der Entzündung des Tubenepithels zu sein. Die Pili und das Protein 2 der Gonokokken spielen hierbei eine große Rolle. Gonokokken haben eine große Variationsfähigkeit, so daß sie das Abwehrsystem des Organismus überwinden können.

Therapie: Die Therapie hängt ab vom Ausmaß der Infektion und von den beteiligten Erregern.

Bei der unkomplizierten, frühzeitig behandelten Gonokokkeninfektion ist eine kurzfristige Penicillintherapie völlig ausreichend.

Wegen der Empfindlichkeit der Gonokokken können ziemlich alle Antibiotika gegeben werden (Ausnahme: Clindamycin, Lincomycin). Das rasche Ansprechen auf eine Penicillintherapie ist ein guter Hinweis für eine Gonokokkeninfektion mit einem empfindlichen Stamm.

Als Problem ist zu beachten, daß bei der Salpingitis meist auch noch andere Keime beteiligt sind, insbesondere dann, wenn die Infektion schon etwas länger besteht. Auch ist nicht auszuschließen, daß gleichzeitig noch Chlamydien beteiligt sind. Besonders schwierig wird es, wenn sich keine typischen Keime in der Zervix nachweisen lassen und eine Laparoskopie mit Abstrich- oder PE-Entnahme nicht erfolgte.

In diesen Fällen muß man sich nach dem klinischen Bild richten und die Therapie entsprechend breit anlegen.

Bei Gonokokkennachweis:
Penicillin oder Binotal (i.v.) bzw. Amoxycillin dürfte in den meisten Fällen ausreichend sein, auch Tetracycline. Das Antibiogramm ist wichtig, um ß-Lactamase-Bildner zu erkennen. Auch tauchen jetzt Stämme auf, die gegen Tetracyclin resistent sind.

Eine sichere Therapie ist mit Cephalosporinen der 3. Generation möglich.

Zusätzlich sollten Antiphlogistika gegeben werden, z. B. Voltaren, Felden.

Therapiedauer: 5-7 Tage.

Nach Normalisierung der BSG sind keine Maßnahmen mehr erforderlich. Ob die gelegentlich noch durchgeführte Resorptivserie ein besseres Ergebnis liefert, ist nicht belegt. Dagegen spricht auch, daß viele dieser Patientinnen ohnehin nach einiger Zeit mit einer erneuten Infektion wiederkommen.

Persistenz der BSG-Erhöhung spricht für ungenügendes Ansprechen. Hier muß breiter therapiert werden, z. B. zusätzlich Metronidazol und Doxycyclin.

Therapie ohne Keimnachweis:
- Doxycyclin 200 mg + 2 x 500 mg Metronidazol pro Tag.
- Clindamycin 4 x 600 mg + Gentamycin oder Tobramycin 80 mg pro Tag.
- Cephalosporin 3 x 2 g + Metronidazol + Doxycyclin 200 mg pro Tag.
- Ampicillin 3 x 2 g + Doxycyclin 200 mg pro Tag.
- Gyrasehemmer 0,4-1 g + Metronidazol 2 x 500 mg pro Tag.

Nach Entfieberung kann die Therapie oral fortgeführt werden für insgesamt 10-14 Tage.

Komplikationen und Folgeschäden:
- Bakteriämische Streuung der Gonokokken mit Exanthem oder Arthritis.
- Pyosalpinx.
- Hydrosalpinx.
- Tuboovarialabszeß.
- Sterilität.
- Erhöhte Tubargraviditätsrate.

Durch frühzeitige Therapie kann der Folgeschaden begrenzt werden.

In der Regel bleibt die gonorrhoische Infektion auf den Adnexbereich beschränkt. In Einzelfällen kann es jedoch zu systemischer Streuung mit Gelenkbeteiligungen kommen. Manche Gonorrhö ist erst über eine Arthritis erkannt worden. Auch ein feinfleckiger Hautausschlag ist bei systemischer Infektion möglich.

In manchen Fällen aszendieren mit den Gonokokken auch andere Keime des Vaginalbereiches, z. B. verschiedene Anaerobier, Streptokokken, Staphylococcus aureus, Escherichia coli etc., so daß es dann nach Abklingen der akuten Symptome in Einzelfällen zu chronischen abszedierenden Prozessen im Adnexbereich kommt.

Um dies zu verhindern, ist in diesen Fällen eine Antibiotikatherapie erforderlich, die auch diese Keime erfaßt, wobei dann die Therapie mindestens 10 Tage gegeben werden sollte.

Durch wiederholte Untersuchung der Laborparameter und Ultraschalluntersuchung des kleinen Beckens müßte es möglich sein, derartige Entwicklungen frühzeitig zu erkennen, solange sie noch mit Antibiotika behandelbar sind. In einzelnen schweren, abszedierenden Verläufen wird jedoch erst eine operative Sanierung des Infektionsgebietes Heilung bringen.

Subakute Salpingitis (Adnexitis)

Bei der subakuten Adnexitis sind die Symptome, wenn überhaupt, nur gering ausgeprägt. Die Patientinnen klagen über leichte, wechselnde und unbestimmte Unterbauchbeschwerden, Schmerzen beim Koitus, Müdigkeit und Schwäche. Vereinzelt haben sie Schmerzen im rechten Oberbauch, welche in den Rücken ausstrahlen.

Die subakute Salpingitis ist 5- bis 10mal häufiger als die akute.

Der Haupterreger ist **Chlamydia trachomatis**. Wegen der geringen Symptomatik haben manche Patientinnen bereits eine wochen- oder monatelange Anamnese mit vielen Arztbesuchen und Voruntersuchungen.

Anatomisch kommt es aber zu schweren Entzündungsreaktionen, die in Kontrast zu der geringen klinischen Symptomatik stehen. Besonders die Schleimhaut der Tube ist betroffen, aber es kann auch zu multiplen Verwachsungen im Adnex- und Leberbereich kommen.

Erreger: Chlamydia trachomatis in über 90% der Fälle.
Seltener: Anaerobier.

Escherichia coli.
Streptokokken.
Staphylokokken.

Beschwerden:
- Diskrete, wechselnde Unterbauchbeschwerden.
- Kontaktblutungen, Blutungsstörungen (Zervizitis/Endometritis).
- Ausfluß, leicht gelblich (Zervizitis).
- Schmerzen beim Koitus.

Laborparameter:
- Leukozyten im Blut normal.
- BSG meist erhöht.
- CRP erhöht.
- Übrige Laborwerte im Normbereich.

Diagnostik:
- *Klinik*
- *Erregernachweis* a) in der Zervix.
  b) Fimbrientrichter bei Laparoskopie.
  Kultur.
  FT.
  EIA/ELISA.
- *Serologie:* Ein erhöhter Titer (1:>10) in der KBR unterstützt die Diagnose.
- *Ultraschall.*
- *Laparoskopie:* Hierbei werden gerötete Tuben mit einem verquollenen Fimbrientrichter und etwas trübes Sekret im Douglas-Raum gefunden. Zur Diagnosesicherung sollte ein Abstrich oder PE aus dem Fimbrientrichter mittels Spezialtupfer oder Zange durch das Laparoskop erfolgen.

Der Erregernachweis aus der Zervix bei Chlamydienadnexitis gelingt auch nicht immer. Besonders dann, wenn die Patientin bereits Antibiotika wie z.B. Binotal, Bactrim, erhalten hatte, da auch Ampicillin und andere eine gewisse Wirkung auf Chlamydien besitzen.

Eine Chlamydiendiagnostik sollte daher unbedingt vor jeglicher Antibiotikatherapie bei Verdacht auf Adnexitis durchgeführt werden.

Therapie:
- Tetracycline 2 g pro Tag.
- Doxycyclin 200 mg pro Tag.
- Erythromycin 1,5–2 g pro Tag.
- Gyrasehemmer 0,4–1,5 g pro Tag.

Therapiedauer: 10–20 Tage, je nach klinischem Befund und Infektionsdauer.

Komplikationen und Folgeschäden:
- Sterilität, dabei ist das Ausmaß von der Zahl der Chlamydieninfektionen abhängig. So beträgt die Sterilität nach der ersten Infektion 12%, nach der 2. 24% und nach der 3. 54% und mehr (nach L. Weström).
- Erhöhte Tubargraviditätsrate.
- Perihepatitis (Fitz-Hugh-Curtis-Syndrom).
- Konjunktivitis.
- Arthritis.
- Exanthem.
- Morbus Reiter (Urethritis und Konjunktivitis).
- Endokarditis.
- Durch Aszension auch anderer Keime im Gefolge der Chlamydieninfektion kann es zur chronischen, persistierenden Infektion mit Abszessen im Adnexbereich kommen (s. Gonorrhö).

Wundinfektion nach operativen Eingriffen

Die Häufigkeit von Wundinfektionen hängt von den verschiedenen Risikofaktoren (s. Tab. 7) und von der Art des operativen Eingriffes ab. Durch Drainage des Wundgebietes, wichtig bei vaginalen Eingriffen wegen des häufigen Vorkommens von Anaerobiern, und durch eine präoperative Antibiotikaprophylaxe läßt sich die Zahl der Infektionen erheblich senken.

Ob eine Antibiotikaprophylaxe notwendig ist, hängt von der Art des Eingriffes und von der Infektionshäufigkeit der jeweiligen Klinik ab (s. auch Antibiotikaprophylaxe, S. 118).

Scheidenstumpfinfektion nach vaginaler Hysterektomie

Wegen des relativ großen Wundgebietes bei gleichzeitiger Scheidenplastik und der häufigen Besiedlung der Scheide mit vielen fakultativ pathogenen Bakterien, insbesondere Anaero-

Tabelle 7 Risikofaktoren für eine Infektion

Pathogene Keime, z.B. Streptokokken Gruppe A, Staphyloccocus aureus
Hohe Keimzahlen fakultativ pathogener Bakterien, z.B. Aminkolpitis
Gewebstraumatisierung, Nekrosen
Hämatom
Hypoxie
Lange Operationsdauer
Diabetes mellitus
Immunsuppression
Anämie

biern, sind Infektionen des Scheidenstumpfes hier häufiger. In der überwiegenden Zahl der Fälle bleibt die Infektion lokal begrenzt.

Fötider Ausfluß, leichte subfebrile Temperaturen und eine etwas verlangsamte Erholung der Patientin können die einzigen Zeichen sein. Die Leukozytenzahl im Blut ist meist nicht signifikant erhöht.

Zur Therapie genügen in der Regel gute Drainage und Scheidenspülungen.

Pelvine Infektion

Infektionen im kleinen Becken nach vaginaler Hysterektomie, aber auch nach abdominaler Hysterektomie, sind nicht selten. Der Grund ist auch hier, daß bei der Operation bakteriell besiedeltes Gebiet (Vagina) berührt wird.

Fieber tritt meist erst 2 Tage oder später nach der Operation auf. Die Patientin klagt über Schmerzen im Unterbauch, die Leukozytenzahl im Blut ist fast immer erhöht bzw. steigt wieder an.

Vorgehen:

- Spreizung des Scheidenstumpfes.
- Abstriche zur bakteriellen Diagnostik.
- Blutkulturen.
- Laborparamter (Leukozyten, Thrombozyten).
- Gabe von Antibiotika.

Kommt es nicht zu einer baldigen Entfieberung, so kann es bereits zur Abszedierung oder zu einer Thrombophlebitis im kleinen Becken gekommen sein.

Erreger:

- Staphylococcus aureus.
- Escherichia coli.
- Anaerobier.
- Streptokokken.

Thrombophlebitis im kleinen Becken

Sie kann nach operativen Eingriffen oder auch nach normalen Spontangeburten auftreten. Wahrscheinlich ist sie gar nicht so selten, sie wird jedoch meist nur bei der Laparotomie entdeckt oder wenn es zur Anschwellung eines Beines kommt. Die Behandlung erfolgt in der Regel konservativ mit Antibiotika (s. unter Schwangerschaft, S. 111).

Peritonitis

Es handelt sich um die Entzündung des Peritoneums, die lokal oder generalisiert in akuter oder chronischer Form auftreten kann.

Am häufigsten wird sie durch Keime des Darmes nach Perforationen oder nach operativen Eingriffen ausgelöst: Appendixperforation, Divertikulitis, Ulkusperforation, gangränöse Cholezystitis, nach gynäkologischen Laparotomien oder Sectio caesarea.

Selten wird sie durch hämatogene Streuung verursacht. Sie kommt aber bei aszendierenden Infektionen aus dem Genitalbereich vor.

In der Mehrzahl der gynäkologischen Fälle bleibt die Peritonitis lokal begrenzt als Pelveoperitonitis. In diesen Fällen wird durch Adhäsionen von Netz oder Darm der Infektionsherd nach oben abgedeckt (Abb. 43).

Durch bakterielle Toxine kommt es zur Paralyse des Darmes (Subileus, Ileus).

Symptome: Abdominalschmerz, Übelkeit, Erbrechen, Obstipation, Meteorismus, Fieber, Hypotension, Tachykardie, Oligurie. Schwer krankes Aussehen, abdominale Abwehrspannung mit aufgehobener Peristaltik.

Bei der lokal begrenzten Pelveoperitonitis ist die Symptomatik geringer.

Bei den Laborwerten findet sich eine ausgeprägte Leukozytose mit Werten über 20 000 Leukozyten pro mm^3 und häufig bei den Elektrolyten ein erniedrigter Kaliumwert.

Röntgenologisch sieht man bei der Abdomenübersicht im Stehen Spiegelbildung im Dünn- und/oder Dickdarm.

Häufigste Erreger: Staphylococcus aureus, Escherichia coli, Streptokokken, Anaerobier. Nicht selten lassen sich mehrere Keime nachweisen. Bei aszendierenden Infektionen ist der primär auslösende Keim (Gonokokken, Chlamydien) häufig nicht mehr anzüchtbar.

Therapie: Chirurgisches Vorgehen mit Spülungen und anschließender Drainage. Bei der Pelveoperitonitis (gut abgegrenzter Prozeß mit Abszeß im Douglas-Raum) kann gelegentlich die Douglas-Drainage (großkalibrig) bereits ausreichen.

Antibiotika: Cephalosporin, z.B. Cefotiam, Cefuroxim, Cefotaxim, Cefotetan, Cefmenoxim, Cefoxitin, Ceftriaxon + 5-Nitroimidazol (Metronidazol, Ornidazol, Tinidazol), evtl. + Aminoglykosid oder Thienamycin, oder Gyrasehemmer + Metronidazol.

Engmaschige klinische und Laborkontrollen sind geboten.

Sepsis

Die Sepsis ist eine bakterielle Allgemeininfektion mit ausgeprägten Krankheitserscheinungen und dem Nachweis von Bakterien im Blut.

Pathogenese: Häufige Eintrittspforten der Bakterien in die Blutbahn sind:

- Septische Thrombophlebitis.
- Harnwegsinfekt.
- Postoperative Wundinfektion.

Bereits in der Frühphase der Sepsis kommt es zu Störungen der Mikrozirkulation durch Leukozytenaggregation, Endothelschädigungen mit Verschluß von Kapillaren. Nachfolgende Durchblutungsstörungen begünstigen das Angehen der eingeschwemmten Bakterien und damit das Fortschreiten der Sepsis. Im Endstadium kommt es zum nicht mehr beherrschbaren Multiorganversagen. Endotoxine spielen bei den verschiedenen Reaktionen eine entscheidende Rolle. Sie führen zu einer Stimulierung des Komplementsystems über Aktivierung von Makrophagen und verschiedenen Mediatoren, unter denen das Interleukin 1 und der Tumornekrosefaktor eine wichtige Rolle spielen.

Klinisches Bild: Das Hauptsymptom ist Fieber, welches häufig remittierenden Charakter hat. Durch die Streuung der Bakterien können viele Organe betroffen sein. Besonders die Milz vergrößert sich und wird weich (Pathohistologie: septische Milz), aber auch Leber und Nieren und sogar das Hirn können mit Abszessen übersät werden.

Hämorrhagische oder pustulöse Herde in der Haut kommen bei Gonokokken, Staphylokokken und Streptokokken der Gruppe A vor, auch bei Meningokokken, jedoch nicht bei Enterobacteriaceae wie Escherichia coli etc. Letztere, d.h. gramnegative Stäbchen, führen häufiger zum septischen Schock.

Diagnostik:

- *Blutkulturen* mehrfach aerob und anaerob.
  Der Keimnachweis im Blut (Bakteriämie) ist noch kein Beweis für eine Sepsis, da Keime recht häufig in die Blutbahn eingeschwemmt werden, z.B. bereits beim Zähneputzen.
- *Klinisches Bild:* Schlechter Allgemeinzustand, Fieber mit Schüttelfrost, Unruhe, Verwirrtheit und Bewußtseinsstörungen und episodische Hypotensionen sind typisch.
- *Laborparameter:* Leukozytose mit Linksverschiebung, aber auch gelegentlich eine Leukozytopenie oder normale Leukozytenwerte.

Thrombozytenabfall und Erniedrigung des anorganischen Phosphats können vorliegen.

Therapie: Entscheidend für die Therapie der Sepsis ist die frühzeitige und wirksame Antibiotikatherapie. Sie entspricht der Therapie bei Peritonitis, da es sich hierbei meist um ein ähnliches Erregerspektrum handelt.

Weitere Maßnahmen:

- Sauerstoffzufuhr.
- Volumensubstitution.
- Chirurgische Herdsanierung.
- Frühzeitige Beatmung.
- Digitalisierung bei Herzinsuffizienz.
- Vasoaktive Substanzen (Dopamin, Doputamin).
- Wadenwickel.

Der Einsatz von Steroiden hat bisher zu keinem besseren Ergebnis geführt. Auch Heparin gehört zu den umstrittenen Maßnahmen. Ebenso ist der Einsatz von Immunglobulinen bisher klinisch nicht eindeutig bewiesen, wenngleich hohe Dosierungen in Einzelfällen doch den Krankheitsverlauf günstiger gestaltet haben.

Die antibiotische Basistherapie besteht aus ß-Lactam-Antibiotika (Penicilline, möglichst mit ß-Lactamase-Inhibitor, Cephalosporine oder Imipeneme) + Aminoglykosid, evtl. zusammen mit einem 5-Nitroimidazol.

Wegen ihrer guten Wirksamkeit gegenüber gramnegativen Bakterien und ihrer hohen ß-Lactamase-Festigkeit sind die Cephalosporine der 3. Generation besonders geeignet. Bei Staphylokokken ist die 2. Generation wirksamer.

Der Vorteil der Penicilline ist, daß sie auch Enterokokken erfassen, ihr Nachteil besteht darin, daß sie nicht ß-Lactamase-fest sind. In schweren Fällen müssen sie daher mit einem ß-Lactamasehemmer und einen Aminoglykosid kombiniert werden.

In diesen schweren gynäkologischen Fällen wird man immer ein 5-Nitroimidazol, welches gegen Anaerobier sehr wirksam ist und hohe Gewebespiegel erreicht, hinzugeben.

Ein besonders wirksames Präparat ist Imipenem-Cilastatin (Zienam), welches sowohl im aeroben wie anaeroben Bereich sehr wirksam ist und das breiteste Spektrum besitzt.

Septischer Schock

Er ist die schwerste Form der Infektion und mit einer hohen Letalität verbunden. Er ist meist die

Folge einer nicht erkannten und somit nicht behandelten Sepsis und Ausdruck des Zusammenbruches des Immunsystems und des Kreislaufes. Er kommt besonders bei Enterobacteriaceae (Escherichia coli, Klebsiellen u. a.) vor, aber auch bei anderen Erregern wie Bacteroides fragilis.

Für einen septischen Schock sprechen:
- Blutdruckabfall.
- Tachykardie.
- Schnappatmung.
- Abfall der Thrombozyten im Blut.
- Abfall der Leukozyten im Blut.
- Anurie.

Volumensubstitution, Antibiotikatherapie, Substitution der Gerinnungsfaktoren und intensive Überwachung der Patientin (ZVD, Dauerkatheter der Blase) sind entscheidend für die Prognose des septischen Schocks. Auch der Allgemeinzustand der Patientin und die Art der Erreger sind hierbei von Bedeutung.

Während beim septischen Schock durch Streptokokken der Gruppe A, zum Teil auch durch Enterobacteriaceae (Escherichia coli etc.), die Chancen schlecht sind, besteht im Falle des Schocks durch Anaerobier oder durch Staphylococcus aureus bei sonst gutem Zustand der Patientin eine ganz gute Überlebenschance.

Gasbrandinfektion

Eine seltene, aber gelegentlich doch vorkommende Anaerobierinfektion nach Abruptio, Abrasio, Hysterektomie oder anderen gynäkologischen Eingriffen.

Erreger: Clostridium perfringens, Clostridium novyi, Clostridium septicum.

Übertragungsweg: Die Erreger stammen meist aus dem eigenen Darmbereich bzw. von perianal/vaginal, selten können sie auch von außen durch Schmierinfektion eingebracht werden.

Bei Vaginalabstrichen, die distal (Vulvabereich), z. B. nach Geburt, abgenommen werden, ist der Nachweis von Clostridium perfringens gar nicht so selten (0,1-1%). Die Bewertung der Keime erfolgt in diesen Fällen klinisch!

Inkubationszeit: 1-4 Tage.

Klinisches Bild: Plötzlich starke Schmerzen im Bereich des Operationsgebietes. Es entwickelt sich ein ausgeprägtes lokales Ödem mit einem wäßrigen, braunen, süßlich riechenden Wundsekret. Das Krepitationsphänomen tritt erst im späteren Krankheitsverlauf auf.

Die Krankheit wird durch Toxine – Proteinasen, Kollagenasen und Lecithinasen – verursacht, die zu nekrotischen Einschmelzungen und Gasbildung führen. Diese Toxine führen auch zu einer Allgemeinintoxikation mit sehr schwerem Krankheitsbild. Die Körpertemperatur ist nur mäßig hoch, ca. 38 °C. Die Herzfrequenz liegt aber deutlich höher, über 120 pro Minute.

Diagnostik:
- *Mikroskop:* Im Wundausstrich große, grampositive Stäbe (Abb. 2).
- *Kultur:* Nachweis der Clostridien.
- *Röntgen:* Aufgefiederte, streifige Muskelzeichnung.
- *Klinik:* Knisterphänomen (Krepitation) bei Palpation des betroffenen Gewebebereiches (findet sich aber auch ohne Gasbrand nicht selten nach operativen Eingriffen).
- *Labor:* meist Leukozytose, häufig Thrombozytopenie.

Therapie:
- Wichtigste Maßnahme ist die chirurgische Revision und Eröffnung des Infektionsbereiches mit ausgedehnter Drainage. Die Belüftung des Gewebes hemmt die weitere Vermehrung der anaeroben Clostridien. In sehr schweren Fällen wird man eine Sauerstoffüberdrucktherapie durchführen, die nur in chirurgischen Zentren möglich ist.
- Antibiotikatherapie mit Penicillin G 20 Mio. IE pro Tag.
- Alternativen: Cephalosporine, Metronidazol, Ornidazol, Tinidazol.
- Eine wirksame Antitoxinbehandlung ist nicht möglich, wird aber versucht.

Toxisches Schocksyndrom (TSS)

Hierbei handelt es sich um die Folgen einer Intoxikation mit Staphylokokkentoxinen. Unter anderem kann der Infektionsort auch im Zervix-/Vaginalbereich liegen.

Begünstigt wird dieser Infektionsort durch die Benutzung von hochsaugfähigen Tampons (inzwischen vom Markt genommen).

Klinisches Bild:
- Fieber 39 °C.
- Hypotension mit Schocksymptomatik.

- Erythem oder diffuses makulopapulöses Exanthem, welches später zu Hautdesquamation führen kann.
- Hyperämie des Oropharynx, der Vagina oder der Konjunktiven.

Außerdem können auftreten:
- Erbrechen und Diarrhö.
- Verwirrtheit oder Somnolenz.
- Einschränkung der Nierenfunktion (Nierenversagen).
- Atemnotsyndrom.
- Leberfunktionsstörungen.
- Myalgien mit Erhöhung der Kreatinkinase.
- Thrombozytopenie.
- Hypokalzämie.
- Hypophosphatämie.

Erreger: Staphylococcus aureus, und zwar ganz bestimmte Stämme, die das Enterotoxin F bilden.

Pathogenese: Lokalinfektion mit bestimmten Staphylococcus-aureus-Stämmen im Zervix-/Vaginalbereich, wobei es im ungünstigen Fall zu einer sehr starken Vermehrung der Erreger und zur Freisetzung von viel Toxin kommt.

Bei menstruierenden Frauen, die einen besonders säugfähigen Tampon benutzt haben, ist das toxische Schocksyndrom gehäuft aufgetreten. Es kommt aber auch, wenn auch seltener, bei Männern oder Kindern vor, wobei dann die Staphylococcus-aureus-Infektion lokal, z.B. im Pharynx, ablaufen kann.

Diagnostik:
- Klinisches Bild, wenn andere Infektionskrankheiten ausgeschlossen sind.
- Nachweis von Staphylococcus aureus, welcher Enterotoxin F bildet.

Therapie:
- Staphylokokkenwirksames, ß-Lactamase-festes Antibiotikum.
- Schockbehandlung.
- Antitoxinbehandlung durch hochdosierte i.v. Immunglobulingabe.

Differentialdiagnose:
- Sepsis.
- Akutes rheumatisches Fieber.
- Leptospirose.
- Scharlach.
- Rocky Mountain spotted fever.
- Gastroenteritis.
- Hämolytisches Syndrom.
- Urämisches Syndrom.
- Systemischer Lupus erythematodes.
- Kawasaki-Krankheit im Kindesalter.

In der Schwangerschaft sind Fälle von TSS bisher nicht bekannt geworden.

Harnwegsinfekte

Harnwegsinfekte zählen mit zu den häufigsten Infektionen gynäkologischer Patientinnen. Bei der Mehrzahl der Infektionen handelt es sich jedoch um unkomplizierte, leichte Zystitiden, z.T. um asymptomatische Bakteriurien. Am häufigsten sind sie nach operativen Eingriffen, besonders dann, wenn katheterisiert wurde oder ein Dauerkatheter über viele Tage liegt.

In der Schwangerschaft werden Harnwegsinfektionen häufiger gesehen. Dabei steigt die Zahl der Harnwegsinfektionen mit dem Alter und der Zahl der Geburten auf bis zu 10% aller Schwangeren.

Auch Frauen mit Harninkontinenz und anatomischen Veränderungen im Urethrabereich neigen zu vermehrten Harnwegsinfektionen.

Der Koitus begünstigt ebenfalls eine Zystitis, insbesondere wenn die Vagina kurz ist, z.B. nach einer Hysterektomie und auch bei Hormonmangel, der zu einer zusätzlichen Erschlaffung des Gewebes führt.

Bakteriurie

Jeder spontan gelassene Urin enthält in niedriger Keimzahl Bakterien des äußeren Urethra- und Vulvabereiches. So lassen sich im Urin vieler Frauen die großen Laktobazillen mikroskopisch leicht erkennen. Um erhöhte Keimzahlen im Urin, unabhängig von der Gewinnungsart, beurteilen zu können, hat man Grenzwerte eingeführt.

Signifikante Bakteriurie
Mittelstrahlurin: $\geq 10^5$ Keime/ml.
Katheterurin: $\geq 10^4$ Keime/ml.

Zur Bestimmung der Keimzahl sind Eintauchverfahren entwickelt worden (z.B. Uricult, Uritube), die Nährböden für die am häufigsten vorkommenden Bakterien sind. Die nach 24 Stunden gewachsenen Kolonien kann man entweder selbst ablesen oder sie durch ein bakteriologisches Laboratorium beurteilen und weiter bearbeiten lassen.

Wird der Urin direkt verschickt und ist er längere Zeit unterwegs, so kommt es zu starker

Keimvermehrungen, da der Urin ein gutes Kulturmedium darstellt.

Symptomatischer unterer Harnwegsinfekt

In der Mehrzahl der Fälle handelt es sich um eine Urethritis und besonders Zystitis. Die Patienten klagen über Dysurie, Pollakisurie und Schmerzen über der Symphyse.

Diagnostik:

- *Chemische Tests* (Poly-Stix) des Urins. Sie bieten eine rasche und gute Orientierung darüber, ob ein pathologischer Urin vorliegt. Bei Escherichia coli, den man bei fast 60% aller Harnwegsinfekte findet, ist Nitrit positiv. Bei Leukorrhö wird auch ein erhöhter Eiweißwert angezeigt. Neuere Streifen mit Leukozytenangabe zeigen auch erhöhte Leukozytenzahlen ($>500/ml$) an. Auch ein positiver Blutnachweis außerhalb von Periode und Wochenbett weist auf eine Zystitis hin.
- *Mikroskopische Betrachtung* des frisch gelassenen Urins (kein Sediment!): Bakterien, Erythrozyten und mehr als 5 Leukozyten pro Gesichtsfeld bei einer 400fachen Vergrößerung.
- *Bakteriologische Kultur* mittels Eintauchverfahren zur Keimzahlbestimmung, Isolierung und Antibiogramm. Der Nachweis von Hefe im Urin ist so gut wie immer eine Kontamination aus dem Vulvabereich. Nachweis mehrerer Keime ist kontaminationsverdächtig.
- Eventuell Zystoskopie und i.v.P. bei chronischen Infektionen.

Tabelle 8 Keimspektrum und Resistenzverhalten bei Harnwegsinfektionen (Bakteriurien) UFK Freiburg

Keimart	Häufigkeit		Resistenz gegen verschiedene Antibiotika				
	Zahl der Isolate		Ampicillin	Co-Trimoxazol	Tetracyclin	Gentamicin	Norfloxacin
E. coli	270	57,0%	18%	10%	23%	2%	0%
Enterokokken	53	11,1%	2%	2%	45%	100%	33%
Staphylokokken							
- Koag. neg.	41	8,6%	68%	25%	52%	10%	3%
- aureus	16	3,4%	75%	16%	6%	0%	6%
Proteus							
- mirabilis	33	7,0%	9%	16%	97%	0%	0%
- morganii	3	0,6%	67%	33%	67%	0%	0%
- vulgaris	2	0,4%	100%	0%	0%	0%	0%
- spezies	2	0,4%	50%	50%	100%	0%	0%
Klebsiella							
- pneumoniae	23	4,8%	100%	6%	13%	0%	0%
Pseudomonas							
- aeruginosa	14	3,0%	100%	100%	100%	0%	0%
- species	5	1,1%	100%	100%	20%	0%	0%
Enterobacter							
- cloacae	3	0,6%	100%	0%	0%	0%	0%
Citrobacter							
- diversus	3	0,6%	100%	0%	0%	0%	0%
- freundii	2	0,4%	100%	0%	0%	0%	0%
Acinetobacter							
- anitratus	2	0,4%	50%	0%	0%	0%	0%
Streptokokken							
- Gruppe B	2	0,4%	0%	0%	0%	0%	0%
Corynebacterium							
- species	1	0,2%	0%	0%	0%	0%	0%
Gesamt	475		32%	13%	33%	12%	4%

– *Laborwerte* sind beim einfachen Harnwegsinfekt normal.

Therapie: Stellt normalerweise kein Problem dar, da fast alle Antibiotika über die Niere ausgeschieden werden und daher in hoher Konzentration im Urin vorliegen.
- Amoxycillin 3 x 750 mg (in der Schwangerschaft).
- Co-Trimoxazol 2 x 1 g.
- Gyrasehemmer (Quinolone) bei Problemkeimen 2 x 200, 2 x 400 bzw. 2 x 500 mg (nicht in der Schwangerschaft, nicht für Kinder).
- Orale Cephalosporine (z.B. Bidocef, Panoral).

Therapiedauer: 3 Tage (1–5), 5–10 Tage in der Schwangerschaft.

Differentialdiagnose:
- Chlamydienurethritis.
- Rezidivierender Herpes genitalis im Urethralbereich.
- Kolpitis.
- Vulvitis.
- Malignom.

Pyelonephritis/oberer Harnwegsinfekt

Tritt bei Frauen häufiger auf als bei Männern. Insbesondere in der Schwangerschaft kann es zu einer Keimaszension mit Beteiligung der Niere kommen, auch nach operativen Eingriffen. Sie zeichnet sich aus durch das klinisch klopfschmerzhafte Nierenlager.

Mikroskopisch sind als Zeichen der stärkeren Entzündungsreaktionen mehr Leukozyten und Zylinder im Urin zu sehen. Auch Fieber und allgemeines Krankheitsgefühl sind hierbei stark ausgeprägt.

Bei der chronischen Pyelonephritis ist die klinische Symptomatik nur gering.

Bei rezidivierenden Harnwegsinfekten mit resistenten Keimen ist immer an eine Nierenbeteiligung zu denken.

Therapie: richtet sich nach Keimart und Empfindlichkeit. Die Dauer muß hier länger sein, 2–4 Wochen. Wiederholte bakteriologische Kontrollen sind erforderlich.

Komplizierte Harnwegsinfekte

Von komplizierten Harnwegsinfektionen spricht man dann, wenn anatomische Veränderungen das Angehen und die Unterhaltung eines Harnwegsinfektes begünstigen. Eine Harninkontinenz, Obstruktionen etc. führen zu rezidivierend auftretenden Harnwegsinfektionen. Durch die wiederholte Antibiotikatherapie kommt es zu einer Keimverschiebung und Selektion mit Besiedlung des Harntraktes mit Problemkeimen.

Die Therapie beim komplizierten Harnwegsinfekt sollte sehr viel länger sein, ca. 10–14 Tage. In einigen Fällen wird man auch zu einer Dauerprophylaxe über Wochen und Monate mit niedrig dosierten Antibiotika (z.B. 250 mg Co-Trimoxazol) raten müssen.

Antibody-coated-Bakterien

Sie werden besonders bei renaler Bakteriurie gefunden und können daher zur Lokalisation der Infektion beitragen.

Es handelt sich um Bakterien, die von Antikörpern umgeben sind, was fluorszenzserologisch nachweisbar ist und nur bei Infektionen im Gewebe (z.B. Niere, Prostata) erfolgt. In diesen Fällen muß eine intensivere Antibiotikatherapie durchgeführt werden.

Infektionen während der Schwangerschaft und der Geburt

Infektionen während dieser Zeit sind besonders gefürchtet, da bei einer Infektion nicht nur die Mutter, sondern auch das Kind gefährdet ist. Manche Infektionen laufen hier schwerer ab oder treten überhaupt nur in der Schwangerschaft oder während und nach der Geburt auf. Zudem ist die Schwangerschaft eine außerordentlich sensible Phase im Leben einer Frau, so daß Infektionen und besonders Folgeschäden sehr viel ernster genommen werden.

Im einzelnen können folgende Infektionskomplikationen und -folgen auftreten:

- Direkte Schädigung des Kindes durch eine Infektion in utero (Embryopathie, Fetopathie).
- Indirekte Schädigung des Kindes durch Frühgeburtlichkeit.
- Infektion des Kindes bei Geburt.
- Exazerbation einer Infektion bei der Mutter.
- Reaktivierung von latenten Infektionen bei der Mutter.
- Aszendierende Infektionen bei der Mutter (Endometritis, Sepsis).
- Tod des Kindes.
- Tod der Mutter.

Virusinfektionen bedeuten in der Schwangerschaft, insbesondere im I. Trimenon, die größere Gefahr für das Kind. Während der Geburt sind besonders die bakteriellen Infektionen bedrohlich, aber auch einige Virusinfektionen wie Varizellen, Zytomegalie, Hepatitis, Herpes simplex (Abb. 44).

Viren schädigen normalerweise durch Zerstörung derjenigen Zellen, in denen sie sich vermehrt haben, und sind deshalb in der Embryonalphase besonders gefürchtet, da irreparable Embryopathien auftreten können. Von den bekannten Virusinfektionen ist es vornehmlich das Rötelnvirus, welches in einem hohen Prozentsatz Schäden verursacht, aber auch das Virus der Ringelröteln oder das LCM-Virus bedrohen das Kind.

Bakterielle Infektionen führen erst in der Fetalperiode zu einer Gefährdung des Kindes durch Auslösung stärkerer Entzündungsreaktionen.

Ziel der Betreuung einer Schwangeren ist, sie vor den Schäden einer Infektion zu bewahren. Dies erreicht man aber nur dann, wenn die Infektion erkannt werden kann und wenn Therapeutika zur Verfügung stehen.

Das trifft nicht für alle Infektionen zu. So gibt es eine Anzahl von Infektionen, die asymptomatisch verlaufen können, und es gibt Erreger (Viren), gegen die wir keine wirksamen Substanzen besitzen.

Ein anderes Problem der Schwangerschaft ist die **Reaktivierung** von latenten Infektionen, welches ganz besonders für Herpesviren (HSV, CMV, EBV, VZV) gilt, möglicherweise aber auch für andere Erreger.

Die Feststellung einer Reaktivierung bereitet gelegentlich einige Probleme, denn die serologische Diagnostik stützt sich nicht immer auf einen Titeranstieg, sondern erfolgt häufig nur über den IgM-Antikörper-Nachweis.

Oft ist dann nicht zu entscheiden, ob es sich um eine Primärinfektion oder nur um eine Reaktivierung handelt. Dies zu wissen ist aber von großer Bedeutung, da in der Regel nur Primärinfektionen zu schwerwiegenden Schäden beim Kind führen.

Virusinfektionen

Virusinfektionen sind häufig, auch in der Schwangerschaft. Wenngleich ein theoretisches Risiko durch alle Virusinfektionen besteht, so führen doch nur wenige Erreger zu einem Risiko für das Kind, welches die 1%-Schwelle überschreitet.

Eine Übersicht über die verschiedenen Virusinfektionen in der Schwangerschaft, ihre Häufigkeit, ihre Schädigungsrate und den Zeitpunkt des höchsten Risikos versucht die Abb. 45 darzustellen.

Zum Teil müssen Schätzwerte eingesetzt werden, da es belegte Zahlen über Häufigkeit und Risiko trotz verschiedener Studien oder wegen fehlender Daten nicht gibt.

Wegen der fehlenden therapeutischen Möglichkeiten bei Virusinfektionen gibt es bis heute nur drei mögliche Konsequenzen:

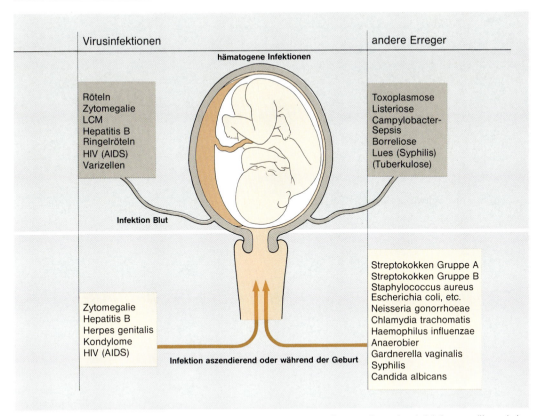

Abb. 44 Schematische Darstellung der häufigsten hämatogenen und aszendierenden Infektionen während der Schwangerschaft und bei Geburt.

- **Abbruch** der Schwangerschaft (Abruptio).
  Dies gilt aber nur für das I. Trimenon und bei deutlich erhöhtem Schädigungsrisiko des Kindes oder bei Gefährdung der Mutter.
  Dies trifft praktisch nur für 3 Infektionen zu: eindeutig für Röteln, fraglich für eine primäre Zytomegalieinfektion und, neu hinzugekommen für die HIV-Infektion.
- Vermeidung der Viruserkrankung durch die Verabreichung von **Immunglobulinen**. Diese Maßnahme hat aber nur Wert bei frühzeitiger Gabe des Immunglobulins (1–4 Tage nach Kontakt).

Häufig ist der serologische Ausschluß bestimmter Infektionen mit einem erhöhten Risiko bereits beruhigend.

- **Aufklärung** der Patientin über das tatsächliche Risiko der ablaufenden Virusinfektion.

Röteln

Die Rötelnvirusinfektion ist die gefürchtetste Komplikation in der Frühschwangerschaft, da dieses Virus wie kein anderes in einem hohen Prozentsatz zu einer irreversiblen Schädigung des Kindes führt.

Erreger: Rötelnvirus aus der Gruppe der Togaviren, ein Serotyp bekannt, Nukleinsäure: einzelsträngige RNA, empfindliche Hülle, welche Hämagglutinin besitzt. Geringe Stabilität außerhalb der Zelle, erzeugt in der Zellkultur bei der Vermehrung keinen eindeutigen zytopathischen Effekt.

Häufigkeit: 85%–90% der Erwachsenen haben Antikörper gegen das Rötelnvirus.

Übertragung: Tröpfcheninfektion, in der Gravidität transplazentar bei Virämie.

Inkubationszeit: 2(–3) Wochen.

Klinisches Bild: milde Kinderkrankheit, 50% der Infektionen verlaufen inapparent, d. h.

84 Infektionen während der Schwangerschaft und der Geburt

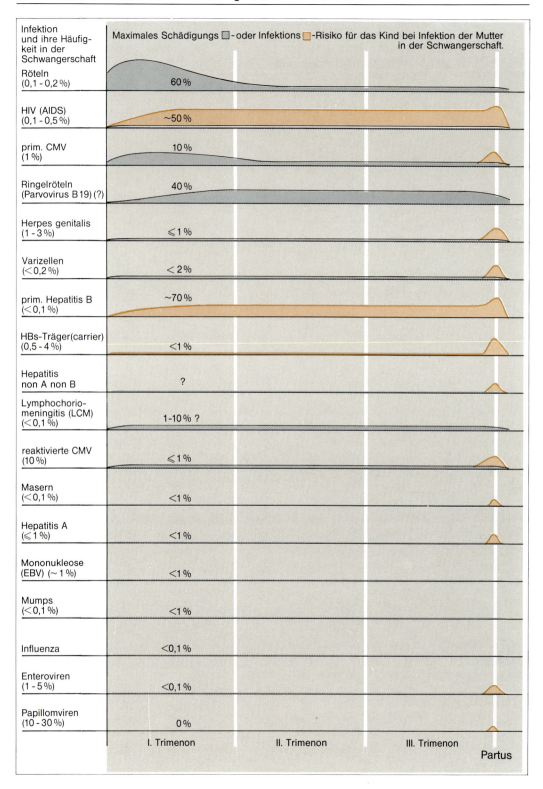

Tabelle 9	Röteln
1941	Gregg (australischer Augenarzt) Linsentrübung nach Rötelnepidemie. Greggsche Trias: Linsentrübung, Hörschaden, Herzfehler
1962	Isolierung des Rötelnvirus
1964	Rötelnepidemie in den USA. 250000 Schwangerschaften betroffen 13410 Fruchttod oder Tod des Neugeborenen 20000 geschädigte Kinder
1966	Entwicklung eines Rötelnimpfstoffs
1975	Impfung auf breiter Ebene

ohne Exanthem, allenfalls mit leichten respiratorischen Symptomen.

Typische Symptome: Exanthem (flüchtig, kleinfleckig), Lymphknotenschwellung hinter den Ohren und am Hals, Arthralgien (häufiger bei Erwachsenen) (Abb. 46).

Diagnostik:
Serologie:
- Hämagglutinationshemmungstest (HAHT): Dies ist der Standardtest und mit ihm wird die Dauerimmunität bestimmt. Zum Nachweis einer frischen Infektion sind 2 Blutproben erforderlich, die 1. so früh wie möglich und die 2. 8–10 Tage nach Auftreten des Exanthems.
  Beweisend für eine frische Rötelninfektion ist das erstmalige Auftreten von Antikörpern in der 2. Blutprobe oder ein mindestens 4facher Titeranstieg zwischen der 1. und der 2. Blutprobe.
- ELISA: hohe Titer, eher für IgM-Ak-Nachweis geeignet, (kann falsch positiv sein).
- Hämolyse-in-Gel-Test: Dieser Test wird als Bestätigungstest durchgeführt, wenn der Titer im HAHT 1: < 32 ist, da der HAH-Test im unteren Bereich nicht ganz zuverlässig ist.
- KBR: Sie spielt nur eine Rolle bei der Diagnostik der frischen Rötelninfektion. Hohe Titer (1: > 80) sind verdächtig, aber nicht beweisend.
- Röteln-IgM-Antikörper-Nachweis: Dieser Test ist immer dann notwendig, wenn die Serologie erst nach dem Exanthem abgenommen wurde und der Antikörpertiter bereits hoch ist. In diesem Fall kann nur noch der Nachweis von spezifischen IgM-Antikörpern beweisen, daß dieses Exanthem durch eine Rötelninfektion verursacht wurde.

Hier stehen 2 Verfahren zur Verfügung: einmal die Auftrennung der Antikörper in der

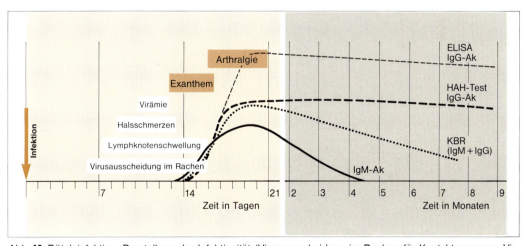

Abb. 46 Rötelninfektion. Darstellung der Infektiosität (Virusausscheidung im Rachen für Kontaktpersonen, Virämie für die Schwangerschaft), verschiedener klinischer Symptome und des zeitlichen Verlaufes der verschiedenen Antikörperklassen mit ihrer methodischen Nachweisbarkeit (Labortests).

◁ Abb. 45 Virusinfektionen in der Schwangerschaft. Neben der geschätzten Häufigkeit der verschiedenen Infektionen während der Schwangerschaft wurde das Schädigungs- und Infektionsrisiko für das Kind durch eine Infektion während der Schwangerschaft dargestellt. Obwohl Infektionshäufigkeit und Schädigungshäufigkeit nicht immer zu trennen sind, wurde durch farbliche Gestaltung versucht, das unterschiedliche Risiko der einzelnen Infektionen im zeitlichen Verlauf der Schwangerschaft darzustellen.

Ultrazentrifuge über einen Saccharosegradienten mit Testung der einzelnen Fraktionen im HAH-Test und zum anderen ein ELISA unter Verwendung von Anti-µ-spezifischen monoklonalen Antikörpern.

Kultureller Nachweis:
Da die Virusisolierung sehr aufwendig ist, spielt sie bei der Diagnostik keine Rolle. Für wissenschaftliche Fragestellungen kann das Rötelnvirus während der Erkrankung aus dem Nasen-Rachen-Raum isoliert werden oder auch im Einzelfall bei einem Verdacht konnataler Röteln beim Neugeborenen.

Besondere Bedeutung: Die Rötelninfektion in den ersten Wochen einer Schwangerschaft führt in einem hohen Prozentsatz zu Embryopathien. Betroffen sind je nach Zeitpunkt der Infektion die Augen (Katarakt), das Herz (Mißbildungen), das Innenohr (Schwerhörigkeit) und eine mögliche Infektion des ZNS mit mentaler Retardierung, die jedoch oft erst später zu erkennen ist (s. auch Abb. 47).

Bei einer sicher nachgewiesenen Rötelninfektion in den ersten 14 Wochen wird heute allgemein die Abruptio durchgeführt, da das Schädigungsrisiko mehr als 10% beträgt, in den ersten Wochen sogar über 50%.

Prophylaxe:
Vor einer Schwangerschaft:
Immunstatusbestimmung (Rötelntiter) mittels HAH-Test (85-90% der Frauen im gebärfähigen Alter haben Antikörper [Ak]). Ein Titer von 1:> 16 ist zuverlässig und bedeutet ausreichenden Schutz. Ein Titer von 1:8 ist unzuverlässig (methodisch bedingt). Konnten im Hämolyse-in-Gel-Test rötelnspezifische Antikörper nachgewiesen werden, so bedeutet dies Schutz. Sicherheitshalber wird eine Rötelnimpfung empfohlen. Zeigt die Kontrolle nach 8-12 Wochen keinen Titeranstieg, so sind keine weiteren Maßnahmen notwendig, da ausreichende Immunität angenommen werden kann.

Ist der Rötelntiter negativ (1:< 8) und auch der Hämolyse-in-Gel-Test negativ, so muß geimpft werden. Titerkontrolle nach 8-12 Wochen! Kommt es zu keinem meßbaren Titer, so sollte die Impfung wiederholt werden.

Wenn er erneut negativ bleibt, keine weiteren Maßnahmen, da davon ausgegangen werden kann, daß doch niedrige Ak-Mengen vor-

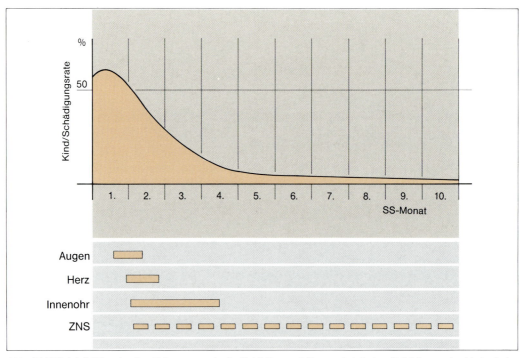

Abb. 47 Rötelninfektion in der Schwangerschaft. Schädigungshöhe und Art der Schädigung im Verlauf der Schwangerschaft.

handen sind, die das Angehen der Lebendimpfung verhindern. Trotzdem Kontrolle im Laufe der Schwangerschaft, z. B. 14. SSW, empfohlen.

Rötelnprophylaxe

Die **Rötelnimpfung** dient ausschließlich zur Bildung von Immunität, um eine Rötelninfektion während der Schwangerschaft zu verhindern. Sie wird mit einem Lebendimpfstoff durch subkutane Injektion am Oberarm durchgeführt.

In einem sehr geringen Prozentsatz kommt es zu leichten Nebenerscheinungen, die den Symptomen einer Rötelninfektion ähneln (leichte grippale Beschwerden, Exanthem, Arthralgie).

Die Ak-Bildung nach der Impfung verläuft etwas langsamer als nach natürlichen Röteln, so daß der Impferfolg frühestens nach 8 Wochen, besser erst nach 12 Wochen, kontrolliert werden sollte. Zur Dokumentation eines Rötelntiters sollte nach jeder Impfung unbedingt eine Kontrolle des Impferfolges erfolgen.

Ein meßbarer Röteln-Ak-Titer bleibt nur bei wenigen Prozenten aus. Ursächlich kann bereits Immunität bestehen, die aber so niedrig ist, daß sie mit dem HAH-Test nicht sicher nachgewiesen werden kann. Zum anderen kann der Impfstoff – ein Lebenimpfstoff, der wärmelabil ist – so weit inaktiviert sein, daß die verbliebene Menge vermehrungsfähiger Impfviren nicht ausreicht, die Infektion in Gang zu setzen.

Es gibt auch einzelne Menschen, die eine erhöhte Infektionsschwelle besitzen. In besonders hartnäckigen Fällen könnte man, wenn man ganz sicher gehen will, mit der doppelten Impfdosis die Impfung wiederholen.

Die Impfung sollte nicht in der Schwangerschaft vorgenommen werden, und eine Schwangerschaft sollte auch nicht in den nächsten 8 Wochen eintreten.

Wurde aber aus Versehen in eine Schwangerschaft hinein geimpft oder ist die Schwangerschaft innerhalb dieser 8-Wochen-Frist doch eingetreten, so hat das **keine** Konsequenzen, schon gar nicht ist dies ein Grund für eine Abruptio, da das Risiko durch das abgeschwächte Impfvirus extrem niedrig ist.

In über 500 gut dokumentierten Fällen, bei denen in der Frühschwangerschaft geimpft wurde, ist bisher kein einziger gesicherter Schadensfall durch das Impfvirus beschrieben worden. Die Warnung vor der Schwangerschaft ist somit nur als Vorsichtsmaßnahme zu verstehen.

Während einer Schwangerschaft:
- Immunstatusbestimmung, falls nicht früher geschehen.
- Seronegative Frauen ohne Rötelnkontakt: gelegentliche Titerkontrolle (z. B. 14.SSW), um sich zu vergewissern, daß in der Zwischenzeit keine Rötelninfektion erfolgte.
- Seronegative Frauen mit kürzlichem Rötelnkontakt (vor 1–3 Tagen): so früh wie möglich Röteln-Hyperimmunglobulin (15ml) Titerkontrolle nach 3 und nach 6 Wochen, um zu sehen, ob die Rötelninfektion ausgeblieben ist. Durch die zugeführten Ak kann es zu einem vorübergehenden Titer von 1:8 bis maximal 1:16 kommen.
Kommt es zu persistierenden Antikörpern (Titer), so hat eine Infektion doch stattgefunden und die Frage der Abruptio muß mit der Patientin besprochen werden. Das Risiko ist aber bei rechtzeitiger Ak-Gabe um den Faktor 3 niedriger.

Tabelle **10** Von der **rechtzeitigen** Gabe von 15ml Röteln-Hyperimmunserum kann man erwarten:

Ausbleiben der klinischen Rötelnsymptome
Senkung der Angehrate der Infektion
Verminderte Virusvermehrung im Rachen
Verringerung/Unterdrückung der Virämie
Geringere Antikörperantwort (Titerhöhe)
Senkung des Schädigungsrisikos für den Fetus

- Seronegative Frauen mit Rötelnkontakt vor mehreren Tagen (> 5 Tage): Kein Gammaglobulin, da bereits zu spät. Ak-Kontrolle, jedoch frühestens 3 Wochen nach vermutlichem Kontakt.
- Frauen mit unbekanntem Immunstatus mit Rötelnkontakt vor kurzer Zeit (1–3 Tage): Blutentnahme zur Antikörperbestimmung, Immunglobulingabe. Stellt sich heraus, daß Antikörper vorhanden sind, sind keine weiteren Maßnahmen erforderlich. Sind keine Ak vorhanden, Kontrolle nach 3 und 6 Wochen.
- Frauen mit unbekanntem Immunstatus mit Rötelnkontakt vor 6–14 Tagen: keine Gammaglobulingabe, da es hierfür bereits zu spät ist. Wenn negativ, Kontrolle nach 3 Wochen, wenn positiv, keine Maßnahmen, da Immunität besteht.
- Frauen mit unbekanntem Immunstatus mit Rötelnkontakt vor mehr als 14 Tagen: Bei hohem Ak-Titer Bestimmung der rötelnspezifischen IgM-Ak, Titerkontrolle nach 8 Tagen

88 Infektionen während der Schwangerschaft und der Geburt

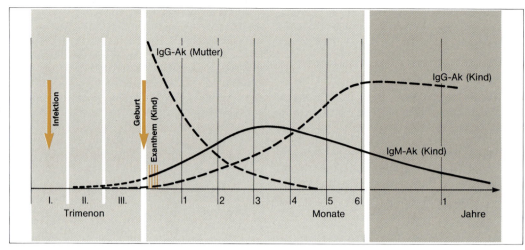

Abb. 48 Konnatale Rötelninfektion. Zeitlicher Verlauf der kindlichen Antikörperbildung und die Nachweisbarkeit der konnatalen Infektion.

(Titeranstieg verläuft sehr rasch innerhalb weniger Tage).

Pränataldiagnostik: Bei Kinderwunsch und niedrigem Infektionsrisiko des Kindes wird man zunehmend eine Punktion der Nabelschnur in der 20. Schwangerschaftswoche zum Nachweis von IgM-Ak vornehmen.

Diagnostik einer kongenitalen Rötelninfektion:
- Röteln-Ak-Titerpersistenz, nach 6–8 Wochen kein Titerabfall (Abb. 48).
- Röteln-IgM-Ak-Nachweis im Nabelschnurblut oder später.
- Rötelnvirusisolierung aus Rachenabstrich. Das Rötelnvirus kann über viele Monate, z. T. 1–2 Jahre, ausgeschieden werden.

Ringelröteln

Die Ringelröteln, deren Erreger man bis vor kurzem nicht kannte, wurde als harmlose Infektion gewertet, die es von echten Röteln serologisch abzugrenzen galt.

Inzwischen ist bekannt geworden, daß diese Infektion keineswegs so harmlos ist, wie bisher angenommen wurde. Sie kann beim Erwachsenen zu einer hämolytischen Anämie mit Auslösung von aplastischen Krisen führen. Ihre Beteiligung bei der chronischen Polyarthritis und der Purpura Schoenlein-Henoch wird diskutiert. Es ist keine seltene Infektion, wie Antikörperuntersuchungen gezeigt haben. Bis zu 50 % der Erwachsenen haben sie durchgemacht.

Die Erkenntnis, daß es zu einer schweren Schädigung des Fetus kommen kann, ist recht neu, und es sind seit 1984 erst 30 Fälle beschrieben worden. Allerdings kam es bei 12 (= 40 %) zu einem Hydrops fetalis und anschließendem intrauterinem Fruchttod. Aus Unkenntnis dieser Zusammenhänge wurde eine Diagnostik hierfür allgemein nicht angeboten, und nach dieser Infektion wurde bei unklarem intrauterinem Fruchttod kaum gefahndet. Es ist aber durchaus möglich, daß manche dieser Fälle durch diesen Erreger verursacht wurden.

Erreger: Parvovirus B 19.

Klinisches Bild: Grippale Symptomatik mit Fieber, Unwohlsein und makulopapulösem, zum Konfluieren neigendem Erythem, welches Arme, Beine und Stamm symmetrisch befällt, aber Handflächen und Fußsohlen meist ausspart. Leichte Gelenkschmerzen, insbesondere der kleinen Gelenke, Myalgien und Lymphadenopathie können auftreten. Diese können über Wochen und Monate persistieren. Auch asymptomatische Verläufe kommen vor.

Labor:
- Retikulozytopenie.
- Hämoglobinerniedrigung.
- Nicht selten eine Neutropenie mit Lymphozytopenie und Thrombozytopenie.
- Gelegentlich Eosinophilie.
- Übrige Laborparamter im Normbereich.

Diagnostik: (bisher nur in Speziallaboratorien).
- *Serologie:* Enzymimmunotest oder Radioimmuntest.

- *Kultur:* bisher nicht möglich.
- Nachweis von B-19-DNA mittels Hybridisierung. Kann eingesetzt werden zum Infektionsnachweis im Fruchtwasser. Dies sollte bei jedem Hydrops fetalis und mütterlichen Antikörpern gegen dieses Virus in Zukunft versucht werden.

Therapie: nicht möglich.

Pathogenese: Die B-19-Infektion führt zu einer Hemmung der Erythropoese durch Befall des Knochenmarkes. Neben dieser Hemmung kommt es beim Fetus zusätzlich zu einer Hämolyse. Schließlich bildet sich ein generalisierter Hydrops fetalis. Wahrscheinlich werden auch andere Organe von diesem Virus befallen.

Vorgehen: Ringelröteln treten meist epidemieartig auf. Bei Auftreten dieser Erkrankung Bestimmung des Immunstatus der Schwangeren (sofern schon möglich). Bei fehlenden Antikörpern Fernbleiben von der Infektionsquelle.

Ist die Schwangere an Ringelröteln erkrankt: bisher keine Maßnahmen. Durch eine intrauterine Bluttransfusion werden in Zukunft wahrscheinlich manche Kinder zu retten sein. Eine Abruptio ist nicht gerechtfertigt, da bisher keine Schäden bei überlebenden Kindern beobachtet worden sind. Entweder kommt es zum Absterben des Kindes oder zur Geburt eines gesunden Kindes.

Bei Auftreten eines Hydrops fetalis Ak-Bestimmung gegen das Parvovirus B 19 bei der Mutter und, wenn diese nachweisbar sind, Untersuchung des Fruchtwassers (kann eingefroren werden) auf B-19-DNA. Kontaktaufnahme mit Spezialllaboratorium!

HIV-Infektion (AIDS)

Bei dieser Infektion handelt es sich um ein neues Problem der Medizin, welches auch den Frauenarzt und Geburtshelfer ganz besonders angeht. Die Infektion ist vor 20, 30 oder mehr Jahren, wahrscheinlich von Tieren, auf den Menschen übergegangen.

Erst durch die starke Verbreitung der Infektion durch besondere Risikogruppen (Homosexuelle, i.v. Drogensüchtige) ist die Infektion so weit verbreitet worden, daß sie als Epidemie sichtbar wurde.

Es handelt sich um eine schleichende, sich über Jahre hin entwickelnde Krankheit, bei der es vorwiegend zur Zerstörung der T4-Lymphozyten kommt, wodurch vermehrt opportunistische Infektionen auftreten, die schließlich zur starken Abmagerung und zum Tode führen.

Neben der sexuellen Übertragung, insbesondere beim promiskuitiven Analverkehr und durch kontaminierte Spritzen beim Drogenabusus, wurde die Infektion anfänglich auch durch Bluttransfusionen und Blutprodukte übertragen. Die verbliebenen Hauptübertragungswege sind jetzt Sexualkontakte und diaplazentar während der Schwangerschaft.

Erreger: humanes Immundefizienzvirus (HIV). Gehört in die Gruppe der Lentiviren, welche schon länger bekannt sind und bei Tieren (Schafen etc.) zu schleichender Erkrankung des ZNS führen. Ein Retrovirus, d.h. ein Virus, welches als genetisches Material RNA besitzt, die in der Zelle erst in DNA umgeschrieben werden muß. Hierfür bringt sich das Virus das entsprechende Enzym, die reverse Transkriptase, mit.

Das Virus ist komplex aufgebaut (Abb. 1) mit einer lipidhaltigen Hülle, so daß es gegenüber Alkohol und Umwelteinflüssen sehr empfindlich ist.

Das Virus ist sehr wandelbar und ändert dauernd seine Hülle. Kein Isolat, auch nicht vom gleichen Patienten, ist identisch. Bis heute unterscheidet man 2 Typen, HIV 1 und das bislang noch seltene HIV 2, welches bisher vorwiegend in Westafrika gefunden wird.

Auch scheint die Pathogenität von HIV 2 etwas geringer zu sein.

Klinisches Bild: Der Infektionsverlauf wurde in 4 Stadien eingeteilt, wobei noch nicht bekannt ist, ob nur 40 bis 60% der Infizierten das Stadium IV erreichen oder ob nach entsprechend langer Zeit (> 10 Jahre) doch alle erkranken.

Stadium I: akute Erkrankung, bei etwa 20% der Betroffenen mit grippalen Symptomen, ähnlich der Mononukleose, meist nach 2–3 Wochen.

Stadium II: asymptomatische latente Infektion.

Stadium III: Lymphadenopathie.

Stadium IV: Vollbild AIDS mit entweder opportunistischen Infektionen (Pneumocystis carinii, Toxoplasma gondii, Kryptokokken, Mykobakterien etc.), Virusinfektionen (CMV, Papova, Herpes etc.), ZNS-Veränderungen mit Enzephalitis und Atrophie, Tumoren. Der Gastrointestinaltrakt, die Lunge und das Zentralnervensystem sind besonders betroffen.

Infektiosität besteht in allen 4 Stadien und nimmt im Verlauf der Erkrankung zu.

90 Infektionen während der Schwangerschaft und der Geburt

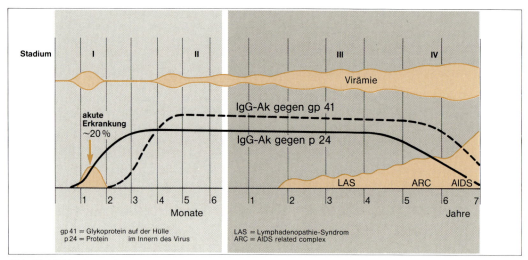

Abb. 49 HIV-Infektion. Schematische Darstellung der Infektiosität (Virämie) und der Antikörperbildung mit deren Nachweisbarkeit während des klinischen Verlaufes einer HIV-Infektion.

Es gibt sehr unterschiedliche Verläufe, entweder sehr rasche oder sehr blande, ohne jegliche subjektive Beeinträchtigung.

Übertragungswege:
- Sexualkontakte, wobei das höchste Risiko beim Analverkehr besteht. Da das Virus im Samen vermehrt vorkommt, ist der Mann infektiöser als die Frau, wo nur in einzelnen Studien das Virus auch im Zervixsekret nachgewiesen werden konnte.
- Transplazentar (ca. 50% Übertragungsrate).
- Blutkontakte (Verletzungen, Nadelstiche, offene Wunde). Risiko ca. 1:100–1000.
- Blutkonserven (Risiko 1:< 100000).
- Muttermilch (wenig Erfahrungen, Virus nachweisbar).
- Normale Kontakte zwischen Menschen: Extrem niedriges Übertragungsrisiko, wobei hier wegen der geringen Infektiosität und der langen Latenz (Jahre) Kausalzusammenhänge allerdings schwer erkennbar sind.

Inkubationszeit:
- Akutes Stadium: 2–4 Wochen.
- Antikörperbildung: 3–12 Wochen, im Extremfall bis zu 2 Jahren (meßbare Ak).
- Vollbild AIDS: 6 Monate bis 10 Jahre, im Mittel 3–5 Jahre.

Pathogenese: Das Virus befällt Zellen mit dem entsprechenden Rezeptor (CD4), besonders die T4-Zellen und die Zellen des ZNS. Das Virus wird in die Zelle aufgenommen, zerlegt, dann wird mit Hilfe der mitgebrachten reversen Transkriptase die DNA-Kopie hergestellt, welche dann in den Zellkern gelangt, wo sie kovalent in das Zellgenom eingebaut wird.

Hieran werden nun die RNA-Kopien hergestellt, die darauf ins Zytoplasma wandern und dort wieder zu Viruspartikeln zusammengesetzt werden. Diese knospen dann schließlich aus der Zellwand und umgeben sich dabei mit einer zellulären Hülle, in die virusspezifische Proteine eingelagert sind.

Aufgrund der virusspezifischen Antigene auf ihrer Oberfläche werden die T4-Lymphozyten von der eigenen Abwehr beseitigt, so daß es nach und nach zu einer Reduktion der T4-Zellen kommt. Auch im Gehirn kommt es zum Schwund durch Zerstörung infizierter Zellen. Neben einer vermehrten Anfälligkeit gegenüber opportunistischen Erregern kommt es zum Teil schon relativ früh bei etwa 40% der Betroffenen zu zerebralen Ausfällen mit Wesensveränderungen.

Das Virus selbst ist sehr variationsfähig, bedingt durch fehlerhaftes Arbeiten der reversen Transkriptase, so daß bisher kein Isolat dem anderen gleicht. Nur so ist es auch zu verstehen, daß das HIV die Abwehr immer wieder unterläuft und es zu einer Progression der Erkrankung kommt.

Diagnostik:

Serologie:
- Enzymtest (ELISA) als Suchtest (spezifisch für HIV 1 oder HIV 2). Indirekter ELISA, kompetitiver ELISA.

- Fluoreszenztest (FT) gewisse Kreuzreaktion zwischen HIV1 und HIV2.
- Westernblot (s. S. 27). Aus dem Auftauchen der verschiedenen Ak gegen die einzelnen Virusbestandteile kann in etwa eine Aussage über die Dauer des Bestehens der Infektion gemacht werden.

Kultur: Blut (heparinisiert), Sperma, Zervixsekret. Dies ist ein sehr aufwendiges und kostspieliges Verfahren, welches bisher nur für Forschungsvorhaben eingesetzt wird, da nur wenige Viruspartikel pro ml Blut vorhanden sind. Im Gegensatz zur Hepatitis-B-Infektion, wo bis zu 10^{12} Viruspartikel pro ml vorkommen können, sind es bei der HIV-Infektion vielleicht nur 10^4 pro ml.

Antigennachweis: Auch er ist schwierig wegen der geringen Partikelzahl.

Die **Diagnose** der HIV-Infektion erfolgt serologisch. Als Suchtest wird der sehr empfindliche, aber nicht ganz spezifische ELISA eingesetzt. Dieser ergibt daher mehr positive Ergebnisse, als tatsächlich HIV-infiziert sind. Deshalb muß jeder positive ELISA-Test durch den Westernblot (s. S. 27) bestätigt werden.

Wegen der Tragweite der Diagnose sollte, um auch jedes menschliche Versagen noch auszuschließen, die Diagnostik an einem 2. Serum wiederholt werden. Ist auch dieses Serum in allen Tests positiv, so steht die Diagnose fest.

Therapie: Sie ist begrenzt möglich und wird daher erst im Stadium 3 und 4 eingesetzt. Mit z. B. Azidothymidin (Retrovir) läßt sich die Virusreplikation hemmen. Durch Kombinationstherapien wird man das therapeutische Ergebnis in nächster Zeit sicherlich verbessern können.

Für den Frauenarzt spielt die Therapie bisher keine Rolle, da er es normalerweise nur mit Frauen im Stadium I und II, gelegentlich frühen Stadium III, zu tun hat.

Besondere Problematik der HIV-Infektion

In der Schwangerschaft

Nach den bisherigen Erkenntnissen werden etwa 50% der Kinder transplazentar infiziert. Ob die Infektionsrate durch die vaginale Geburt erhöht wird bzw. ob durch eine Sectio caesarea die Infektionsrate beim Kind gesenkt werden kann, ist bis heute nicht eindeutig belegt.

In einzelnen Fällen kommt es bei der betroffenen Frau durch die Schwangerschaft zu einer Beschleunigung des Krankheitsverlaufes.

Aus diesen beiden Gründen (eugenisch, medizinisch) muß mit der betroffenen Frau die Möglichkeit eines Schwangerschaftsabbruches besprochen werden.

Entschließt sich die Patientin, das Kind auszutragen, so sollte sie engmaschig, möglichst in Zentren, betreut werden. Vom Stillen wird abgeraten.

Bei gynäkologischen Patientinnen

Infektionen können den Krankheitsverlauf beschleunigen und bedeuten gleichzeitig ein erhöhtes Infektionsrisiko für den Sexualpartner. HIV-positive Frauen sollten daher engmaschig gynäkologisch betreut werden, damit durch frühzeitige Behandlung die Lebensqualität der Betroffenen so lange wie möglich gut bleibt.

Bei gynäkologischen Patientinnen kann gefunden werden:

- Höhere Rate an Präkanzerosen und Tumoren.
- Höhere Infektanfälligkeit.
- Schwererer Infektionsverlauf.
- Höhere Infektiosität für den Sexualpartner.

Wegen des hohen Übertragungsrisikos auf das Kind wird man HIV-positiven Frauen zu einer sicheren Antikonzeption raten, auch großzügig zur Tubenkoagulation.

Herpes genitalis

Der Herpes genitalis in der Schwangerschaft, insbesondere zum Zeitpunkt der Geburt, ist eine gefürchtete Komplikation, wobei die Furcht größer ist als das tatsächliche Risiko.

Grundsätzlich muß man auch in der Schwangerschaft unterscheiden zwischen dem relativ seltenen primären Herpes genitalis mit einem hohen Risiko, insbesondere zum Zeitpunkt der Geburt, und dem doch relativ häufigen rezidivierenden Herpes genitalis mit einem nur niedrigen Risiko für das Neugeborene.

Der primäre Herpes genitalis

Der primäre Herpes genitalis dürfte in der Mehrzahl mit klinischer Symptomatik einhergehen, wobei die Intensität der Symptome sehr unterschiedlich ist und auch davon abhängt, ob schon ein Titer gegen den HSV Typ 1 vorhanden ist.

Nur der primäre Herpes genitalis scheint ein gewisses, wenn auch begrenztes, Risiko in der Frühschwangerschaft für den Embryo zu bedeuten.

Der Infektionsweg dürfte hierbei hämatogen sein. Es ist aber ein seltenes Ereignis. In diesen Fällen kommt es wahrscheinlich eher zum Absterben der Frucht, da eine etwas höhere Abortrate beschrieben ist, als zur Schädigung des Kindes, da nur ganz vereinzelte Fallbeschreibungen vorliegen.

Ein konnatales Herpes-simplex-Syndrom ist nicht bekannt.

Das **Hauptrisiko** für das Kind besteht in der Infektion während der Geburt durch den infizierten Geburtskanal. Das Erkrankungsrisiko für das Neugeborenen beträgt hierbei bis zu 50%. Nach dem Blasensprung kann es auch zu einer aszendierenden Infektion des Kindes in utero kommen, so daß dann (z.B. nach 4 Stunden) auch eine Sectio caesarea die Infektion des Kindes nicht immer verhindern kann.

Der rezidivierende Herpes genitalis

Sehr viel häufiger als eine primäre Herpes-genitalis-Infektion ist ein rezidivierender Herpes genitalis. Dabei verläuft er oft asymptomatisch, so daß er von der Patientin überhaupt nicht bemerkt wird und nur durch Kulturuntersuchungen aus dem Vaginal- und Zervixbereich die Herpesvirusausscheidung nachgewiesen werden kann.

So konnte bei über 10% der Schwangeren, bei denen ein rezidivierender Herpes genitalis bekannt war, eine Virusausscheidung während der Schwangerschaft festgestellt werden.

Bei einer Durchseuchung mit dem Herpes-genitalis-Virus bei uns von bis zu 30% muß also damit gerechnet werden, daß es bei ca. 3% aller Schwangerschaften zur Ausscheidung des Herpes-simplex-Virus Typ 2 irgendwann während der Schwangerschaft kommt.

Da das Herpes-simplex-Virus nicht immer ausgeschieden wird, kann man davon ausgehen, daß zum Zeitpunkt der Entbindung bei weniger als 1% dieser Schwangerschaften das Virus nachweisbar ist.

Ob es dann tatsächlich zu einer Infektion kommt, hängt unter anderem auch von der ausgeschiedenen Virusmenge und dem mütterlichen Ak-Titer ab.

So konnten Yeager u. Mitarb. zeigen, daß es nur in denjenigen Fällen zu einer Infektion des Kindes kam, in denen die Mutter nur einen sehr niedrigen Antikörpertiter im Serum aufwies. Nach Adler kommt es nur bei 5–10% der Frauen mit einem floriden rezidivierenden Herpes genitalis zum Zeitpunkt der Entbindung zu einer Erkrankung des Kindes.

Insgesamt ist das Ereignis einer schweren neonatalen Herpesinfektion ein sehr seltenes Ereignis. Nach Zahlen aus den USA wird dies nur einmal auf 7 500 Geburten beobachtet.

Infektionsrisiko für das Kind bei primärem Herpes genitalis der Mutter:
I. Trimenon: < 5%.
III. Trimenon: ca. 10%.
Zum Zeitpunkt der Geburt ca. 50%.

Infektionsrisiko bei rezidivierendem Herpes genitalis der Mutter:
I. Trimenon: < 0,1%.
III. Trimenon: < 1%.
Zum Zeitpunkt der Geburt 4%.

Vorgehen bei Herpes-genitalis-Verdacht während der Schwangerschaft bzw. kurz vor der Geburt:
- Sicherung der Diagnose: Virusisolierung (Kultur, Dauer 2–3 Tage), Antigennachweis im FT (1–2 Stunden), ELISA (5–6 Stunden).
- Bestimmung der Herpes-genitalis-Antikörper zur Unterscheidung zwischen primärem und rezidivierendem Herpes genitalis und zur gleichzeitigen Bestimmung der Ak-Titer-Höhe.

Vorgehen bei Herpes genitalis zum Zeitpunkt der Entbindung:
- Bei klinisch eindeutigen Herpeseffloreszenzen und unbekanntem Immunstatus: Schnittentbindung. Sie ist nur dann sinnvoll, wenn der Blasensprung weniger als 4 Stunden zurückliegt.
- Bei bekanntem rezidivierendem Herpes genitalis und hohem Antikörpertiter: Vaginalentbindung möglich, wenn entsprechende engmaschige Nachkontrolle des Kindes gewährleistet ist.

Eventuell frühzeitige Gabe von Acyclovir an das Neugeborene.

Therapie: Im Falle eines sehr schweren primären Herpes genitalis in der Schwangerschaft kann der Mutter Acyclovir (5 x 200 mg oral) verabreicht werden.

Bei Verdacht eines Neugeborenenherpes frühzeitige Therapie mit Acyclovir.

Eventuell kann durch die Gabe von Acyclovir vor der Entbindung die Virusausscheidung beseitigt werden, so daß das Kind vaginal entbunden werden kann.

Prophylaxe bei Kindern nach der Geburt bei florider Infektion der Mutter:

- Abstrich Nasopharynx.
- Immunglobuline bei niedrigem Titer der Mutter.
- Eventuell Acyclovir.

Zytomegalie

Die Zytomegalievirusinfektion ist eine der häufigsten Infektionen in der Schwangerschaft. 50–60% der Erwachsenen haben eine CMV-Infektion durchgemacht bzw. sind mit dem CMV infiziert.

Mit einer floriden Zytomegalievirusinfektion ist bei bis zu 10% aller Schwangerschaften zu rechnen.

Nur die Primärinfektion bedeutet ein gewisses Risiko für den Embryo und den Fetus und kann in der Frühschwangerschaft mit einem Schädigungsrisiko von ca. 10% unter Umständen Grund für eine Abruptio sein.

Das Risiko bei einer reaktivierten Zytomegalieinfektion in der Schwangerschaft liegt unter 1%.

Ein häufiges Problem ist es, anhand des serologischen Befundes zu unterscheiden, ob eine Primärinfektion oder eine Reaktivierung vorliegt.

Wie auch bei anderen Herpesvirusinfektionen wird das Zytomegalievirus nach der Infektion meist nicht mehr eliminiert und persistiert in Lymphknoten.

Durch die Bremsung des Immunsystems während der Schwangerschaft kommt es häufig zu einer Reaktivierung des Zytomegalievirus. Ähnlich wie bei der Primärinfektion sind dann auch Titer von spezifischen IgM-Ak nachweisbar. Zusätzlich kommt es zu einer Ausscheidung des Zytomegalievirus im Urin und häufig auch im Zervixsekret.

Man nimmt an, daß nur die Primärinfektion zu einer pränatalen Infektion mit schwerer Schädigung führt. Typisch für die konnatale Zytomegalieinfektion ist die Hepatosplenomegalie, die entweder bereits in utero durch Ultraschall festgestellt werden kann oder auch erst bei der Geburt.

Konnatale floride Zytomegalie

Hepatosplenomegalie, petechiale Blutungen infolge einer Thrombozytopenie, erhöhte Transaminasen, massive CMV-Ausscheidung des Kindes im Urin, ausgeprägte Entzündungsreaktionen in der Plazenta, die mehr als 1 000 g wiegen kann.

Histologisch finden sich Entzündungsreaktionen mit typischen Riesenzellen.

Die Prognose der Kinder ist mäßig bis schlecht. Persisitierende zerebrale Schäden kommen häufig vor.

Die Infektion kann auch schon im II. und III. Trimenon intrauterin ablaufen. Im Ultraschall läßt sich eine Hepatosplenomegalie und ein Aszites erkennen. Es kann hierbei zum Absterben des Kindes kommen, wobei dann

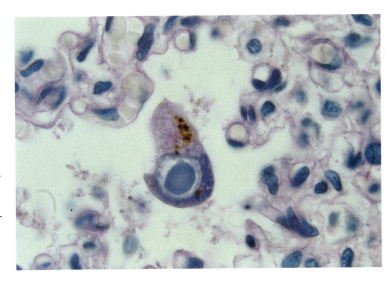

Abb. 50 Zytomegalievirusinfektion. Infans mortus in der 30. Woche. In der Lunge finden sich typische Eulenaugenzellen, welche die Diagnose unterstützen (Aufnahme Prof. Dr. N. Böhm, Pathologisches Inst., Univ. Freiburg).

histologisch die typischen Eulenaugen (Abb. 50) in den verschiedenen Organen gesehen werden können.

Eine vorzeitige Schnittentbindung bringt in diesem Fall keinen Vorteil, sondern eher Nachteile.

Wenn die Infektion zu einem früheren Zeitpunkt der Schwangerschaft erfolgt, kann sie zum Zeitpunkt der Geburt bzw. der Frühgeburt, die dabei häufiger ist, so weit abgeheilt sein, daß nur noch die bleibenden Schäden wie Mikrozephalie und zerebrale Retardierung zu finden sind.

Bei der perinatalen oder postnatalen Infektion des Kindes, die in etwa 1% aller Schwangerschaften erfolgt, erkranken nur etwa 10% dieser Kinder mit guter Prognose.

Primäre CMV-Infektion

Die Infektion des Kindes erfolgt hämatogen und kann in jedem Trimenon erfolgen. Die Schäden beim Kind sind wahrscheinlich um so schwerer, je früher in der Schwangerschaft die Infektion erfolgt.

Bei einer Primärinfektion im I. Trimenon rechnet man mit einer Schädigungsrate von ca. 10%. Danach dürfte das Risiko niedriger, vielleicht bei 5%, liegen.

Bei bis zu 90% der Kinder mit dem Zytomegaliesyndrom kommt es zu Spätfolgen.

Häufigkeit: 1–3%.

Nachweis einer primären CMV-Infektion:
- Serokonversion von negativ auf positiv (FT, ELISA).
- 4facher Titeranstieg der IgG-Antikörper.
- Hoher IgM-Antikörper-Titer, kann auch bei Reaktivierung hoch sein.
- Ausscheidung von hohen Konzentrationen von CMV im Urin.
  Sicher beweisend für eine primäre Infektion ist jedoch nur die Serokonversion von negativ auf positiv (Erstauftreten von CMV-Antikörpern).
- (Pränataldiagnostik).

Reaktivierte CMV-Infektion

Bei bis zu 10% aller Schwangerschaften kommt es zur Reaktivierung der latenten CMV-Infektion. Das Risiko für das Kind ist mit unter 1% Schädigungsrate gering.

Die Mehrzahl der Kinder dieser Frauen wird erst während der Geburt infiziert. Nur bei etwa 10% dieser Kinder kommt es auch zu klinischen Zeichen einer Zytomegalievirusinfektion. Die Spätschäden sind hierbei viel niedriger als bei der konnatalen CMV-Infektion.

Diagnose:
- Nachweis von CMV-IgM-Antikörpern im Serum der Mutter.
- Nur geringer oder kein Titeranstieg der bereits hohen IgG-Antikörper.
- Keine oder nur geringe CMV-Ausscheidung im Urin.
- Keine klinische Symptomatik.
- Nachweis von CMV-IgM-Antikörpern, nachdem schon früher ein IgG-Titer bekannt war.

Vorgehen bei CMV-IgM-Ak-Nachweis (Persistenz) und Kinderwunsch:

Kontrolle nach 4–6 Monaten. Persistieren die IgM-Ak, so ist davon auszugehen, daß diese noch viel länger bestehen werden. Bei dem sehr niedrigen Risiko ist dann gegen eine Schwangerschaft nichts einzuwenden. Weitere Kontrollen sollten **nicht** vorgenommen werden, da sie keine neue Information bringen und auch keine Konsequenzen haben.

Varizellen (Windpocken)

Varizellen in der Schwangerschaft sind relativ selten, da 90–95% der Erwachsenen bereits Antikörper dagegen besitzen. Wie jede Virusinfektion in der Schwangerschaft sind auch die Varizellen gefürchtet. Das Schädigungsrisiko für das Kind ist jedoch niedrig (unter 2%).

Treten die Varizellen zum Zeitpunkt der Geburt auf (s. Abb. 51), so besteht die Gefahr einer schweren neonatalen Erkrankung. Etwa 20% der Neugeborenen werden in diesen Fällen noch intrauterin infiziert.

Postnatale Varizellen

Bei Auftreten des mütterlichen Varizellenexanthems 4 Tage vor bis 2 Tage nach der Entbindung kann es beim Kind zu einer sehr schweren Varizellenerkrankung kommen.

Während die Infektion in utero noch auf das Kind übergegangen ist, hat die Mutter in diesen Fällen noch keine schützenden Antikörper gebildet, die sie vor der Geburt auf das Kind hätte weitergeben können.

Da es bei diesen Kindern erst nach 9 bis 10 Tagen zur Manifestation der Erkrankung kommt, wird man in diesen Fällen zum Zeitpunkt der Geburt den Kindern zum Ausgleich der fehlenden mütterlichen Antikörper Varizella-Zoster-Hyperimmunserum (1 ml) verabreichen. Außerdem steht inzwischen mit Acyclovir ein zusätzliches Therapeutikum einer Varizelleninfektion zur Verfügung.

Konnatales Varizellensyndrom

Es ist selten und liegt unter 2%. Nur relativ wenige Fälle (32) sind bisher hierzu publiziert worden. Aufgrund der Seltenheit des kongenitalen Varizellensyndroms konnte eine Beziehung zu Gestationsalter und Schwere der kindlichen Schädigung nicht festgestellt werden; ebensowenig konnte die Pathogenese der Schädigung bisher geklärt werden. Die Letalität beim Vollbild beträgt ca. 50%.

Wegen der doch geringen Schädigungsrate einer floriden Varizelleninfektion in der Schwangerschaft, auch im I. Trimenon, ist eine Abruptio nicht gerechtfertigt.

Tabelle 11 Stigmata bei konnatalem Varizellensyndrom

Hauterscheinungen
Extremitätenhypoplasie
Mangelentwicklung
Augendefekt
Zerebrale Schäden

Vorgehen bei Varizellen in der Schwangerschaft:

- Varizellen I. Trimenon bis 8 Tage vor Entbindung: keine Maßnahmen, Beruhigung der Patientin.
- Varizellen kurz vor Entbindung: Entbindungstermin hinauszögern.
- Varizellen 7 Tage vor bis 5 Tage nach Entbindung: 1 ml VZV-Immunglobulin (ZIG) an das Neugeborene unmittelbar nach der Geburt. Intensive Beobachtung des Kindes in den ersten 14 Tagen. Bei ersten Infektionszeichen Verabreichung von Acyclovir.
- Varizellenkontakt in der Schwangerschaft: sofortige Bestimmung der Ak gegen VZV. Bei den etwa 5% Seronegativen eventuell VZV-Immunglobulingabe. Diese ist aber nur sinnvoll innerhalb der ersten 3 Tage nach Kontakt.

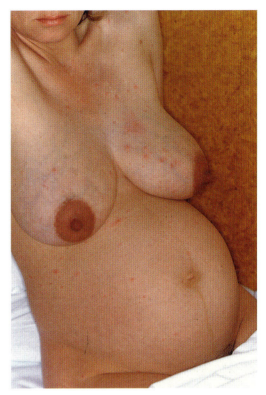

Abb. 51 Varizellen in der Schwangerschaft. 32jährige Patientin mit florider Varizellenerkrankung (Bläschen in unterschiedlichem Stadium) in der 39. Woche. Das 6 Tage später geborene Kind erhielt Varizella-Zoster-Immunglobulin. Es kam zu keiner Erkrankung.

Zoster (Gürtelrose)

Da es sich beim Zoster um eine lokale Reaktivierung einer Varizella-Zoster-Infektion im Bereich des betroffenen Nervensegmentes handelt und hohe Antikörpertiter im Plasma in der Regel vorhanden sind, besteht, nachdem die Varizellen selbst nur ein geringes Risiko bedeuten, in diesen Fällen kein meßbares Risiko.

Es sind daher auch keinerlei Maßnahmen und keine Einschränkungen post partum erforderlich.

Epstein-Barr-Virusinfektion

(Pfeiffersches Drüsenfieber, Mononukleose)

Akute Erkrankung mit hohem Fieber, Halsschmerzen und generalisierter Lymphadenopathie.

Etwa 60–90% der Erwachsenen haben Antikörper gegen EBV. Wie bei anderen Herpesviren führt die EBV-Infektion in der Mehrzahl der Fälle zu einer Persistenz des Virus in den B-Zell-Lymphozyten. Eine Reaktivierung in der Schwangerschaft ist daher möglich.

Bis heute ist wenig über EBV-Infektionen während der Schwangerschaft bekannt. Nur wenige, schlecht dokumentierte Fälle von geschädigten Kindern sind in der Literatur beschrieben.

Einschränkend ist jedoch zu bemerken, daß nur selten nach EBV-Infektionen während der Schwangerschaft gesucht wird.

Somit kann man auch bis heute nur sagen, daß eine EBV-Infektion während der Schwangerschaft ein sehr geringes Risiko für das ungeborene Kind bedeutet. Da weder Prophylaxe noch therapeutische Möglichkeiten bestehen und eine Abruptio nicht gerechtfertigt ist, ergeben sich aus dieser Infektion keine Konsequenzen.

Diagnostik: serologischer Nachweis von IgG-, IgM- oder IgA-Ak gegen frühe und späte Antigene mittels Fluoreszenztest.

Therapie: keine.

Maßnahmen in der Schwangerschaft: keine. Beobachtungsfälle an Infektionszentren weitergeben.

Masern

Hochinfektiöse akute Erkrankung mit Fieber, Husten, Konjunktivitis und makulopapulösem Exanthem, Koplik-Flecken.

Erreger: Masernvirus (Myxoviren). Da etwa 98% der Erwachsenen Antikörper gegen Masern besitzen, sind Maserninfektionen in der Schwangerschaft sehr selten.

Die Maserninfektion selbst in der Schwangerschaft verläuft nicht schwerer als im Kindesalter. Ein kongenitales Masernsyndrom ist nicht bekannt. Auch die im Zusammenhang mit Masern gesehenen Beobachtungsfälle sind nicht gesicherte Einzelfälle.

Ob auch Aborte, Totgeburten oder Frühgeburten mit Masern in Zusammenhang stehen können, ist nicht bewiesen.

Lediglich eine Maserninfektion der Mutter zum Zeitpunkt der Entbindung könnte eine schwere neonatale Maserninfektion auslösen. In diesem Fall wird man dem Neugeborenen unmittelbar nach der Geburt Immunglobulin verabreichen.

Diagnostik:
Serologie:
- Immunstatus: ELISA.
- Frische Infektion: KBR (möglichst 2 Seren).

Vorgehen bei Masern in der Schwangerschaft: keine Maßnahmen, mit Ausnahme zum Zeitpunkt der Geburt.

Bei Masernkontakt in der Schwangerschaft sollt der Immunstatus bei der Schwangeren bestimmt werden, damit im positiven Fall die Patientin darüber beruhigt werden kann, daß keinerlei Gefahr besteht.

Mumps

Akute Erkrankung mit mäßig hohem Fieber und schmerzhafter Vergrößerung der Speicheldrüsen, besonders der Parotis.

Erreger: Mumpsvirus (Myxovirus).

Bedeutung in der Schwangerschaft:
Die Durchseuchung mit Mumps bei Erwachsenen ist mit ca. 95% sehr hoch. Mumpsinfektionen in der Schwangerschaft kommen daher selten vor.

Es ist bis heute weder ein typisches konnatales Mumpssyndrom noch eine erhöhte Schädigungsrate durch eine Mumpsinfektion in der Schwangerschaft bekannt. Somit ergeben sich aus einer Mumpsinfektion während der Schwangerschaft keinerlei Konsequenzen.

Lediglich bei Mumps zum Zeitpunkt der Entbindung kann beim Kind das Risiko einer schweren neonatalen Mumpsinfektion durch die unmittelbare Gabe von Mumps-Hyperimmunserum nach der Geburt gesenkt werden.
Bei Mumpskontakt einer Schwangeren kann durch die Feststellung einer Mumpsimmunität die Patientin sehr beruhigt werden.

Diagnostik:
Serologie: Immunstatus: ELISA, auch IgM-Ak-Nachweis möglich.

Besondere Bedeutung: Nach der Geschlechtsreife kommt es bei 20% der männlichen Patienten zu einer Orchitis, die zu Sterilität führen kann. Wieweit eine Oophoritis bei weiblichen Patienten zu einer Sterilität führen kann, ist nicht bekannt.

Enterovirusinfektionen in der Schwangerschaft (Polio-, Coxsackie-, ECHO-Viren).

Während Infektionen mit Polioviren dank der Impfung bei uns inzwischen extrem selten sind, kommen Infektionen mit Coxsackie- und ECHO-Viren besonders in den heißen Sommermonaten recht häufig vor, gelegentlich mit Exanthem.

Intrauterine Schädigungen durch ECHO- oder Coxsackie-Viren werden gelegentlich vermutet, sind aber nicht bewiesen.

Dagegen kann es bei der Geburt oder in den ersten Lebenstagen zu einer Infektion des Kindes, von der Mutter oder vom Pflegepersonal übertragen, kommen mit schwerer Meningoenzephalitis oder Myokarditis, auch mit letalem Ausgang. Einzelne Epidemien auf Neugeborenenstationen sind beschrieben worden.

Diagnostik: Virusisolierung (Kultur) bevorzugt aus dem Stuhl. Die Serologie spielt keine Rolle.

Therapie: Immunglobulingabe bei Epidemie auf Neugeborenenstationen, sonst keine.

Rotaviren

Spielen als Durchfallerreger bei Neugeborenen eine Rolle.

Diagnostik:

Virusnachweis im Stuhl.
- Elektronenmikroskop.
- Erythrozyten-Festphasen-Aggregations-Test.
- Dünnschichtimmunoassay (TIA).

Therapie: keine.

Hepatitis A

Die Hepatitis A wird durch ein stabiles RNA-Virus (s. Abb. 1) verursacht und durch Schmierinfektion übertragen. Sie hat eine gute Prognose.

In utero kann eine Hepatitis-A-Infektion des Kindes ablaufen.
So wurden bei einer floriden Hepatitis-A-Infektion der Mutter eine vorübergehende Lebervergrößerung und Aszites beobachtet. Das Kind war bei Geburt unauffällig.

In Deutschland haben etwa 20% der Erwachsenen eine Hepatitis A durchgemacht. In südlichen Ländern ist die Durchseuchung höher, bis zu 90%.

Eine Schädigung der Schwangerschaft durch eine Hepatitis-A-Infektion ist bisher nicht beschrieben worden. Trotzdem wird man im Falle eines Hepatitis-A-Kontaktes während der Schwangerschaft zu einer Immunglobulingabe (10 ml Standardimmunglobulin i. m.) raten.

Diagnostik:

- Virusisolierung aus dem Stuhl.
- Ak-Nachweis im Serum. 4facher Anstieg der IgG-Ak (ELISA), IgM-Ak-Nachweis (ELISA).

Therapie: keine.
Prophylaxe: Standardimmunglobulin i. m. 5–10 ml, Schutzdauer 3–12 Wochen (Halbwertszeit 3 Wochen).

Hepatitis B

Die Hepatitis B wird durch ein relativ labiles DNA-Virus (s. Abb. 1) verursacht. Die Übertragung erfolgt durch Blut, Blutprodukte oder durch intensive Schleimhautkontakte.

Etwa 5–10% der Erwachsenen in Deutschland haben eine Hepatitis-B-Infektion durchgemacht. Bei etwa 10% geht die Hepatitis B in eine chronische Form (HB_S-Dauerausscheider) über.

Zu einer Infektion des Kindes in utero kann es durch eine akute Hepatitis-B-Infektion während der Schwangerschaft kommen mit einem Infektionsrisiko des Kindes von 70–90% oder wenn die Mutter eine chronische Infektion mit einer persistierenden HB_S-Antigen-Bildung hat, wobei das Infektionsrisiko des Kindes hier nur 5–10% beträgt.

Ein konnatales Hepatitis-B-Syndrom ist nicht bekannt. Bei einer prä- oder perinatalen Infektion des Kindes kommt es häufig zu einem chronischen Infektionsstatus mit chronischer Hepatitis, die exazerbieren kann oder gar zum Leberzellkarzinom führt.

Die Infektion des Kindes erfolgt in der Mehrzahl der Fälle erst perinatal bei der Geburt oder im frühen Wochenbett.

Diagnostik

Beim Hepatitis-B-Virus unterscheidet man das Antigen der Virushülle (HB_SAg), das Antigen des Innenkörpers (HB_cAg) und ein Degradationsprodukt des HB_cAg, das HB_eAg.

Die Diagnose der akuten Hepatitis erfolgt serologisch durch den Nachweis von Anti-HB_c IgM-Ak.

Anti-HB_S-Ak werden erst 3–6 Wochen

nach Erkrankungsbeginn nachweisbar. Sie fehlen bei chronischen HB_sAg-Trägern.

Nach der Impfung finden sich nur Anti-HB_s-Ak, da nur mit HB_s-Ag geimpft wird.

Anti-HB_c-IgG-Ak sind Ausdruck einer früher durchgemachten Hepatitis B.

Läßt sich bei diesen HB_sAg nachweisen, wobei die Anti-HB_s-Ak dann fehlen, so handelt es sich um einen infektiösen HB_s-Carrier (Träger).

Häufigkeit einer Hepatitis-B-Gefährdung des Neugeborenen: Während eine akute Hepatitis B recht selten ist, finden sich HB_s-Carrier (= chronische Infektionsform) bei deutschen Müttern bei ca. 0,5% und bei Frauen aus südlichen Ländern bei ca. 5%. Dieses Risiko kann nur durch eine serologische Untersuchung erkannt werden.

Ist neben dem HB_s-Antigen auch noch HB_e-Antigen nachweisbar, so ist das Infektionsrisiko für das Neugeborene mit 50–70% hoch, ansonsten liegt es bei 5–10%.

Schutzmaßnahmen für das Kind: Neugeborene von Müttern, die HB_s-Antigen positiv sind, sollten unmittelbar nach der Geburt simultan gegen Hepatitis B geimpft werden. Sie erhalten 1 ml Hepatitis-B-Hyperimmunglobulin (innerhalb 12 Stunden nach der Geburt) und die 1. Dosis der aktiven Hepatitis-B-Impfung (innerhalb von 7 Tagen).

Nach 4 Wochen und nach 1 Jahr erfolgt die 2. und 3. Injektion.

Auf diese Weise kann die Inzidenz einer Hepatitis-B-Infektion um 80–90% reduziert werden.

Gegen ein Stillen auch nach der Hepatitis-B-Impfung bestehen keine Einwände.

Hepatitis non A non B

Diese Form der Hepatitis hat in den letzten Jahren deutlich zugenommen und ist, da die Hepatitis B infolge von Impfung und Vorsorgemaßnahmen (Untersuchungen der Blutkonserven und Blutprodukte) rückläufig ist, inzwischen häufiger als die Hepatitis B. Sie macht 90% der Posttransfusionshepatitiden aus.

Da keine spezifische Diagnostik zur Verfügung steht, ist die Beurteilung dieser Hepatitisform derzeit noch erschwert.

Aber auch bei dieser Hepatitisform ist bisher kein konnatales Syndrom bekannt. Das Risiko für das Kind dürfte begrenzt sein.

Eine Indikation für einen Schwangerschaftsabbruch besteht nicht.

Prophylaxe: Eventuell dem Neugeborenen 1 ml Standardimmunglobulin geben.

Lymphozytäre Choriomeningitis (LCM)

Eine LCM-Virusinfektion in Deutschland ist relativ selten. Etwa 1–9% der Erwachsenen besitzen Antikörper gegen dieses Virus.

Die Infektion erfolgt von Goldhamstern oder Mäusen, die in der Mehrzahl mit diesem Virus infiziert sind.

Erreger: LCM-Virus, ein Arenavirus.
Übertragung: Goldhamster.
Klinisches Bild: Die Symptome beim Menschen sind uncharakteristisch grippeähnlich.

Üblicherweise wird nicht nach dieser Virusinfektion in der Schwangerschaft gefahndet. In einzelnen Studien konnte jedoch gezeigt werden, daß eine LCM-Virusinfektion in der Frühschwangerschaft zu Aborten und später zu Meningoenzephalitis, Chorioretinitis, Hydrozephalus oder geistiger Retardierung führen kann.

Prophylaxe: Da diese Infektion praktisch nur von Goldhamstern oder Mäusen übertragen wird, sollte deren Kontakt in der Schwangerschaft gemieden werden. Im Falle eines unklaren Hydrozephalus kann die Suche nach Antikörpern gegen das LCM-Virus die Ursache klären helfen.

Ansonsten spielt diese Infektion aber zahlenmäßig keine allzu große Rolle und wäre nur durch breite Screening-Untersuchungen zu erfassen.

Diagnostik:
- Erregerisolierung (Speziallaboratorien).
- Ak-Nachweis: KBR, FT.

Therapie: keine.

Influenza (Grippe)

Akute Atemwegserkrankung mit Fieber, Schnupfen, Krankheitsgefühl. Epidemieartiges Auftreten.

Eine Schädigung des Kindes ist, wenn überhaupt möglich, ein sehr seltenes Ereignis.

Es gibt Stimmen, die behaupten, das Risiko durch die Maßnahmen während der Erkrankung sei größer als durch den Erreger selbst.

Bakterielle Infektionen und Zoonosen in der Schwangerschaft

Bei den Infektionen während der Schwangerschaft müssen 2 Arten von Erregern unterschieden werden: diejenigen, welche auf hämatogenem Wege die Schwangerschaft erreichen (z. B. Listerien, Treponemen, nicht selten Zoonosen), und diejenigen, welche aszendierend über die Zervix das Kind gefährden (s. Abb. 44, S. 83) und die meist aus der eigenen Körperflora stammen.

Lues (Syphilis)

Siehe auch S. 50.

Bei der Primärinfektion kommt es nach einer etwa 3wöchigen Inkubationszeit zum Auftreten eines oder mehrerer Primäraffekte als Ulkus oder Oedema indurativum mit nicht schmerzhaften regionalen Lymphknotenschwellungen, wenn der Primäraffekt im äußeren Genitalbereich sitzt.

Die Infektion des Kindes mit Treponema pallidum kann wahrscheinlich zu jedem Zeitpunkt der Schwangerschaft erfolgen. Bei sehr früher Infektion der Schwangerschaft erfolgt meist ein Abort oder ein intrauteriner Fruchttod, erst ab dem 4. Schwangerschaftsmonat kommt es zu einer klinisch manifesten Lues connata.

Bei einer **Primärinfektion** während der Schwangerschaft liegt die Wahrscheinlichkeit für die Infektion des Kindes zwischen 70 und 100%. Nur etwa die Hälfte der von einer syphilitischen Mutter lebend geborenen Kinder zeigen eine klinisch manifeste Lues connata.

Bei einem Primäraffekt im Geburtskanal zum Zeitpunkt der vaginalen Entbindung kann ein Primäraffekt auf dem Kopf oder im Nackenbereich des Kindes auftreten.

Da zum Zeitpunkt des Primär- und Sekundärstadiums Infektiosität besteht, kann es auch dann noch zu einer Infektion der Schwangerschaft kommen, wenn die Primärinfektionen einer unbehandelten oder unzureichend behandelten Lues erst 1 Jahr bis maximal 2 Jahre zurückliegt.

Durch die in den Mutterschafts-Richtlinien geforderte Luesserologie werden diese Fälle jedoch entdeckt und sind in Deutschland inzwischen selten.

Beim Neugeborenen unterscheidet man:

Lues connata praecox, die dem Sekundärstadium der Syphilis entspricht, mit bereits eindeutiger klinischer Manifestation, und die

Lues connata tarda, deren klinische Manifestation erst im späten Kindesalter oder im frühen Erwachsenenalter erfolgt.

Beide Formen kommen etwa gleich häufig vor. Das typische Vollbild der sog. Hutchinsonschen Trias (Tonnenzähne, Keratitis parenchymatosa und Innenohrschwerhörigkeit) findet sich inzwischen selten.

Diagnostik: s. S. 51

Therapie: Jede floride Lues in der Schwangerschaft muß sofort behandelt werden. Mittel der Wahl ist Penicillin.

Da das Kind mitbehandelt werden muß und der Plasmaspiegel im Kind nur etwa 20–30% desjenigen der Mutter beträgt, muß hier entsprechend hoch therapiert werden.

Bedingt durch die langsame Teilungsrate der Treponemen (24 Stunden) muß sehr lange behandelt werden.

Penicillin G (z. B. Megacillin) 2,4 Mio. IE/Tag über 21 Tage.

Bei *Penicillinallergie:* Erythromycin-Stearat (z. B. Erythrocin) 4 x 500 mg/Tag über 30 Tage.

Kontrolle des Therapieerfolges serologisch (s. Seite 51).

Listeriose

Erreger:

Listerien (Listeria monozytogenes) sind kleine, bewegliche (Geißeln), grampositive Stäbchenbakterien. Morphologisch können sie gelegentlich mit kleinen Laktobazillen, Gardnerella vaginalis oder Korynebakterien verwechselt werden. Mehrere Serotypen (>5) sind bekannt (O- und H-Antigene).

Die Infektion erfolgt durch Tiere, in der Regel durch Milch und Milchprodukte (Käse).

Die häufigste Erkrankungsform beim Erwachsenen ist die Meningitis.

In der Schwangerschaft kann die Infektion hämatogen auf das Kind übergehen und dort zum Abort (meist fieberhafter Abort), zur Totgeburt oder zur Frühgeburt führen.

Nur die rechtzeitige Therapie der Mutter kann das Kind retten.

Klinisches Bild: asymptomatisch, grippeähnliches Bild, Fieber, Meningitis. In der Schwangerschaft und bei älteren oder immunsupprimierten Menschen ist die Erkrankung häufiger symptomatisch.

Verlauf in der Schwangerschaft: Nach unklaren grippalen Symptomen persistiert ein niedriges oder mäßig hohes rezidivierendes Fieber, welches nach 8-10 Tagen wieder zunimmt. Amnioninfektionszeichen mit Kontraktionen kündigen dann die Ausstoßung des Kindes an. Danach kommt es zur schlagartigen Besserung bei der Mutter.

Mögliche Folgen für das Kind:
- Keine Infektion.
- Absterben der Frucht in utero.
- Frühgeburt.
- Granulomatosis infantiseptica (sehr schwere Erkrankung).
- Bei Infektion hohe Mortalität.

Diagnose:
Nur der Erregernachweis ist bewiesen. Er kann geführt werden in:

- Blutkultur (bei Fieber in der Schwangerschaft).
- Fruchtwasser (Abort, Blasensprung, Punktion).
- Liquor (bei Meningitis der Mutter).
- Zervixabstrich, geringer Wert bei stehender Blase, da hämatogene Aussaat, aber sinnvoll nach Blasensprung.
- (Erregernachweis im Stuhl ist ohne größeren Wert, da Listerien bei 5% der Erwachsenen vorkommen können, ohne daß es zur Erkrankung kommt oder eine Prognose abgeleitet werden kann.)
- (Die Serologie ist wegen der starken Kreuzreaktion mit anderen Bakterien für die Diagnostik der akuten Listeriose ungeeignet. Auch die spätere Klärung eines unklaren Abortes ist hierdurch nicht möglich. Etwa 50-70% der Erwachsenen haben Ak gegen Listerien.)

Erregernachweis beim Kind in:

- Blut.
- Liquor.
- Eventuell im Stuhl.
- Histologischer Nachweis der Listerien durch Spezialfärbung (Silberimprägnierung (Abb. 52).

Pathogenese: Die Listeriose ist eine Zoonose, die von Tieren auf den Menschen übertragen wird.

Die Epidemiologie der menschlichen Listeriose ist alles andere als geklärt. Der häufigste Übertragungsweg dürfte heutzutage über Milch und Milchprodukte, insbesondere durch verschiedene Weichkäse, erfolgen.

Durch Pasteurisierung der Milch vor der Käseherstellung werden die Erreger abgetötet.

Aus dem Darm gelangen die Listerien über den Blutweg zur Schwangerschaft. (Eine Übertragung der Listerien ist wohl schon im 3. Monat möglich, denn uns wurde erst kürzlich ein fieberhafter Abort in der 11. Woche durch Listeriose bekannt.)

Bei rechtzeitiger Therapie der Mutter ist die Prognose für das Kind gut. Nicht immer kommt es zur Übertragung auf den Fetus, bzw. es ist mit einer Ausheilung der Infektion auch beim Kind zu rechnen.

Eine erfolgreiche Listeriosebehandlung in der Schwangerschaft stellt keine Indikation zum Schwangerschaftsabbruch dar.

Therapie: Die Therapie muß früh einsetzen. Eine Therapie nach Ausstoßung des Kindes ist normalerweise nicht mehr notwendig.

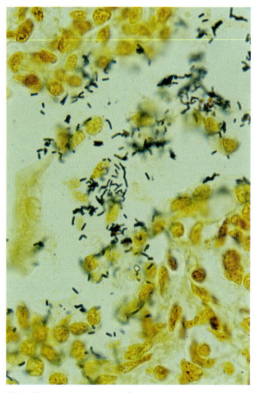

Abb. 52 Listeriose in der Schwangerschaft. Bei dem in der 22. Woche abgestorbenen Kind konnten die bei der Mutter kulturell nachgewiesenen Listerien erst nach Silberimprägnierung der histologischen Präparate in allen Organen (Abb. Lunge) nachgewiesen werden (Aufnahme Prof. Dr. N. Böhm, Pathologisches Inst., Univ. Freiburg).

Mittel der Wahl ist Ampicillin mit 3 x 5 g pro Tag für 2 Wochen. (Cephalosporine sind unwirksam.)

Bei Penicillinallergie: Erythromycin, Co-Trimoxazol.

Bei jedem **Spätabort**, insbesondere **fieberhaftem Abort**, und bei jeder Totgeburt sollte auch nach der Listeriose als Ursache gefahndet werden.

Die Erregerisolierung ist die sicherste Diagnose. Sind Entzündungsreaktionen in der Plazenta oder im Fetus vorhanden, so lassen sich auch im histologischen Präparat meist Bakterien, die auch Listerien sein können, nachweisen.

Es gibt aber auch Fälle, wo die kindliche Infektion so foudroyant verläuft, daß es nicht zu einer histologisch nachweisbaren Entzündungsreaktion kommt.

In diesen Fällen läßt sich die Diagnose aber durch den Erregernachweis in den Organen des Kindes mittels Silberfärbung noch stellen (s. Abb. 52).

Die Serologie bei der Mutter bringt keine aussagekräftige Information.

Prophylaxe: Vermeidung von nichtpasteurisierter Milch und Käsesorten aus nichtpasteurisierter Milch. Bei Weich- und Schimmelkäsen Vermeidung des Verzehrs der Käserinde, da diese eher kontaminiert ist (kontaminierte Herstellungsbereiche) als das Innere des Käses.

Borreliose

Systemische Erkrankung mit Bakteriämie.

Synonyma bzw. unterschiedliche Manifestationsformen:

- Erythema chronicum migrans.
- Lymphadenosis benigna cutis.
- Acrodermatitis chronica atrophicans.
- Lyme Disease.

Es handelt sich um keine neue Erkrankung, neu ist nur die Aufklärung des Infektionsweges und die Identifizierung des Erregers.

Für den Gynäkologen ist diese Infektion insofern von Bedeutung, als der Erreger Ähnlichkeit mit dem Syphiliserreger besitzt und während der Schwangerschaft auf das Kind übergehen kann.

Erreger: Borrelia burgdorferi, ein spiralförmig gewundenes Bakterium (s. S. 7) aus der Familie der Spirochaetaceae.

Übertragungsweg: durch Zecken, welche auch die Frühsommermeningoenzephalitis (FSME) übertragen, möglicherweise auch durch andere Insekten.

Inkubationszeit: 7 Tage bis mehrere Monate.

Durchseuchung: Bei etwa 15% der Erwachsenen lassen sich Ak nachweisen.

Klinisches Bild: Es läuft in verschiedenen Stadien ab, dem frühen Stadium (4-8 Wochen), dem späten Stadium (bis zu 1 Jahr) und dem chronischen Stadium (über 1 Jahr).

Um den Ort des Zeckenbisses herum kann man das Erythema chronicum migrans sehen. Kommt es zur Generalisierung, so sind Kopfschmerzen, Fieber und allgemeines Krankheitsgefühl und multiple Erytheme vorhanden.

Im Spät- und chronischen Stadium kann es zur Meningopolyneuritis, Myokarditis, Acrodermatitis chronica atrophicans kommen.

Die Mono- bzw. Oligoarthritis ist ein typisches Symptom des Spätstadiums. Viele Borreliosen werden erst in diesem Stadium erkannt.

Diagnostik:
- *Serologie:* FT, ELISA.
  Die Ak bilden sich nur langsam, der Nachweis von IgM-Ak gelingt nicht immer.
  Hohe Titer werden auch im Gelenkpunktat gefunden.
- *Kultur:* nicht möglich.
- *Laborparameter:* Diese sind uncharakteristisch mit beschleunigter BSG, Leukozytose und je nach Organbefall Transaminasenerhöhung.

Therapie:
Penicillin 2-10 Mio./Tag.
Tetracycline 2 g/Tag.
Erythromycin 1,5-2 g/Tag.
Therapiedauer: 14 Tage und länger.

Besondere Bedeutung in der Schwangerschaft: Wegen seiner Verwandtschaft mit dem Lueserreger ist nicht auszuschließen, daß die Borrelien während der Schwangerschaft auch auf das Kind übergehen.

Über Art und Häufigkeit der Schädigung ist bislang noch wenig bekannt, da noch zu wenige gesicherte Beobachtungsfälle vorliegen. Einzelne Fälle von Totgeburt, Mangelentwicklung, Frühgeburt mit Exanthem, Syndaktylie sind publiziert.

Vorsorglich wird aber bei Nachweis dieser Infektion in der Schwangerschaft zur frühzeitigen Penicillintherapie geraten. Wieweit bei chronischer Infektion, die sich z. B. durch rezidivierende Gelenkergüsse äußert, eine Gefahr für das Kind besteht, ist nicht bekannt.

Toxoplasmose

Die Toxoplasmose ist eine Infektion durch das Protozoon Toxoplasma gondii, welche meist asymptomatisch abläuft. In Einzelfällen kann es aber durchaus zu einem chronischen Krankheitsverlauf mit Lymphknotenschwellung, Müdigkeit, Schwäche und subfebrilen Temperaturen kommen.

Eine Toxoplasmoseinfektion ist dadurch problematisch, daß im Falle einer Schwangerschaft der Erreger auf den Fetus übergehen und hier zu schweren, irreparablen Schäden (Hydrozephalus) führen kann.

Durch rechtzeitige Antibiotikatherapie kann das Schädigungsrisiko beim Kind gesenkt werden.

Erreger: Toxoplasma gondii, ein kommaförmig gebogenes Protozoon (s. S. 7). Er hat ein breites Wirtsspektrum, d. h., er kann viele Tierarten befallen.

Übertragungsweg: Hauptwirt ist die Katze. Sie scheidet nach der Infektion mehrere Wochen lang Oozyten im Kot aus. Diese sind sehr widerstandsfähig und werden z. B. mit dem Straßenstaub verbreitet und oral vom Menschen aufgenommen. Die meisten Infektionen erfolgen ohne eigene Katze. Die Krankheit wird seltener auch durch rohes Fleisch, z. B. Tartar, übertragen.

Klinisches Bild: Die postnatale Toxoplasmose ist eine relativ häufige, aber gutartige Infektion, die bei etwa ⅔ weitgehend asymptomatisch, höchstens mit leichten grippalen Symptomen abläuft.

Bei einem Teil der Betroffenen (30-40%) kommt es zu persistierenden Lymphknotenschwellungen über Wochen und Monate. Nicht selten stellt erst der Pathologe im histologischen Bild die Verdachtsdiagnose.

Bei wenigen Betroffenen kommt es zu einer wochen- bis monatelangen Erkrankung mit subfebrilen Temperaturen, Schwäche, Müdigkeit. Serologische Verlaufskontrollen haben gezeigt, daß bei vielen Betroffenen die IgM-Ak bis zu 1-2 Jahre persistieren, was für eine chronische Infektion spricht. Trotz Antibiotikatherapie kommt es nicht immer zu einem baldigen Ausheilen.

Die Infektion läuft primär im lymphatischen Gewebe ab, kann aber auch zu einer gutartigen Myokarditis, einer Chorioretinitis und auch Enzephalitis führen.

Bei einzelnen Menschen kann es nach Jahren und Jahrzehnten durch Platzen der Zysten zur Reaktivierung der latenten Infektion kommen, was besonders in der Retina bemerkt wird, da es zu einer Sehverschlechterung führt. Aber auch das Gehirn oder das Herz können betroffen sein.

Wieweit es sich bei diesen reaktivierten Infektionen um eine pränatale oder postnatale Infektion handelt, ist nicht bekannt.

Durchseuchung: Etwa 50% der Erwachsenen besitzen Ak gegen Toxoplasma gondii.

Besondere Bedeutung in der Schwangerschaft: Die Erstinfektion während der Schwangerschaft, bei der es zu einer Parasitämie kommt, kann zu einer Infektion der Schwangerschaft und damit des Fetus führen. Zunächst bilden sich Herde in den Eihäuten oder in der Plazenta, von wo aus es erst nach einiger Zeit zum Einbruch der Erreger in den fetalen Kreislauf und damit zu einer Infektion kommt.

Nur so ist zu verstehen, daß lange nach dem Zeitpunkt der Infektion der Mutter eine Therapie das Risiko für den Fetus noch zu senken vermag. In manchen Fällen kommt die Therapie aber doch zu spät, und das Kind ist geschädigt.

Tabelle **12** Erkrankungsformen des Kindes (keine embryonale, sondern nur fetale Erkrankung)

Generalisierte Infektion: Hepatitis
　　　　　　　　　　　　Myokarditis
　　　　　　　　　　　　Enzephalitis

Postenzephalitischer Schaden: Verkalkungen
　　　　　　　　　　　　　　Hydrozephalus
　　　　　　　　　　　　　　Chorioretinitis

Genaue Zahlen über die Inzidenz einer primären Toxoplasmoseinfektion in der Schwangerschaft gibt es nicht. Nach Schätzungen rechnet man bei 0,2-0,8% aller Schwangeren mit einer primären Toxoplasmoseinfektion. Im Durchschnitt kommt es bei 50% der Betroffenen zu einer Infektion des Fetus. Dabei nimmt die

Tabelle **13** Geschätzte Größenordnung des Toxoplasmoseproblems in der Schwangerschaft

500 000	Geburten pro Jahr
250 000	Seronegative Schwangere
1 750	Floride Infektionen, bei 0,7% Serokonversion
262	Kranke Kinder bei Geburt, bei 15% Schädigungsrate
?	Konnatale Infektionen, die erst nach Jahren oder Jahrzehnten sichtbar werden

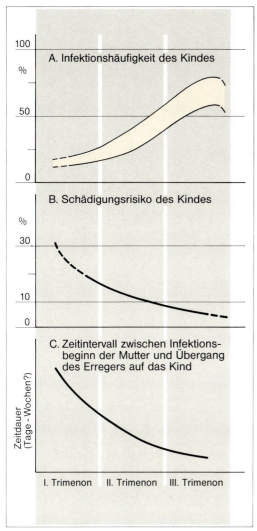

Abb. 53 Toxoplasmose in der Schwangerschaft. Das Risiko für das Kind, infiziert zu werden, nimmt im Verlauf der Schwangerschaft zu (A). Das Schädigungsrisiko dagegen nimmt im Verlauf der Schwangerschaft ab (B). Auch wenn die Infektion bei der Mutter schon längere Zeit läuft (Antikörper sind bereits nachweisbar), kann die Infektion des Kindes durch eine Antibiotikatherapie noch verhindert werden, da der Erreger erst nach Tagen oder Wochen auf das Kind übergeht (C).

Übertragungshäufigkeit im Laufe der Schwangerschaft zu, die Schädigungsrate dagegen ab (Abb. 53). Über die Höhe der Schädigungsrate mit schweren, irreparablen Schäden gibt es leider keine zuverlässigen Zahlen.

In der Mehrzahl der Fälle ist das Kind bei der Geburt unauffällig, und erst nach Jahren oder Jahrzehnten wird die konnatale Toxoplasmoseinfektion, z. B. durch die Reaktivierung eines Herdes in der Retina, erkannt.

In Einzelfällen kommt es aber bereits in utero zu einer schweren Infektion des ZNS, was zu einem Hydrozephalus führen kann. Verkalkungen im Gehirn zeigen eine alte, abgelaufene Toxoplasmoseenzephalitis an.

Eine floride Erkrankung bei der Geburt wird nur selten gesehen.

Diagnostik:

Die *Serologie* (Abb. 54) steht hier ganz im Vordergrund. Anzüchtung der Toxoplasmen wird nur in ganz wenigen Speziallaboratorien durchgeführt.

- KBR: Titer über 1:20 sprechen für eine floride Infektion.
- IFT: Mit diesem Test läßt sich eine früher durchgemachte Toxoplasmose nachweisen. Er hat den Sabin-Feldman-Test (SFT) ersetzt.
- Indirekter Hämagglutinationstest (IHA): Zu Beginn finden sich nur niedrige Titer, die dann im Verlauf von Wochen von 1:10 auf 1:4000 ansteigen können.
- IgM-IFT: nach Abtrennung der IgM-Ak.
- IgM-ISAGA (= Immunosorbent-Agglutination-Assay): ein neuer und sehr empfindlicher Test, der hohe Titer liefert.

Interpretation serologischer Ergebnisbeispiele (Titerhöhen hängen vom Standard des jeweiligen Labors ab):

Frische Infektion:	IFT von negativ auf positiv (sicherer Nachweis)	
oder	KBR	1:> 40
	IFT	1:> 512
	IgM-FT	1:> 40
	IgM ISAGA	1:> 10000
	IHA	1:< 32
Ältere floride Infektion:	KBR	1:20
(Wochen, Monate)	IFT	1:1024
	IgM-FT	1:20
	IgM ISAGA	1:2000
	IHA	1:> 1000
Anamnestischer Titer:	KBR	1:10
(> 2 Jahre Dauer)	IFT	1:256
	IgM-FT	negativ
	IgM ISAGA	negativ
	IHA	1:> 1000

Pränataldiagnostik (Spezialzentren): Nabelschnurpunktion ab der 20. Schwangerschaftswoche und IgM-Ak-Nachweis oder Erregeranzüchtung.

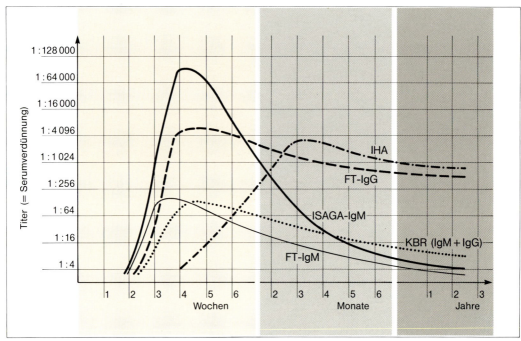

Abb. 54 Diagnostik der Toxoplasmose-Infektion bei der Mutter. Die Titerhöhe bzw. die Nachweisbarkeit von IgM-Antikörpern hängt von der Art des verwendeten Testes ab. Hämagglutinierende Antikörper (IHA) werden aber nur langsam gebildet, so daß ein hoher Titer hier für eine länger zurückliegende Infektion spricht. Wenn kein Serum von vor der Infektion zur Verfügung steht, kann die Aktualität der Infektion nur noch aus dem Verlauf und dem Verhältnis der verschiedenen Testergebnisse zueinander abgelesen werden.

Therapie: Außerhalb der Schwangerschaft ist die Therapie einer Toxoplasmoseinfektion nur bei eindeutiger klinischer Symptomatik erforderlich. In der Schwangerschaft sollte jede primäre, d. h. erst in der Schwangerschaft aufgetretene Toxoplasmoseinfektion, behandelt werden.

Über den Zeitpunkt der Therapie einer Toxoplasmose in der frühen Schwangerschaft herrscht noch Uneinigkeit. Da die Toxoplasmose eine Fetopathie verursacht und eine Infektion des Feten erst nach der 16. Schwangerschaftswoche angenommen wurde, wurde früher zu einer späten Therapie geraten.

Dem stehen aber inzwischen eine Reihe von Beobachtungsfällen gegenüber, bei denen es zu einer früheren Schädigung des Kindes gekommen ist.

Daher wird man zur Therapie so früh wie möglich raten, spätestens nach der 12. Schwangerschaftswoche.

Entscheidend ist aber, daß es sich wirklich um eine Primärinfektion während der Schwan-

Tabelle 14 Therapie

I. Kombinationstherapie:

Pyrimethamin und Sulfametoxydiazin
  (Daraprim)   (Durenat)
  1. Tag   50 mg   2 g
  2.–28. Tag 25 mg   1 g

Beide Substanzen sind plazentagängig
Eine wöchentliche Blutbildkontrolle mit Thrombozytenbestimmung muß durchgeführt werden.

II. Monotherapie:

Spiramycin (Rovamycine, Selectomycin)
1.–28. Tag 2–3 g pro Tag

Nicht plazentagängig bzw. kaum.
Ist zu bevorzugen bei früher Infektion, die rasch erkannt wurde, da damit zu rechnen ist, daß das Kind noch nicht infiziert ist.

III. Alternativen:

Co-Trimoxazol (Bactrim, Eusaprim)
Clindamycin (Sobelin)

gerschaft handelt und nicht um eine persitierende, noch floride Infektion.

Über die Gesamtdauer der Therapie besteht noch keine Einigkeit, der Trend geht bei nachgewiesener Infektion des Kindes zur Therapie über Monate.

Scharlach

Der Scharlach ist eine Sonderform der sehr viel häufigeren Pharyngitis durch Streptokokken der Gruppe A. Das erythrogene Toxin verursacht das zusätzliche diffuse, auf Druck abblassende Hauterythem. Die Hautfarbe ähnelt der eines „gekochten Krebses". Munddreieck, Handflächen und Fußsohlen sind ausgespart. Die Zunge erscheint wegen der stark geröteten Papillen und dem weißen Belag erdbeerartig.

Die Inkubationszeit ist mit 3–5 Tagen kurz und die Ausscheidung, d.h. die Infektiosität, bereits 24 Stunden vor dem Exanthem vorhanden.

Erreger: Streptokokken der Gruppe A, die von einem Bakteriophagen befallen sind, welcher die Bildung des erythrogenen Toxins verursacht. Mehrere verschiedene erythrogene Toxine sind bekannt (5), so daß man mehrfach an Scharlach erkranken kann.

Diagnose:
- *Kultureller Nachweis* der ß-hämolysierenden Streptokokken der Gruppe A im Rachen.
- *Labor:* erhöhte BSG, Leukozytose im Blut.
- *Serologie:* Sie hat für die akute Infektion keine Bedeutung, jedoch für Nachfolgeerkrankungen wie das rheumatische Fieber (Anti-Streptolysin O-Titer).

Bei rascher Penicillintherapie kommt es zu keiner oder nur zu einer geringen Antikörperantwort.

Therapie: Penicillin G i.m. oder Penicillin V oral, etwa 1 bis 1,5 Mio. IE pro Tag. Alternativ: Erythromycin 1,5–2 g pro Tag.

Besondere Bedeutung in der Schwangerschaft: Das Auftreten von Scharlach in der Umgebung von Schwangeren löst immer wieder Besorgnis aus.

Scharlach, selbst bei Schwangeren, ist selten. Die Gefahr einer Schädigung der Schwangerschaft ist, wenn überhaupt, sehr niedrig. Eine frühzeitige Therapie verhindert Schäden durch das Fieber oder die Sepsis beim Kind.

Eine direkte Schädigung des Kindes durch Scharlachstreptokokken ist nicht bekannt.

Vorgehen bei Scharlach in der Umgebung bzw. bei Kontaktpersonen: Rachenabstrich zum Ausschluß von ß-hämolysierenden Streptokokken der Gruppe A.

Sind diese kulturell nachweisbar, kann eine Penicillinprophylaxe für einige Tage durchgeführt werden.

Streptokokken-A-Kontamination: Bis zu 10% der Bevölkerung sind mit Streptokokken der Gruppe A im Pharynx besiedelt, ohne Krankheitszeichen aufzuweisen. Von hier kommt es immer wieder zur Verbreitung der Erreger. Eine Elimination der Keime ist häufig nicht möglich.

Bei der Beurteilung sollte man sich daher vom klinischen Bild und von anderen eventuellen Risiken oder Übertragungsproblemen leiten lassen.

Keuchhusten

Erreger ist das Bakterium Bordetella pertussis. Die Krankheit beginnt als grippaler Infekt (7.–14. Tag nach Infektion). Zu diesem Zeitpunkt sind die Infizierten hochinfektiös. In dem danach folgenden Stadium convulsivum, das Wochen dauern kann, ist kaum noch Infektiosität vorhanden.

Die charakteristischen Hustenanfälle werden nicht durch den Erreger, sondern durch ein Toxin verursacht und sind antibiotisch nicht mehr beeinflußbar.

Die Diagnose erfolgt durch Erregerisolierung aus dem Nasopharynx mittels Kultur und direktem FT.

Der Nachweis von Bordetella-Ak ist möglich und kann im Stadium convulsivum noch zur Diagnose führen.

Therapie (Erwachsene):

- Ampicillin i.v. 3 x 2 g/Tag.
- Amoxycillin oral 3 x 1 g/Tag.
- Erythromycin oral 2 g/Tag.

Bedeutung in der Schwangerschaft: Eine direkte Schädigung des Kindes ist nicht bekannt. Das Stadium convulsivum kann zur Frühgeburtlichkeit führen.

Salmonellen in der Schwangerschaft (Salmonellosen)

Hier unterscheidet man die typhösen Salmonellosen (Typhus, Paratyphus), die schwere Allgemeinerkrankungen sind, von den enteritischen

Salmonellosen, welche meist Lokalinfektionen des Darmes sind (Gastroenteritiden). Letztere sind sehr viel häufiger und gelegentlich auch in der Schwangerschaft zu sehen.

Die Diagnose wird durch Erregerisolierung aus dem Stuhl gestellt (fast 2000 serologisch unterscheidbare Salmonellentypen sind bekannt).

Die Verbreitung erfolgt durch klinisch gesunde Ausscheider (etwa 0,1-0,2% der Bevölkerung).

Eine Gefahr für die Schwangerschaft ist nicht zu erwarten. Lediglich bei der Geburt ist Vorsicht geboten, damit es nicht zur Infektion des Kindes kommt, da der Verlauf beim Säugling schwerer sein kann.

Vorgehen: Bei bekannter Salmonellose der Schwangeren bzw. bei Diarrhö Kontrolle kurz vor der Geburt. Werden von der Muter noch Salmonellen ausgeschieden, so ist die Kontamination des Kindes mit Stuhl möglichst zu vermeiden. Keine Trennung von Mutter und Kind. Regeln der Hygiene beachten. Eventuell Kontrolle des Kindes.

Campylobacter fetus und jejuni

Es handelt sich um Erreger, die bei Tieren häufig vorkommen. Diese Keime - insbesondere Campylobacter jejuni - haben in den letzten Jahren deutlich an Bedeutung gewonnen, nachdem sie dank verbesserter Nachweisverfahren immer häufiger bei Diarrhöen und fieberhaften Infekten nachgewiesen werden.

Bakteriämien sind nicht selten, so daß auf diesem Wege auch die Schwangerschaft erreicht werden kann.

Es sind mehrere Sepsisfälle mit intrauteriner Infektion und Absterben des Fetus durch Campylobacter fetus beschrieben worden. Der Erreger wurde hierbei aus der Blutkultur oder aus dem Fruchtwasser isoliert.

Übertragung: Die Infektion erfolgt über infizierte Tiere oder kontaminierte Nahrungsmittel.

Diagnose: Erregerisolierung aus Blutkultur, Fruchtwasser, Zervix.

Besondere Bedeutung in der Schwangerschaft:
Die generalisierte Infektion kann führen zu:
- Septischem Abort.
- Sepsis mit Frühgeburt.
- Sepsis mit Absterben des Kindes.

Therapie:
- Erythromycin 2 g pro Tag.
- Aminopenicilline, z.B. Ampicillin, Amoxicillin.
- Metronidazol oder andere 5-Nitroimidazole.
- Tetracycline.
- Clindamycin.

Streptokokken der Gruppe B

Streptokokken der Gruppe B, auch Streptococcus agalactiae genannt, im Englischen group B streptococci (GBS), gehören zum Genus Streptococcus der Familie Streptococcaceae, welche grampositive Kokken sind.

Bis vor 25 Jahren hielt man diese Bakterien für harmlose Saprophyten. Inzwischen ist aber bekannt, daß Streptokokken der Gruppe B zu den häufigsten Erregern schwerwiegender Infektionen beim Neugeborenen gehören.

Die Streptokokken der Gruppe B sind darum so problematisch, weil sie zwar häufig im Genitale vorkommen, aber nur sehr wenige Neugeborene erkranken (1% der exponierten Kinder). Es ist schwierig, die Risikofaktoren, abgesehen von der Anamnese und der Frühgeburtlichkeit, frühzeitig bzw. überhaupt zu erkennen.

Für die Mutter selbst scheinen die Streptokokken der Gruppe B nur von geringer pathogener Bedeutung zu sein. Aufgrund ihres häufigen Vorkommens in der Vagina werden sie natürlich auch häufig bei infektiösen Komplikationen gefunden (Endometritis), insbesondere seitdem Selektivnährböden zu ihrem Nachweis verwendet werden.

Der natürliche Standort der Streptokokken der Gruppe B ist der Darm. Viele Frauen (20-30%) weisen eine Besiedlung der Vagina mit Streptokokken der Gruppe B auf (Abb. **55**). Da die Konzentration der Bakterien wechselt und auch methodisch, angefangen beim Abstrich bis hin zur Anzüchtung, Unterschiede bestehen, ist ihr Nachweis teilweise etwas schwankend.

Trotz guter Empfindlichkeit gegenüber Penicillin gelingt es nicht, die Kolonisierung der Vagina zu beseitigen.

Erreger: Streptococcus agalactiae, Serogruppe B (Lancefield). 4 verschiedene Serotypen (Polysaccharidantigen) und Subtypen (Proteinantigene) sind bekannt.

Vorkommen und Häufigkeit: Natürlicher Standort: Darm. 20-30% aller Frauen sind vagi-

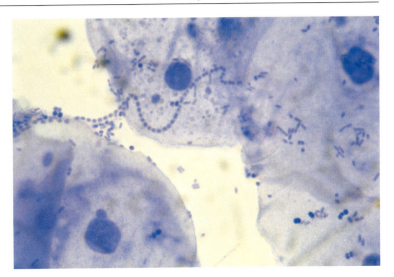

Abb. 55 Streptokokken der Gruppe B in der Vagina. Naßpräparat mit 0,1% Methylenblaulösung und 100er Ölimmersion-Objektiv. Nur selten finden sich so lange Ketten der Streptokokken. Meist liegen sie nur zu zweit, zu dritt oder zu viert. Häufig sind auch noch andere Bakterien zu sehen. Die Diagnose kann nur mikrobiologisch gestellt werden.

nal mit Streptokokken der Gruppe B besiedelt (schwankende Konzentrationen).

Risiko/Erkrankung bei der Mutter: Selten, fraglich Endometritis, Peritonititis.

Risiko/Erkrankung beim Kind: Peri- und neonatale Erkrankungen. Hier werden 2 Formen unterschieden, die **Frühform (early onset)**, welche bei der Geburt erworben wird und innerhalb der ersten 24 bis 48 Stunden auftritt, und die **späte Form (late onset)**, welche wahrscheinlich nosokomial verursacht wird und erst 8–10 Tage nach Geburt auftritt.

Die gefährlichere Form ist die Frühform, die sehr rasch verläuft und dabei zunächst relativ uncharakteristisch beginnt mit pulmonaler Adaptationsstörung, Stöhnen, Bradykardie, Zyanosezeichen, Apnoeattacken. Setzen die Symptome bereits in den ersten Stunden ein, so deutet dies darauf hin, daß die Infektion bereits intrauterin erfolgte.

Wird sie zu spät erkannt und behandelt, so ist die Prognose für das Kind schlecht.

Nachdem man gelernt hat, die Frühzeichen zu deuten und frühzeitig eine Antibiotikatherapie einleitet, ist die Letalität dieser Infektion stark zurückgegangen, aber unreife Kinder bleiben besonders gefährdet.

Folgende Infektionsformen kommen vor:
- RDS.
- Pneumonie (80–90% der Fälle).
- Meningitis/Sepsis.
- Intrauteriner Kindstod.

Häufigkeit: 1–3‰ aller Neugeborenen. (ca. 1–2% der exponierten, d.h. kontaminierten Kinder).

Risikofaktoren:
- Vorzeitiger Blasensprung [VBS] (vereinzelt kommen aber auch intrauterine Infektionen bei intakten Eihäuten vor!).
- Fruchtwasseraspiration.
- Frühgeburtlichkeit.
- Niedrige Antikörpertiter bei der Mutter.
- Anamnese (schon einmal Kind geboren mit Streptokokken-B-Infektion).

Diagnostik:
Mutter:
- Erregerisolierung aus Zervix/Vaginalabstrich (Selektivnährböden).
- Serologie (niedrige Ak-Titer scheinen das Risiko für das Kind zu erhöhen).

Kind:
- Mikroskop: Kokken im Magensaft (Schnellmethode).
- Erregerisolierung.

Prophylaktische Möglichkeiten:
Mutter:
- Systemische Penicillingabe (oral 10^6 IE pro Tag) für mehrere Tage (reduziert die Bakterien, eliminiert sie aber nicht).
- (Chlorhexidin: lokale Desinfektion der Vagina, die einige Tage bakterienarm bleibt.)
- Ampicillinprophylaxe während der Entbindung bei Risikofällen (Anamnese, VBS): 2g alle 8 Stunden.

Kind:
- Engmaschige klinische Kontrolle.
- Magensekret Untersuchung (mikroskopisch).
- Frühzeitige Verlegung des Kindes in die Kinderklinik.

Aminkolpitis

Bei etwa 10–15% der Schwangeren findet sich diese bakterielle Vaginalstörung. Bei einem Teil der Frauen normalisiert sie sich im Laufe der Schwangerschaft unter den steigenden Östrogenkonzentrationen und der nachlassenden Koitusfrequenz.

Besondere Bedeutung: Durch die hohe Konzentration fakultativ pathogener Bakterien (Gardnerella vaginalis und Anaerobier) ist die Häufigkeit aszendierender Infektionen bei diesen Frauen 5- bis 10mal höher als bei Frauen mit Laktobazillenflora.

Komplikationsrisiken:
- Vorzeitiger Blasensprung.
- Vorzeitige Wehen.
- Amnioninfektionssyndrom.
- Infektion der Episiotomiewunde.
- Endometritis post partum.
- Peritonitis post sectionem.

Vorgehen:
Im I. Trimenon keine Chemotherapie, eventuell Ansäuerung durch Milchsäurepräparate.
Im II. und III. Trimenon eventuell Lokalbehandlung mit 1 x 500 mg Metronidazol oder Ornidazol.

Bei vorzeitigen Wehen, vorzeitigem Blasensprung:
- Zervixabstrich für bakterielle Kultur.
- Beginn systemischer Therapie mit 3 x 2g Ampicillin.
- Eventuell zusätzlich Lokalbehandlung.

Bei Sectio caesarea: Antibiotikaprophylaxe.

Amnioninfektionssyndrom (AIS)

Es wird ausgelöst durch aszendierende Keime aus dem vaginalen und zervikalen Bereich. Welcher der im Infektionsbereich nachgewiesenen Keime dann der ursächliche Keim ist, kann oft kaum entschieden werden. Eine Chorioamnionitis kann zu einem vorzeitigen Blasensprung führen, umgekehrt begünstigt aber der vorzeitige Blasensprung die Aszension und damit die Entstehung einer Chorioamnionitis.

Eine aszendierende Infektion des Fruchtwassers kommt aber auch bei stehender Blase vor, z. B. durch Streptokokken der Gruppe B.

Das Vollbild des Amnioninfektionssyndroms mit Plazentitis, Amnionitis, Deziduitis, Infektion der Nabelschnur und des Kindes sind zum Glück selten. In der Mehrzahl der Fälle dürfte es sich um eine Chorioamnionitis handeln. Trotz dieser Infektion ist nur ein geringer Prozentsatz der betroffenen Kinder infiziert.

Auch die infizierten Kinder zeigen in der späteren Entwicklung keine Benachteiligungen im Vergleich zu anderen Kindern gleicher Schwangeschaftswoche.

Risikofaktoren für eine Chorioamnionitis:
- Vorzeitiger Blasensprung.
- Vorzeitige Wehen.
- Aminkolpitis.
- Hohe Keimzahlen anderer, fakultativ pathogener Keime, z. B. Streptokokken der Gruppe B, Escherichia coli, Haemophilus influenzae.
- Pathogene Keime: Listerien, Gonokokken, Streptokokken der Gruppe A, Staphylococcus aureus.

Entscheidend für die Prognose des Kindes ist die Schwangerschaftswoche und die frühzeitige Erkennung der Infektion.

Diagnostik:
- Leukozytärer Fluor.
- Erregernachweis im Zervixabstrich bzw. im Fruchtwasser.
- Temperatur der Mutter.
- Herzfrequenz des Kindes.
- Leukozytose im Blut der Mutter.
- Erhöhtes CRP im Serum der Mutter (Frühsymptom).
- Histologie der Eihäute (nachträgliche Sicherung der Infektion).

Praktisches Vorgehen: Dieses hängt von der Schwangerschaftswoche ab. Bei einem einigermaßen reifen Kind wird man daher die sofortige Geburt anstreben. Ist dies vaginal nicht möglich, so wird man eine Sectio caesarea durchführen. Falls die Antibiotikatherapie nicht vorher begonnen wurde oder werden mußte, wird man sie erst nach dem Abnabeln des Kindes ansetzen, um dem Pädiater nicht die Chance zu nehmen, vor seiner Therapie bakteriologische Untersuchungen durchzuführen. In besonders schweren Fällen wird man natürlich sofort mit der Antibiotikatherapie beginnen und hierauf keine Rücksicht nehmen. In der Mehrzahl der Fälle jedoch dürfte die Infektion noch nicht so weit fortgeschritten sein, so daß die diagnostischen Erwägungen berücksichtigt werden können.

Eine Verschlechterung des Amnioninfektionssyndroms durch die Sectio caesarea findet nicht statt. Wichtig ist aber, daß eine adäquate Antibiotikatherapie durchgeführt wird, die die wichtigsten in Frage kommenden Keime erfaßt.

Engmaschige Nachkontrolle von Mutter und Kind sind selbstverständlich.

Fieber während der Schwangerschaft

Dieses sollte immer sehr ernst genommen werden, da eine ganze Reihe schwerwiegender, das Kind möglicherweise bedrohende, Infektionen die Ursache sein können.

Diagnostische Maßnahmen:

- Blutkultur (Ausschluß Listeriose, Campylobacter-fetus-Sepsis, Sepsis allgemein).
- Urindiagnostik: es könnte eine Pyelonephritis sein.
- Körperliche Untersuchung der Schwangeren: bei Chorioamnionitis findet sich eine Druckschmerzhaftigkeit des Uterus.
- Spiegeleinstellung und bakteriologischer Abstrich (Bakterien und Chlamydien) aus der Zervix.
- Mikroskopische Untersuchung der Vaginalflora (z. B. Aminkolpitis).
- Laboruntersuchungen mit Leukozytenbestimmung, Thrombozytenbestimmung und Differentialblutbild zum Ausschluß einer Virusinfektion.
- Serologische Untersuchungen zum Ausschluß einer primären Zytomegalieinfektion etc.

Therapeutisches Vorgehen: Bei anhaltendem Fieber, wenn ein Virusinfekt weitgehend ausgeschlossen ist, Antibiotikatherapie mit 3 x 2 g Ampicillin. Bei Nachweis anderer Erreger oder anderer Diagnosen entsprechend andere Therapie.

Bei persistierendem Fieber Antibiotikum ab 3. Tag auf Cephalosporin der 2. oder 3. Generation umsetzen und eventuell Metronidazol hinzugeben.

Fieber in der Schwangerschaft ist gefürchtet, da es häufig zu Wehen führt. Eine Chorioamnionitis mit Gefährdung des Kindes ist immer zu bedenken und entsprechende Diagnostik, eventuell wiederholt, durchzuführen.

Vorzeitiger Blasensprung

Erstdiagnostik:

- Mikroskopie der Vaginalflora.
- Abstriche aus der Zervix zur bakteriellen Kultur.
- Bettruhe.
- Möglichst wenig vaginale Untersuchungen.

Keine ungezielte Prophylaxe.

Antibiotikatherapie auf jeden Fall bei unreifem Kind, wenn Entbindung noch nicht möglich und:

- Infektionszeichen der Mutter.
- Infektionszeichen des Kindes.
- Gestörte Vaginalflora.
- Nachweis pathogener Keime.

Bei **Sectio caearea**: Antibiotikaprophylaxe nach Abnabelung.

Aszendierende Infektionen nach der Geburt

Der Genitaltrakt und auch eine abdominale Wunde sind unmittelbar nach der Geburt besonders anfällig für bakterielle Infektionen. Begünstigend hierfür sind das während der Schwangerschaft veränderte und leicht gebremste Immunsystem; dann die weite Öffnung des Uteruskavums, wodurch es leicht durch Manipulationen während der Geburt zum Einschleppen größerer Mengen von Keimen aus dem Vaginalbereich kommen kann, verbunden mit der geburtsbedingten Gewebstraumatisierung.

Daß schwere Infektionen nach der Geburt relativ selten sind, hängt unter anderem mit der starken Blutfülle des Genitales zum Zeitpunkt der Geburt zusammen, wodurch reichlich humorale und zelluläre Abwehrstoffe zur Verfügung stehen.

Faktoren, die eine Infektion begünstigen, sind weiter unten aufgeführt. Kein Faktor ist allein für die Infektion verantwortlich, es müssen wahrscheinlich mehrere zusammenkommen. Das Vorhandensein eines oder mehrerer dieser Faktoren sollte den Geburtshelfer zu erhöhter Aufmerksamkeit veranlassen.

Infektionsrisiken:

- Pathogene Keime (Streptokokken A, Staphylococcus aureus etc.).
- Hohe Keimzahlen anderer Bakterien, z. B. Aminkolpitis.

- Lange Geburtsdauer mit vielen Untersuchungen.
- Verletzungen (Zervix-/Vaginalriß).
- Episiotomie.
- Operative vaginale Entbindung (Vakuum, Forzeps, manuelle Plazentalösung).
- Sectio caesarea.
- Vorzeitiger Blasensprung.
- Diabetes mellitus.
- Immunsuppression.
- Anämie.

Endomyometritis durch Streptokokken der Gruppe A

Dies ist die gefürchtetste Infektion im Wochenbett, früher bekannt als „Kindbettfieber" mit hohem letalem Ausgang. Diese Infektion ist heute selten, aber wegen des sehr raschen und für die meisten Geburtshelfer ungewöhnlichen Verlaufes für die Patientin besonders gefährlich.

Streptokokken der Gruppe A bewirken aufgrund ihrer enzymatischen Fähigkeiten eine sehr rasche Ausbreitung der Infektion mit Befall zunächst des Endomyometriums, dann der Adnexe, des Peritonealraumes und schließlich Übergang in die Sepsis. Das Geschehen verläuft innerhalb weniger Stunden. Eindeutige lokale Infektionszeichen fehlen häufig wegen der sehr raschen Progredienz. Auch Fieber kann fehlen. Die meist auftretenden Schmerzen werden nicht selten mißgedeutet. Auffallend ist jedoch der kranke Eindruck der Patientin. Im Lochialsekret lassen sich massenhaft grampositive Kokken nachweisen.

Therapie: Ampicillin 3 x 2 g i.v.

Da die Therapie so schnell wie möglich beim ersten Verdacht, d.h. lange vor dem kulturellen Ergebnis des Abstriches, begonnen werden muß, ist das etwas breiter wirksame Ampicillin zu bevorzugen. Auch Mezlocillin und Pipril sind geeignet.

Endomyometritis durch Anaerobier

Dies ist die häufigste Form der Endomyometritis im Wochenbett und tritt erst nach 48 Stunden auf. Das Fieber ist mäßig hoch, auch die Beschwerden halten sich meist in Grenzen. Die Patientin berichtet, daß der Wochenfluß nachgelassen habe. Dieser selbst besitzt einen fauligen Geruch. Der Uterus ist weich, leicht dolent, und der Fundus steht höher, als dem Wochenbettag entspricht.

Die kulturelle Untersuchung ergibt eine Vielzahl von verschiedenen Bakterien, allen voran Anaerobier in hoher Keimzahl.

Die **Therapie** besteht zunächst in der Gabe von Kontraktionsmitteln und - falls es nicht zur raschen Normalisierung kommt - in der Gabe von Antibiotika, z. B. Breitspektrumpenicillinen oder Cephalosporinen, je nach Schwere auch gleich Metronidazol.

Vor der Antibiotikatherapie sollte unbedingt ein Abstrich zur bakteriologischen Diagnostik entnommen werden, damit pathogene Keime wie Streptokokken, Staphylokokken oder Escherichia coli rechtzeitig erkannt werden können.

Kommt es nicht zur baldigen Entfieberung, so handelt es sich möglicherweise um eine Infektion durch Staphylococcus aureus.

Endomyometritis durch Staphylococcus aureus

Dieser Keim führt gelegentlich zu einer Endomyometritis. Bei nicht rechtzeitiger Erkennung kann sich im Laufe der Tage hieraus jedoch eine schwere, abszedierende Infektion mit Peritonitis oder gar Sepsis entwickeln.

Durch rechtzeitige Abstriche für die bakterielle Kultur läßt sich dieser Keim jedoch in der Regel immer gut nachweisen.

Eine Infektion mit Staphylococcus aureus wird dadurch problematisch, daß zwischen 20 und 60% dieser Keime ß-Lactamase bilden und somit Penicilline in diesen Fällen unwirksam sind. Durch Isolierung des Keimes und Resistenzbestimmung können derartige Fehler vermieden werden.

Obwohl die Endomyometritis die häufigste Ursache von Fieber nach vaginaler Entbindung ist, dürfen andere Ursachen wie z.B. ein Harnwegsinfekt, infizierte Episiotomiewunde, respiratorischer Infekt, Entzündung durch infizierten Venenkatheter, Mastitis, Virusinfekte, nicht außer acht gelassen werden.

Therapie:

- Kontraktionsmittel.
- Antibiotika, Cephalosporin der 2. Generation (z. B. Mefoxitin, Zinacef, Spizef, Mandokef) + Metronidazol, Ornidazol oder Tinidazol.

Spätendometritis durch Chlamydien

(s. auch Seite 65).

Ovarialvenenthrombophlebitis

Die puerperale Ovarialvenenthrombophlebitis ist eine schwere Komplikation bei Endomyometritis. Sie ist ein gar nicht so extrem seltenes Ereignis (Inzidenz ca. 0,05–0,1%).

Sie kann Folge oder Ausgangsherd einer Sepsis sein. In der überwiegenden Mehrzahl der Fälle ist die rechte Ovarialvene betroffen.

Sie wird häufig nicht diagnostiziert und erst bei Laparotomie erkannt, die wegen Verdacht auf Peritonitis oder Appendizitis durchgeführt wurde.

Klinisches Bild:
- Fieber.
- Schmerzen im Unterbauch.
- Weicher, druckdolenter Uterus.
- Riechende Lochien.
- Sepsis.

Diagnostik:
- Keimnachweis im Uterus bzw. Lochialsekret.
- Palpatorisch dolente, walzenförmige Resistenz im rechten Adnexbereich.
- Ultraschall.
- Computertomogramm.
- Eventuell Phlebographie (nicht im akuten, septischen Geschehen).

Erreger:
- Anaerobier.
    Bacteroides species.
    Peptokokken.
    Peptostreptokokken.
- Escherichia coli.
- Staphylokokken.
- Proteus.

Therapie: Obwohl die Diagnose ohne Laparotomie schwer zu stellen ist, sollte man bei jedem Verdacht zunächst die konservative Therapie mit Antibiotikagabe und Heparin versuchen. Nur bei Nichtansprechen und Gefahr der weiteren Exazerbation sollte man sich zur Laparotomie entschließen, die dann meist zum Verlust des Uterus führt. Je frühzeitiger die Therapie eingeleitet wird, desto größer ist die Chance, den Uterus zu bewahren.

- Antibiotika: Penicillin oder Cephalosporin, zusammen mit 1 g Metronidazol pro Tag.
- Heparin (40000–60000 IE im Perfusor pro Tag).
- Laparotomie mit Exstirpation der Adnexe und eventuell des Uterus.

Weitere Komplikationen:
- Sepsis.
- Septischer Schock.
- Lungenembolie.

Aszendierende Infektionen und Wundinfektionen

nach Sectio caesarea

Infektionen sind nach Sectio caesarea 10mal häufiger als nach vaginaler Entbindung. Die stärkere Traumatisierung des Gewebes, zusammen mit der Hämatombildung, dem Reiz des Nahtmaterials, begünstigen das Angehen der beim operativen Manipulieren eingebrachten Haut- oder Vaginalkeime in das Operationsgebiet von Uterus, Peritonealraum und Bauchdeckenbereich.

Je nach Bewertung des Entzündungsparameters und je nach Klientel werden ohne Antibiotikaprophylaxe Infektionsraten zwischen 10 und 40% nach Sectio caesarea beschrieben.

Schwere, lebensbedrohliche Infektionen sind selten und liegen auch ohne Antibiotikaprophylaxe unter 1%. Mittelschwere Infektionen mit Endomyometritis, Wundheilungsstörung etc. liegen zwischen ca. 5 und 10%.

Der Rest der Infektionen ist leichterer Art und läßt sich durch eine frühzeitige Antibiotikatherapie rasch beheben.

Gefürchtetster Keim ist auch hier Streptococcus der Gruppe A, gefolgt von Staphylococcus aureus, Enterobacteriaceae und den Anaerobiern, zusammen mit Gardnerella vaginalis. Letztere Keime sind schwer nachweisbar, so daß sie in vielen Publikationen als Infektionserreger nicht gebührend erkannt und berücksichtigt worden sind.

Trotz des häufigen Vorkommens dieser Keimstörung in der Vagina (ca. 10% aller Schwangeren) kommt es nur in wenigen Fällen zu schweren abszedierenden Infektionen.

Wundheilungsstörungen (Haut)

Erreger: Bei den Wundheilungsstörungen steht Staphylococcus aureus mit ca. 80–90% der Fälle an erster Stelle. Auch Streptokokken, Enterobacteriaceae, z.B. Escherichia coli, und Anaerobier lassen sich bei Wundheilungsstörungen in den Bauchdecken gelegentlich nachweisen.

Häufigkeit: Etwa 5% (0–15%) ohne Antibiotikaprophylaxe.

Diagnostik: Abstriche aus dem Zervixkanal und auch aus dehiszenten Querschnitten sollten bei jeder fiebernden Patientin durchgeführt werden. Auch Laborparameter wie Hb-Bestimmung, Leukozyten- und Thrombozytenbestimmung gehören zur Überwachung einer fiebernden Patientin nach Sectio caesarea.

Ein Anstieg der Leukozytenzahlen auch ohne Fieber weist auf einen infektiösen oder abszedierenden Prozeß im Operationsgebiet hin.

Die klinisch-gynäkologische Untersuchung der Patientin kann gelegentlich schwer beurteilbar sein, da sich Resistenzen häufig nicht eindeutig erkennen lassen und das Operationsgebiet per se in den ersten Tagen als schmerzhaft empfunden wird. Auch die üblicherweise bei Peritonitis auftretende Abwehrspannung fehlt in der Regel im postpartalen Verlauf.

Therapie: Fieber nach Sectio caesarea ist relativ häufig und nicht immer Ausdruck einer fortschreitenden Infektion.

Eine Antibiotikatherapie sollte aber spätestens am 2. Fiebertage einsetzen, wobei wegen der Vielzahl der möglichen Erreger ein Breitspektrumantibiotikum, welches möglichst ß-Lactamase-fest sein sollte und auch wirksam gegen Anaerobier, zur Anwendung kommen sollte.

Bei schwersten Infektionen sollte sofort mit Kombinationen begonnen werden. Bei Verdacht auf Anaerobierbeteiligung verhindert die rechtzeitige Gabe von 5-Nitroimidazolen den langwierigen abszedierenden Verlauf.

Infolge der guten Durchblutung des puerperalen Uterus werden hier hohe Antibiotikakonzentrationen erreicht, so daß zunächst immer eine konservative Therapie versucht werden kann. Spricht sie nicht rasch an, sollte frühzeitig relaparotomiert werden.

Peritonitis

(Siehe auch S. 76.)

Frühzeitiges chirurgisches Vorgehen mit ausreichender Drainage verhindert in den meisten Fällen den Verlust des Uterus.

Sepsis im Wochenbett

Bei nicht rechtzeitiger, unzureichender Behandlung kann es schließlich zur Sepsis kommen. Sie ist immer ein lebensbedrohlicher Zustand und bedarf höchster Aufmerksamkeit und Betreuung.

Eine Sepsis liegt dann vor, wenn es zu einer klinisch sichtbaren Streuung der Erreger gekommen ist oder wenn bei fieberhaften Patienten Erreger in der Blutkultur nachweisbar sind. (s. Sepsis, S. 77).

Maßnahmen bei septischem Abort:

- Blutkulturen.
  (Listerien, Campylobacter, E. coli, Klebsiellen u. a.).
- Zervixabstrich für bakteriologische Kulturen.
  (Listerien, Gonokokken, Escherichia coli, Streptokokken, Staphylokokken u. a.).
- Antibiotikatherapie.
- Abrasio.
- Histologie von Abortmaterial (Fetus) (Spezialfärbungen).

Diagnostische Möglichkeiten bei unklarem Spätabort:

- Zervixabstrich für Kulturen.
- Fruchtwasser für bakteriologische Kulturen.
- Toxoplasmose-Titer, wenn nicht bekannt.
- Zytomegalie-Serologie.
- Histologie, eventuell Spezialfärbungen für Bakterien.
- Bei Hydrops: Ringelröteln-Serologie (Mutter), Fruchtwasser für spätere Diagnostik einfrieren.

Mastitis

Bei der Entzündung der Brustdrüse wird unterschieden zwischen der Mastitis puerperalis, welche im Wochenbett auftritt, und der Mastitis nonpuerperalis, die ohne zeitlichen Zusammenhang zu Schwangerschaft und Stillen auftritt.

Während die puerperale Mastitis früher die häufigere Form war, wird von manchen Untersuchern inzwischen die nonpuerperale Mastitis häufiger gesehen.

Mastitis puerperalis

Häufigkeit: etwa 1% aller Wöchnerinnen. Die Zahl kann in beide Richtungen schwanken, je nachdem, ob man bereits beim Milchstau von Mastitis spricht oder erst beim ausgeprägten Krankheitsbild mit hohem Fieber oder gar Abszedierung.

Erreger: Staphylococcus aureus in 95% der Fälle. Rest: Staphylococcus epidermidis, Streptokokken, Proteusarten, Escherichia coli, Klebsiellen und selten auch Anaerobier oder gar Pseudomonas aeruginosa.

Übertragungsweg: In den meisten Fällen erfolgt die Übertragung durch den Mund des Kindes, der in den ersten Lebenstagen zunehmend mit den Keimen seiner Umgebung besiedelt wird. Begünstigt wird die Infektion durch Milchstau und Rhagadenbildung im Bereich der Brustwarze.

Eine Kontamination der Milch mit den oben genannten Keimen ist sehr häufig, allerdings bewegen sich die Keimzahlen in einem niedrigen Bereich ($< 10^4$ Keime/ml). Nach einer Woche läßt sich bei etwa 80% aller gestillten Kinder Staphylococcus aureus in der Mundhöhle nachweisen.

Milchstau begünstigt die stärkere Vermehrung der Keime, so daß es dann im Einzelfall zu einer klinisch manifesten Mastitis kommen kann.

Eine hämatogene Infektion ist bei den oben genannten Keimen eine Rarität.

Klinisches Bild:

- Schüttelfrost und Fieber $> 39\,°C$.
- Meist einseitige, schmerzhafte Rötung mit Überwärmung und Induration (Abb. 56).

Therapie: Während früher die Lokalbehandlung mit Alkoholumschlägen, Hochbinden der Brust und die Antibiotikagabe im Vordergrund standen, hat sich seit der Einführung der Prolaktinhemmer die Therapie geändert.

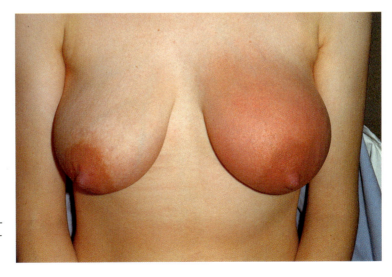

Abb. 56 Akute Mastitis puerperalis bei 21jähriger Patientin 3 Wochen nach Entbindung.

An erster Stelle stehen heute die Prolaktinhemmer, die zu einer raschen Entspannung und Rückresorption führen, so daß auch die Entzündungszeichen abnehmen.

Bei schweren Fällen wird man sich sofort zur gleichzeitigen Antibiotikatherapie mit einem staphylokokkenwirksamen Antibiotikum entschließen, es ist aber durchaus vertretbar, hiermit zunächst noch etwas abzuwarten.

Da viele Frauen weiterstillen möchten, wogegen auch nichts einzuwenden ist, wird man die Dosis und Dauer der Behandlung durch tägliche Kontrollen so wählen, daß der Milchfluß nicht völlig versiegt.

Praktisches Vorgehen:
- Prolaktinhemmer: Bromocriptin (Pravidel), Lisurid (Dopergin).
- Penicillinasefeste Penicilline wie Stapenor, Staphylex oder Cryptocillin.

Bei Penicillinallergie: Clindamycin oder Erythromycin. Auch staphylokokkenwirksame i.v. Cephalosporine der 2. Generation sind geeignet.

Mastitis und Stillen: Erstaunlicherweise kommt es bei Aufnahme von staphylokokkenreicher Muttermilch nur sehr selten zu einer Infektion des Kindes. Aus Vorsichtsgründen sollte während der akuten Infektionsphase dann, wenn hohe Keimzahlen ($> 10^5/ml$) gefunden werden, das Stillen an der erkrankten Brust nicht vorgenommen werden.

Die Erfahrung zeigt aber, daß bei vielen Frauen, die trotz eindeutiger Entzündungszeichen weitergestillt haben, es kaum zu einer Infektion des Kindes gekommen ist.

Eine sorgfältige Beobachtung und Überwachung des Kindes wird aber angeraten.

Im übrigen ist zu bedenken, daß auch bereits bei vorklinischen Entzündungen bei der Mehrzahl der Frauen hohe Staphylococcusaureus-Keimzahlen in der Muttermilch nachweisbar sind.

Abszedierende Mastitis

Zu späte oder ungenügende Therapie kann zu einer so fortgeschrittenen Entzündung führen, daß es mit konservativen Mitteln nicht zur Abheilung kommt oder sich bereits ein Abszeß ausgebildet hat.

Durch Rotlicht läßt sich die Durchblutung der Brust verbessern, was eine Ausheilung oder ein Einschmelzen des Entzündungsherdes bewirkt.

Ist Fluktuation nachweisbar, so muß der Pus chirurgisch abgelassen werden. Dies erfolgt durch einen perimamillären Schnitt mit stumpfer Eröffnung der Abszeßhöhlen und Gegeninzision in der Submammärfalte. Ausreichende Drainage durch Einlegung eines dicken Drainageschlauches und tägliches Spülen mit verdünnter Polyvidon-Jod-Lösung führen zu einer baldigen Abheilung.

Nach Reinigung kann der Schlauch entfernt werden, und es kommt zur Granulation der Drainageöffnungen, die man häufig später kaum noch erkennt.

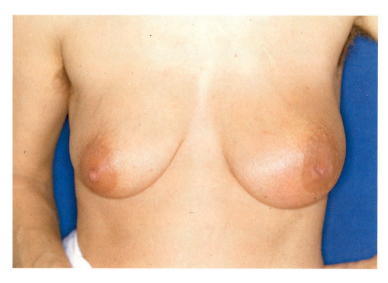

Abb. 57 Mastitis nonpuerperalis bei 36jähriger Patientin.

Mastitis nonpuerperalis (Abb. 57)

In der Mehrzahl der Fälle ist sie lokal begrenzt, dagegen jedoch langwierig und bei einigen Patientinnen chronisch-rezidivierend über Jahre.

Häufigkeit und Altersverteilung: 0,1–1% der gynäkologischen Patientinnen. Die Altersverteilung entspricht in etwa der der Mastitis puerperalis, d.h., die meisten Patientinnen sind zwischen 20 und 35 Jahre alt.

Erreger: Ob es eine abakterielle Mastitis bzw. ohne Erreger (auch Viren oder Parasiten sind möglich) überhaupt gibt, ist nicht bekannt. Ein fehlernder Erregernachweis ist jedenfalls nicht gleichbedeutend mit nicht mikrobiell verursacht.

Häufigste Keime:

- Staphylococcus aureus (40–50%).
- Koagulasenegative Staphylokokken (40%).
- Anaerobier (10–20%).
- Escherichia coli (< 5%).
- Streptokokken (< 5%).
- Proteus mirabilis (< 5%).

Häufig sind mehrere Keime nachweisbar. Bei der geringen Keimzahl ist es manchmal nicht zu entscheiden, inwieweit es sich um Kontaminationskeime oder um an der Entzündung beteiligte Keime handelt.

Klinisches Bild und Pathogenese: Meist lokale Begrenzung in der Nähe der Mamille. Es ist ein ständiges Auf und Ab der Entzündung, zum Teil mit Einschmelzung und Entleerung einer kleinen Abszeßhöhle nach außen mit Fistelbildung.

Pathogenetisch liegt ein Sekretstau der mamillennahen Drüsenausführungsgänge vor durch z.B. Plattenepithelmetaplasien mit Hornbildung und zunehmend narbigen Veränderungen durch vorausgegangene Entzündungen.

Therapie:

- Prolaktinhemmer (Dauereinnahme für Wochen und Monate).
- Systemische Antibiotikagabe, je nach Erreger.
- Chirurgisches Vorgehen, wobei eine distale, konusförmige Milchgangresektion das beste Ergebnis erwarten läßt. Allerdings sind Rezidive nicht selten.

Infektionsverhütung

Das Infektionsrisiko bei invasiven Maßnahmen (Venenpunktion, Blasenkatheter, operative Eingriffe, Geburt) hängt einmal von der Virulenz der Erreger (pathogene/fakultativ pathogene Keime) und zum anderen ganz besonders von der Menge der vorhandenen Keime ab.

Die überwiegende Zahl der Infektionen nach operativen Eingriffen wird durch fakultativ pathogene Keime verursacht, die von der Patientin selbst stammen und die in niedriger Keimzahl im äußeren Genitalbereich und auf der Haut bei allen Patientinnen vorkommen.

Ob es nun zur Infektion kommt oder nicht, hängt im wesentlichen davon ab, wie viele Keime in das Wundgebiet eingebracht werden, welche Vermehrungsbedingungen sie dort vorfinden und wie die Körperabwehr darauf reagiert.

Durch prophylaktische Maßnahmen, die pflegerischer/hygienischer Natur sind, und auch durch eine Antibiotikaprophylaxe kann die Zahl der Bakterien so klein gehalten werden, daß auch das Risiko einer Infektion niedrig ist.

Eine Keimfreiheit im Haut-, Darm- oder äußeren Genitalbereich ist mit keiner Methode zu erreichen, sondern nur eine Keimarmut. Insofern werden sich die verschiedenen Maßnahmen wie Desinfektion, Katheterhygiene und -wechsel und Wundpflege mit der Antibiotikaprophylaxe und Therapie ergänzen müssen.

Venenpunktion und Venenkatheterpflege

Desinfektion der Haut: Diese muß **chemisch** und **mechanisch** durchgeführt werden. Hochprozentige Alkohollösungen, die die Haut entfetten und die Bakterien inaktivieren, sind üblich. Da in 70%igem Alkohol Sporen überleben können, haben sich Gemische von 60% Isopropylalkohol und Antiseptika wie Phenylphenol (z.B. Kodan) durchgesetzt.

Das Besprühen der Hautstelle ist unzureichend. Die angebotenen Sprühpumpen sollten nur als Spender für die Befeuchtung des Tupfers eingesetzt werden und mit diesem soll das Desinfektionsmittel kräftig in die Haut eingerieben werden.

Da die Abtötung der Bakterien von der Einwirkzeit des Alkohols abhängig ist, muß immer dann, wenn Dauerkatheter gelegt werden, das Mittel mehrfach aufgetragen werden (2-4 Minuten).

Bei einer üblichen Blutentnahme beim immunkompetenten Patienten ist dies nicht so wichtig, da der Körper mit einer geringen Zahl eingeschwemmter Bakterien ohne weiteres fertig wird.

Es ist aber etwas anderes beim Dauerkatheter, da es hier zur Infektion des Plastikkatheters mit koagulasenegativen Staphylokokken, speziell von Staphylococcus epidermidis, kommen kann. Seltener werden Candida oder Enterobacteriaceae, z.B. Pseudomonas aeruginosa, gefunden.

Gerade koagulasenegative Staphylokokken sind in der Lage, sich an der Polymeroberfläche der Katheter festzusetzen, sich zu vermehren und sich durch eine extrazelluläre Schleimsubstanz gegen Abwehrmechanismen und gegen Antibiotika zu schützen. Die von der Katheterspitze ausgehende Bakteriämie kann dann zu einer chronischen schleichenden Sepsis führen.

Ein peripherer Venenkatheter sollte daher nicht länger als 24 bis maximal 48 Stunden liegen und nur nach sorgfältiger Desinfektion und Beachtung der Asepsis gelegt werden.

Zentrale Dauerkatheter, die mehrere Tage liegen sollen, müssen daher unter besonders sorgfältigen aseptischen Bedingungen (chirurgische Abdeckung) gelegt werden.

Ein Venenkatheter, der in der Notsituation gelegt wurde, sollte spätestens nach 12 Stunden gewechselt werden.

Desinfektion vor operativen Eingriffen

Es gibt kein ideales Desinfektionsmittel für die Schleimhaut. Polyvidon-Jod hat sich bis heute noch am besten bewährt. In alkoholischer Form wird es zur Desinfektion der Haut angeboten. In verdünnter Normallösung sollte es für die Desinfektion der Scheide verwendet werden. Die Einwirkzeit sollte 5 Minuten nicht unterschreiten. Auch Chlorhexidin ist ein wirksames Antiseptikum.

Bei allen desinfektorischen Maßnahmen muß man sich bewußt sein, daß man die Keime nur an der Oberfläche reduziert, daß aber nach einiger Zeit (Stunden) sich wieder eine erhebliche Keimzahl auf der Haut gebildet hat.

Die Entfernung der Haare vor operativen Eingriffen muß unmittelbar vorher erfolgen. Dies kann durch eine nasse Rasur oder durch haarentfernende Cremes durchgeführt werden. Eine Rasur der Operationsstelle am Vortag ist unzulässig, da es durch die Manipulation zu einer Erhöhung der Keimzahlen und damit zu einem erhöhten Infektionsrisiko kommt.

Wunddrainage nach operativen Eingriffen

Nach Hysterektomie (abdominal oder vaginal) sollte der Scheidenstumpf nicht primär verschlossen werden. Die Einlage eines T-Drains für 24 Stunden erlaubt den Abfluß des Wundsekrets bei geringem Risiko einer Keimaszension. Die Einlage eines Gazestreifens auch zur Tamponade ist für die Keimvermehrung günstiger als ein Drainageschlauch.

Die Verweildauer der Tamponade sollte 24 Stunden nicht über-, eher unterschreiten.

Subfasziale Redon-Drainagen sollten so kurz wie möglich liegen, normalerweise nicht länger als 24 Stunden, eher kürzer.

Bei länger liegenden Drainagen im Bauchraum oder im Gewebe muß die Drainageöffnung sorgfältig steril abgedeckt und wiederholt desinfiziert werden. Auch muß darauf geachtet werden, daß kein Sekret zurückfließen kann. Bei ersten Infektionszeichen frühzeitige Antibiotikatherapie mit einem staphylokokkenwirksamen Antibiotikum. Baldige Entfernung des Drainageschlauches.

Wundpflege nach operativen Eingriffen

Nach vaginaler Hysterektomie und Scheidenplastik kommt es wegen der häufig vorliegenden hohen Besiedlung der Scheide mit Bakterien nicht selten zu einer oberflächlichen Infektion des Wundgebietes, welche durch das nekrotische Gewebe und das Wundsekret begünstigt wird. Frühzeitiges Spülen mit 1:100 verdünnter Polyvidon-Jod-Lösung reduziert die Keime und begünstigt das Abheilen.

Sitzbäder sind nur bei oberflächlichen Wunden (Episiotomie etc.) geeignet. Wegen des Aufweichungseffektes sollten Sitzbäder anfänglich nur kurz durchgeführt werden. Adstringierende Zusätze wie Tannolact führen zu einem besseren Ergebnis.

Hautinfektionen, z. B. des Unterbauchquerschnittes, sollten frühzeitig eröffnet werden und je nach Erreger mit Polyvidon-Jod (Staphylococcus aureus) oder auch mit Wasserstoffperoxid (Anaerobier) 1- bis 2mal pro Tag gespült werden.

Die keimreduzierende Wirkung dieser Maßnahmen hält nur wenige Stunden an.

Harnableitung

Aszendierende Infektionen bei transurethralem Dauerkatheter sind sehr häufig. Nach 8 Tagen weisen etwa 70-90% der betroffenen Frauen eine Bakteriurie auf. Diese kann in eine symptomatische Zystitis übergehen und auch zur weiteren Aszension führen. Bei einer Harnableitung länger als 3 Tage sollte daher immer versucht werden, eine suprapubische Urinableitung vorzunehmen. Die Bakteriurierate ist hier wesentlich geringer und beträgt nach 5 Tagen nur etwa 20%. Auch nach 10 Tagen steigt sie bei sorgfältiger Pflege der Hautinzisionsstelle nur auf ca. 30% an.

- Sorgfältige Desinfektion der Urethra vor jeder Katheterisierung.
- Transurethrale Katheter so kurz wie möglich belassen. Bei einfachen Eingriffen nach Abklingen der Narkose entfernen, maximale Liegedauer 24 Stunden.
- Bei längerer Liegezeit suprapubische Harnableitung.
- Verwendung von geschlossenen Ableitungssystemen, die nicht zu einem Reflux des Urins führen.

Antibiotikaprophylaxe

Durch Einführung der Antibiotikaprophylaxe bei Hysterektomie und Sectio caesarea konnte das Infektionsrisiko bei diesen Eingriffen um den Faktor 3 bis 4 gesenkt werden.

Ob eine Antibiotikaprophylaxe durchgeführt werden sollte oder nicht, hängt auch von der Infektionshäufigkeit in der einzelnen Klinik ab.

Grundsätzlich muß aber gesagt werden, daß man mit der Antibiotikaprophylaxe auf der sicheren Seite ist. Natürlich lassen sich mit ihr nicht alle Infektionen, insbesondere Spätinfektionen, vermeiden.

Neben der Verminderung der häufigeren leichteren Infektionen, die die Patientin aber auch belästigen, geht es besonders um die Reduktion der seltenen schweren infektiösen Komplikationen, die gelegentlich auch tödlich ausgehen können, die so gut wie nur bei Patientinnen, welche ohne Antibiotikaprophylaxe operiert wurden, vorkommen. Diese werden dann gern ‚schicksalhafte Verläufe' genannt.

Die Art des verwendeten Antibiotikums und auch die Zeitdauer der Prophylaxe sind dabei von untergeordneter Bedeutung, da es bei der Prophylaxe in erster Linie darum geht, die Keime im Operationsgebiet so weit zu reduzieren, daß eine Infektion tieferer Bereiche nicht erfolgt.

Das verwendete Antibiotikum muß auch nicht gegen alle potentiellen Keime wirksam sein, da es häufig Synergismen zwischen aeroben und anaeroben Keimen sind, die zu Wundinfektionen oder schließlich zur Sepsis führen.

So konnte mit Substanzen, die nur gegen aerobe Keime oder Substanzen, die nur gegen anaerobe Keime wirksam sind, auch eine gute Reduktion der postoperativen Infektionen erzielt werden.

Auch die Dauer der Prophylaxe ist von untergeordneter Bedeutung. Nach heutiger Ansicht genügt ein hoher Antibiotikaspiegel zum Zeitpunkt der Operation. Eine Antibiotikaprophylaxe für mehr als 24 Stunden, gar für 3 oder 5 Tage, wird heute abgelehnt, da sie kein besseres Ergebnis bringt und die Gefahr einer Keimselektion, abgesehen von den höheren Kosten, in sich trägt.

Ebenso ist die Halbwertszeit des verwendeten Antibiotikums von nachgeordneter Bedeutung. Aber ein gewisser Unterschied besteht doch in der Infektionsrate, z. B. auf Harnwegsinfektionen, die bei einem Antibiotikum mit langer Halbwertszeit (z. B. Ceftriaxon) geringer ist als mit einem im Spektrum in etwa vergleichbaren Antibiotikum, aber mit einer Halbwertszeit von etwa 1 Stunde (z. B. Cefotiam).

Da die meisten gynäkologischen Eingriffe nur 1–3 Stunden dauern, ist die Einmalgabe eines Antibiotikums mit einer kurzen Halbwertszeit (1 Stunde) in den meisten Fällen ausreichend. Bei längeren Eingriffen könnte auf ein Antibiotikum mit längerer Halbwertszeit übergegangen werden, oder es wird eine 2. Dosis verabreicht. Es ist aber auch möglich, das Antibiotikum langsam während des gesamten Eingriffes einlaufen zu lassen, damit ein möglichst langer hoher Spiegel vorliegt.

Eine Antibiotikaprophylaxe kann heute empfohlen werden bei:

- Vaginaler Hysterektomie mit Scheidenplastik.
- Abdominaler Hysterektomie.
- Ausgedehnter onkologischer Abdominaloperation.
- Sectio caesarea (nach der Abnabelung des Kindes).
- Operativer vaginaler Entbindung bei gestörter Vaginalflora.
- Patientinnen mit Herzklappenfehler bei normaler Spontangeburt sowie operativen Eingriffen (Endokarditisrisiko durch Keimeinschwemmung).
- Patientinnen mit Plastikimplantaten, da es hier zur Anheftung eingeschwemmter Staphylokokken auf dem Implantat kommen kann.
- Spontangeburt bei Frauen, die ein Kind durch eine Streptokokken-B-Infektionen bei einer vorherigen Geburt verloren haben.

Aber auch bei sogenannten „sauberen" Eingriffen, bei denen der Vaginalbereich nicht berührt wird, wie Eingriffen an den Adnexen oder im Bereich der Mamma, können Wundinfektionen der Haut, die bei etwa 5% der Patientinnen gefunden werden, durch eine einmalige Antibiotikaprophylaxe weitgehend vermieden werden.

Eine nachteilige Keimselektion durch die einmalige Antibiotikaprophylaxe erfolgt nicht. Bei Verwendung von verträglichen Antibiotika mit einer geringen Nebenwirkungsrate überwiegt der Nutzen um ein Vielfaches die Risiken.

Prophylaxe von Virusinfektionen

Die beste Vorbeugung vor Virusinfektionen ist die Impfung mit lebenden, abgeschwächten Erregern (s. S. 37). Während der Schwangerschaft ist dies jedoch nicht mehr möglich. In diesen Fällen kann vorbeugend vor einem Kontakt oder auch noch kurze Zeit danach durch die Verabreichung von Immunglobulinen eine vorübergehende Immunität erzielt werden. Die Wirkung hängt ab von der Menge der zugeführten Antikörper und vom Zeitpunkt der Applikation, wobei der Schutz um so größer ist, je früher die Gabe erfolgte (s. bei den einzelnen Infektionen und S. 34).

Chemoprophylaxe bei Virusinfektionen

Diese ist heute nur für Herpes-simplex-Viren und das Varizella-Zoster-Virus mit Acyclovir in einem gewissen Umfange möglich. Es kann bei Indikation auch in der Schwangerschaft verabreicht werden.

Augenprophylaxe beim Neugeborenen

Das Kind kann beim Durchtritt durch den Geburtskanal eine ganze Reihe von Erregern der Mutter aufnehmen, wobei die Augen besonders empfänglich sind. Besonders gefürchtet ist die Infektion mit **Gonokokken**, die zur Erblindung des Neugeborenen führen kann. Sehr viel häufiger dagegen ist eine Infektion mit **Chlamydia trachomatis**, die bei etwa 1% aller Neugeborenen erfolgt. Aber auch andere Erreger wie Staphylokokken, Streptokokken, Haemophilus influenzae können zu Augeninfektionen beim Neugeborenen führen.

Die **Credé-Prophylaxe** mit *0,5% Silbernitratlösung* wurde zur Vermeidung der gonorrhoischen Konjunktivitis eingeführt. Sie ist auch recht gut wirksam gegenüber anderen Erregern, dagegen nur mäßig wirksam gegenüber Chlamydien. Aus diesem Grund wird von manchen eine Augenprophylaxe mit *1%iger Tetracyclinlösung* oder *0,5%iger Erythromycinlösung* empfohlen. Der Nachteil dieser Therapien ist ihre geringere Wirksamkeit gegenüber Staphylokokken und Enterobacteriaceae. Gegen Gonokokken dagegen sind sie meist recht gut wirksam.

Eine Augenprophylaxe beim Neugeborenen sollte durchgeführt werden. Solange keine eigenen Studien aus Deutschland vorliegen und solange keine eindeutigen neuen Empfehlungen gegeben sind, sollte die Silbernitratprophylaxe beibehalten werden.

Tuberkuloseimpfung des Neugeborenen

Die Tuberkulose beim Neugeborenen ist auch heute noch eine gefürchtete Infektion, wenngleich sie inzwischen seltener vorkommt.

Das besondere Risiko besteht darin, daß die Infektion häufig zu spät erkannt wird.

In vielen Kliniken wird deshalb die Impfung gegen Tuberkulose vor der Entlassung angeboten. Sie erfolgt mit einem lebenden, abgeschwächten Impfstamm (BCG-Stamm), von welchem 10^5 Keime streng intrakutan am Oberschenkel injiziert werden. Mit einer Impfreaktion ist nach etwa 6 Wochen zu rechnen. Schwerere Komplikationen sind extrem selten.

Kinder aus Risikoumgebung sollten geimpft werden, aber auch der Mehrzahl der anderen Kinder kann sie durchaus empfohlen werden.

Impfungen in der Schwangerschaft

	Lebendimpfung	Tot-/Toxoidimpfung
Erlaubt	Polio (Kinderlähmung)	Tetanus Influenza
Bedingt erlaubt bzw. bei Indikation	Gelbfieber (nur durch Impfstelle) Typhus oral (Typhoral L)	Tollwut Hepatitis B Cholera FSME (Frühsommermeningoenzephalitis)
Nicht erlaubt	Röteln Masern Mumps Tuberkulose Pocken	

Die bedingte Erlaubnis bzw. das Verbot gewisser Impfungen ist – mit Ausnahme der Pockenimpfung, die nicht mehr notwendig ist – eine reine Vorsichtsmaßnahme.

Selbst nach Rötelnimpfung ist noch kein gesicherter Schadensfall bekannt geworden.

So ist eine versehentliche Impfung in der Schwangerschaft kein Grund zur Beunruhigung der Patientin oder gar zur Abruptio.

Aus Vorsichtsgründen sollte man sich bei der bedingt erlaubten Impfung im klaren sein, ob die Impfung zum jetzigen Zeitpunkt wirklich notwendig ist. Eine geringe Nebenwirkungsrate ist bei keiner Impfung auszuschließen. In der Schwangerschaft werden diese von den Betroffenen besonders schwer genommen aus Furcht um ihr Kind.

Antibiotika in der Schwangerschaft und Stillperiode

Das Schädigungsrisiko für das Kind durch Antibiotika in der Schwangerschaft ist sehr niedrig. Die meisten Bedenken sind mehr theoretischer Natur. Kein versehentlich verabreichtes Antibiotikum rechtfertigt eine Abruptio.

Antibiotika in der Schwangerschaft und Stillperiode

Medikament	Risiko		Übergang in die Milch
	Mutter	Kind	
Erlaubt:			
Penicilline	Allergie	nichts bekannt	ja
Cephalosporine	(Allergie)	nichts bekannt	Spuren
Erythromycin-Base	(Allergie)	nichts bekannt	ja
Bedingt erlaubt bzw. mit Vorsicht zu gebrauchen:			
Aminoglykoside	Otonephrotoxizität	Toxizität Hirnnerv VIII	ja (kaum Resorption)
5-Nitroimidazole (Metronidazol etc.)	theoret. Risiko	nichts bekannt	ja
Sulfonamide	Allergie	Bilirubinerhöhung, Hämolyse (G6PD*-Mangel)	ja
Clindamycin	Allergie pseudomembranöse Kolitis	nichts bekannt	Spuren
Nitrofurantoin	Neuropathien	Hämolyse (G6PD*-Mangel)	ja
Nicht erlaubt:			
Tetracycline	(Lebertoxizität)	Zahnverfärbungen ab Mens 4	ja (kaum Resorption)
Gyrasehemmer (Quinolone)	Allergie	theoret. Risiko (Knorpelschäden bei wachsenden Hunden)	ja
Erythromycin-Estolat	Lebertoxizität	nichts bekannt	ja
Co-Trimoxazol	Vaskulitis	Folsäureantagonismus, kongenitale Fehlbildungen (Tierversuch)	ja
Chloramphenicol	Agranulozytose	Gray-Syndrom	ja

* Glucose-6-Phosphat-Dehydrogenase

Sexuell übertragbare Infektionen

Hierunter fallen die vier klassischen und meldepflichtigen Geschlechtskrankheiten und die vielen anderen Erreger, die beim engen Schleimhautkontakt, wie es der Sexualkontakt mit sich bringt, ausgetauscht bzw. übertragen werden.

Als Geschlechtskrankheit ist eine Krankheit zu bezeichnen, die am Geschlecht zu Krankheitszeichen führt und die auf „geschlechtlichem" Wege erworben wurde. Das sind natürlich sehr viel mehr als die vier klassischen. Wegen des negativen Klanges des Wortes „Geschlechtskrankheit" wird es immer seltener gebraucht, und man spricht eher von sexuell übertragbaren Infektionen.

Die Tabelle 15 gibt eine Übersicht über die verschiedenen Infektionen.

Die **Gonorrhö** (s. S. 66) ist die häufigste meldepflichtige Geschlechtskrankheit bei uns mit einer Inzidenz bei gynäkologischen Patientinnen zwischen 0,1 und 1%, je nach Patientengut und Klinik.

Die **Lues** ist sicherlich die schwerwiegendste Geschlechtskrankheit. Etwa 10 gemeldete Fälle auf 100 000 Einwohner kommen in der Bundesrepublik Deutschland vor. Nur ein Drittel der Betroffenen sind Frauen (s. S. 50).

Das **Lymphogranuloma inguinale** ist in unseren Breiten sehr selten. Eine gemeldete Erkrankung auf 1 Million Einwohner.

Erreger: Chlamydia trachomatis Serotyp L_1–L_3.

Inkubationszeit: 14–30 Tage.

Klinisches Bild: Lokal bildet sich eine bläschenartige Läsion, die rasch ulzeriert und abheilt. Danach kommt es zu einer schmerzhaften Vergrößerung der Leistenlymphknoten, die verbacken, mit Rötung, Fistelbildung und zunehmender Eiterung im Infektionsgebiet. Allgemein können Fieber, Unwohlsein und Gelenkbeschwerden auftreten. Gelegentlich findet man auch eine Anorexie, Erbrechen, Rückenschmerzen.

Die Infektion führt zu einer chronischen eitrigen Lymphangitis mit Verlegung der Lymphbahnen, welche schließlich zu einer stärkeren Ödembildung mit Ulzerationen, Fistelbil-

Tabelle **15**

Klassische Geschlechtskrankheiten
(meldepflichtig)
Gonorrhö
Lues
Lymphogranuloma inguinale
Ulcus molle

**Andere sexuell übertragbare Infektionen/
Erreger des Genitales**
Trichomoniasis
Herpes genitalis
Aminkolpitis
Gardnerella vaginalis
Mobiluncus
Bacteroides spp.
Chlamydien
Condyloma acuminatum (Papillomviren)
Candida (nur zum Teil durch Partner)
Phthiriasis (Filzläuse)
Skabies (Milben)
Mykoplasmen
(Bakterien, andere)

**Infektionen mit Hauptmanifestation in anderen
Organen, die auch sexuell übertragen werden
können**
AIDS (HIV)
Hepatitis B
Zytomegalie

Infektionen im Genitale ohne sexuelle Übertragung
Herpes-genitalis-Rezidiv
Mykosen (häufig endogen aus Analbereich)
Erysipel (Streptokokken A)
Erythrasma (Corynebacterium minutissimum)
Follikulitis (Staphylokokken)

Erkrankungen zur Differentialdiagnose
Allergisches Kontaktekzem
Arzneimittelexanthem
Behçet-Syndrom
Dermatitis herpetiforme Duhring
Erythema exsudativum multiforme
Lichen ruber planus
Mycosis fungoides
Pityriasis rosea
Psoriasis

dung und schließlich zu einer Elephantiasis des Beines bzw. des betroffenen Gebietes führen kann.

Diagnostik:
- Klinisches Bild.
- Serologisch (KBR oder Fluoreszenztest).
- Kulturell. Dies ist aber nur in wenigen Zentren in der Welt möglich.

Therapie: Tetracycline etc. wie bei Chlamydieninfektion (s. S. 66).

Das **Ulcus molle (Chancroid)** ist mit 4 Fällen pro 1 Million Einwohner etwas häufiger, aber wiederum so selten, daß man es wahrscheinlich kaum in seinem Leben sehen wird.

Erreger: Haemophilus ducreyi.

Inkubationszeit: 3-5 Tage.

Klinisches Bild: Es treten kleine, schmerzhafte Papeln auf, die schnell zerfallen und in Ulzera übergehen mit gezackten, unterminierten Rändern. Die Ulzera sind flach und weich, schmerzhaft und von einem rötlichen Randsaum begrenzt. Sie variieren in der Größe und können auch konfluieren. Es kann zu einer erheblichen Gewebszerstörung durch die gangränösen Erosionen kommen. Die inguinalen Lymphknoten sind mitbetroffen, werden größer, und es kommt schließlich zu Abszessen.

Diagnostik:
- Klinisches Bild.
- Kulturelle Anzüchtung von Haemophilus ducreyi.
- Mikroskopischer Nachweis der fischzugartig angeordneten Bakterien.

Therapie:
- Erythromycin 4 x 0,5 g pro Tag.
- Sulfonamide.
- Tetracycline 4 x 0,5 g pro Tag.
- Co-Trimoxazol 2 x 1 g pro Tag.

Dauer der Therapie: 10-14 Tage.

Bei allen diesen Geschlechtskrankheiten sollte wegen der schweren Folgeschäden bei Nichtbehandlung einer gleichzeitig vorliegenden Luesinfektion sofort und 4-12 Wochen nach der Erkrankung zusätzlich eine Luesserologie durchgeführt werden.

Eine sehr seltene Geschlechtskrankheit und bei uns so gut wie nicht vorkommend ist das **Granuloma venereum**, auch Wucherbeule oder Granuloma inguinale genannt.

Es handelt sich um eine chronische granulomatöse Erkrankung der Genitalregion. Sie wird wahrscheinlich durch ein stäbchenförmiges Bakterium verursacht, welches Calymmatobacterium granulomatis genannt wird (Donovan-Körperchen in der Giemsa-Färbung in Makrophagen). Die Krankheit breitet sich langsam, aber stetig aus und bedeckt schließlich das ganze Genitale. Der Heilungsprozeß ist langwierig und erfolgt unter Narbenbildung. Tetracycline oder Co-Trimoxazol werden zur Therapie empfohlen.

Wurminfektionen

Gelegentlich bekommt der Frauenarzt Würmer zu sehen, die im Analbereich oder in der Vulva herumkriechen. Hierbei handelt es sich um Madenwürmer (Enterobius vermicularis), auch Oxiuren genannt. Sie sind die häufigsten Würmer bei uns und zählen zu den Rundwürmern (Nematoden), die etwa 90% aller Wurmerkrankungen ausmachen.

Seltener sind in unseren Breiten Bandwürmer (Cestoden), die mit etwa 9% an Wurmserkrankungen beteiligt sind.

Nur 1% der Wurmerkrankungen werden durch Saugwürmer (Trematoden) bei uns verursacht.

Madenwürmer (Enterobius vermicularis, Oxyuren)

Sie sind die häufigste Wurmart bei uns. Die Übertragung erfolgt fäkal-oral durch Kratzen als Folge des Juckreizes, wobei die im perianalen Bereich abgelegten Eier oral aufgenommen werden. Befallen sind vor allem Kinder und Erwachsene. Die Erreger können sich jahrzehntelang als kommensale Parasiten bei den Betroffenen halten. Die Würmer selbst leben im Ileozökum. Die fertilen Weibchen wandern kolonabwärts und kriechen aus dem Rektum heraus, wo sie im Perianalbereich massenhaft ihre Eier ablegen. Die Madenwürmer sind etwa 3–12 mm lang.

Sehr selten kann es auch zum Befall des Genitales und zur Oxyuriasis des Eileiters kommen, die unter dem Bild einer nicht auf Antibiotika ansprechenden Adnexitis verlaufen kann. Die Diagnose wird durch den Histologen als Zufallsbefund gestellt. Auch im zytologischen Abstrich können selten einmal Oxyureneier zu sehen sein.

Andere Würmer

Weitere Wurmarten in unseren Breitengraden sind die **Spulwürmer (Ascaris lumbricoides)**, die etwa 10–40 cm lang werden, und die **Peitschenwürmer (Trichuris trichiura)**, welche 3–4 cm lang werden. Beide Wurmarten werden durch den Rohverzehr von jauchegedüngten Salaten und Erdbeeren übertragen.

Von den **Bandwürmern** ist der **Rinderbandwurm (Taenia saginata)** bei uns der häufigste. Seine Übertragung erfolgt durch Verzehr von Finnen in rohem bzw. ungenügend gebratenem Rindfleisch.

Diagnostik: Der Nachweis einer Wurmerkrankung erfolgt in der Regel mikroskopisch durch den Nachweis der Eier im Stuhl. Bei den Bandwürmern können auch Wurmglieder im Stuhl mikroskopisch gesehen werden. Nur die Madenwürmer tauchen perianal auf, wo sie mit dem bloßen Auge erkannt werden können.

Therapie: Es sind eine ganze Reihe von Wurmpräparaten auf dem Markt, die ein breites Spektrum besitzen und die gegen die Mehrzahl der Würmer wirksam sind. Einige Beispiele seien genannt:

- Pyrvinium (Molevac) (färbt den Stuhl rot).
- Pyrantelembonat (Helmex) (bei Kindern als Suspension).
- Mebendazol (Vermox).
- Tiabendazol (Minzolum).
- Piparazin (Tasnon, Vermicompren).

Während beim Madenwurmbefall und beim Spulwurmbefall die 1-Dosis-Behandlung ausreichend ist, sind beim Peitschenwurmbefall mehrmalige Therapieversuche mit wechselnden Antihelminthika erforderlich.

Die Behandlung des Rinderbandwurms erfolgt am besten mit Niclosamid (Jomesan).

In der Schwangerschaft dürfte höchstens gelegentlich die Behandlung eines Madenwurmbefalles notwendig werden, da nur er von Mensch zu Mensch übertragen wird. Die Einmaltherapie sollte dann kurz vor der Entbindung erfolgen. Für das Kind ist hierbei kein besonderes Risiko bekannt, da es kaum zu einer Resorption der Substanz kommt.

Selbst herbeigeführte Infektionen

Z. B. Mastitis factitia.
  Vulvitis factitia.
  Sepsis factitia.
  Wundinfektion factitia.

Bei jeder chronischen, nicht heilenden und immer wieder aufbrechenden Infektion mit wechselnden Erregern, die man sich nicht erklären kann, sollte auch an die Möglichkeit der artifiziellen Infektion durch die Patientin selbst gedacht werden.

Eine sorgfältige Beobachtung und vorsichtiges Herantasten an die Probleme der Patientin ist hierbei ratsam.

Seltene Diagnose, aber doch wiederum nicht so selten, daß nicht jeder irgendwann mit einer derartigen Patientin konfrontiert werden würde.

Wechselwirkung von Chemotherapeutika mit gynäkologischen Präparaten

Enzyminduktion

Durch Enzyminduktion kann eine verminderte Wirkung von Antikonzeptiva erfolgen bei:

1. Analgetika

- Phenacetin, z. B. Quadronal u. a.
- Pyrazolone, z. B. Novalgin u. a.
- Dihydroergotamin, z. B. Optalidon spezial u. a.

2. Antibiotika

- Rifampicin, z. B. Rifoldin u. a.
- Chloramphenicol, z. B. Paraxin, Leukomycin u. a.
- Nitrofurane, z. B. Furadantin u. a.
- Ampicillin, z. B. Clamoxyl, Binotal u. a.
- Phenoxymethyl-Penicillin, z. B. Isocillin, Megacillin u. a.
- Sulfomethoxypyridazin, z. B. Durenat u. a.
- Sulfonamide, z. B. Azulfidine, Bactrim u. a.
- Tetracycline, z. B. Vibramycin u. a.

3. Barbiturate und fast alle **Antikonvulsiva, Antipsychotika** und **Tranquilizer**

4. Lipidsenkende Pharmaka

- Clofibrat, z. B. Regelan u. a.
- Colestyramin, z. B. Quantalan u. a.

5. Ionenaustauscher, z. B. Resonium.

Resorptionsstörung

Durch Änderung der Darmflora infolge oraler Antibiotikatherapie kann es zu einer Verringerung der Resorption von Hormonpräparaten kommen. Dies kann zusammen mit der Enzyminduktion zu einer Abschwächung der Ovulationshemmer führen. Bei längerer Antibiotikabehandlung (>8 Tage) ist die Patientin auf dieses Risiko aufmerksam zu machen. Eventuell muß die Dosis verdoppelt werden oder andere zusätzliche Vorkehrungen getroffen werden.

Kurzdarstellung verschiedener Erkrankungen und Begriffe

Abszeß

Eiteransammlung in Geweben, Organen oder Hohlräumen, die meist durch Bakterien, aber auch durch Protozoen und andere Erreger hervorgerufen werden können. Die häufigsten Abszeßbildner sind: Staphylokokken, insbesondere Staphylococcus aureus, auch Anaeobier werden häufig in abszedierenden Infektionen gefunden.

Aktinomykose

Chronische infektiöse Erkrankung, die durch multiple Fistelbildung charakterisiert ist und von dem anaeroben, grampositiven Keim Actinomyces israeli verursacht wird. Dieser läßt sich nicht selten in Zahntaschen, in den Rachenmandeln und auch gelegentlich im Genitalbereich, und hier speziell auf Intrauterinspiralen, nachweisen. Ob dieser Keim eine echte pathogene Bedeutung für den Genitalbereich der Frau hat, ist fraglich.

Appendizitis

Bakterielle Infektion des Appendix vermiformis, welche durch obstruierende Ereignisse begünstigt wird. Vor jeder Operation einer Appendizitis bei einem Mädchen oder einer jungen Frau muß eine gynäkologische Untersuchung durchgeführt werden. Die häufigste Fehldiagnose hierbei ist die Adnexitis, insbesondere die subakute durch Chlamydien. Sehr viel seltener ist es eine Follikelzyste oder eine ovarielle Blutung.

Arthritis

Hier ist besonders an die gonorrhoische zu denken, wenn nur ein oder wenige Gelenke befallen sind. Aus dem eitrigen Punktat lassen sich die Gonokokken anzüchten, häufig auch gleichzeitig noch aus der Zervix. Inzwischen muß bei einer Arthritis auch an eine Borreliose (s. dort) gedacht werden.

Bakteriämie

Nachweis von Bakterien im Blut. Da nicht jede Bakterieneinschwemmung, die z. B. häufig beim Zähneputzen erfolgt, auch zur Infektion führt, muß man diesen Begriff von der Septikämie trennen, bei der die Bakteriämie von einer klinisch manifesten Infektion begleitet wird. Die Bakteriämie kann intermittierend oder auch kontinuierlich verlaufen.

Behçet-Syndrom

Seltene Erkrankung mit Mundaphten und Genitalulzera.

Corticosteroide

Sie verändern viele Bereiche des Abwehrsystems. Ein wichtiger ist die Hemmung der Leukozytenwanderung in das Entzündungsgebiet. Im Einzelfall können sie bei hoher Dosierung zu einer Exazerbation einer subakuten Infektion führen.

Crohn-Krankheit

Granulomatös-entzündliche Erkrankung, die den Darm befällt und in einzelnen Fällen auch den Analbereich betrifft. Es kommt zu Fistelbildungen, die auch den unteren Vaginalbereich erfassen können. Die proximale Vagina und der innere Genitalbereich sind so gut wie nie betroffen. Die Schwangerschaft kann für eine Patientin mit Morbus Crohn zu einer Verschlechterung ihres Krankheitsbildes, aber auch zu einer Besserung ihres Zustandes führen.

Dermatitis

Oberflächliche Entzündung der Haut mit Rötung, Ödem, im akuten Stadium Bläschen, sezernierend und verkrustend, schuppend und meist juckend. Die chronische Form wird eher Ekzem genannt, aber eine einheitliche Nomenklatur ist nicht im Gebrauch. Es gibt exogene wie endogene Ursachen, wobei häufig die Ätiologie unklar bleibt. Dermatitis herpetiforme Duhring.

Diabetes mellitus

Patientinnen mit Diabetes mellitus weisen eine erhöhte Infektionsmorbidität auf. Unter anderem könnte der erhöhte Glucosespiegel eine raschere Vermehrung pathogener und fakultativ pathogener Keime begünstigen.

Diarrhö

Vermehrte Stuhlentleerungen mit Flüssigkeits- und Elektrolytverlust. Meist infektionsbedingt (Salmonellen, Campylobacter, Yersinien, E. coli u.a.).

Diphtherie

Bakterielle Erkrankung durch Corynebacterium diphtheriae. Fibrinöse Pseudomemebranen, meist auf den Atemwegschleimhäuten, aber auch toxische Schäden des Myokards und des Nervengewebes sind möglich. Die frühzeitige Impfung mit dem verträglichen Toxoid hat diese Erkrankung bei uns so gut wie zum Verschwinden gebracht. Die Therapie erfolgt mit Antitoxin und Antibiotika (Penicillin, Erythromycin).

Dysurie

Schmerzhafte Entleerung des Urins. Typisches Symptom bei Urethritis, die häufig gleichzeitig bei einer Zystitis vorliegt. Neben Bakterien kommen Protozoen, (Trichomonaden) und Viren (Herpes) als Erreger in Frage.

Echinokokkose

Die Infektion mit dem Hundebandwurm kann zu Zysten in der Leber führen, die durch Ultraschall heute gut erkennbar sind. Die Sicherung erfolgt serologisch. Die Leberzysten müssen chirurgisch angegangen werden.

Eisenmangel bei schweren Infektionskrankheiten

Dies scheint ein physiologischer Vorgang bei der Abwehr schwerer Infektionen zu sein. Eine Eisensubstitution wäre hier kontraindiziert.

Empyem

Eiteransammlung in präformierter Höhle, z.B. Uteruskavum, Bartholinsche Drüse. Meist durch Staphylokokken oder Anaerobier verursacht.

Erysipel

Oberflächliche Gewebsentzündung durch ß-hämolysierende Streptokokken der Gruppe A. Neben der lokalen Hautveränderung sind regionale Lymphknotenschwellung, Fieber mit Schüttelfrost und Krankheitsgefühl typisch.

Erythema exsudativum multiforme

Entzündliche Hauterkrankung mit auffallend symmetrisch angeordneten erythematösen, ödematösen oder bullösen Läsionen auf Haut und Schleimhäuten. Die schwere Form wird auch Stevens-Johnson-Syndrom genannt. Neben infektiösen Ursachen wird auch eine Überempfindlichkeitsreaktion gegen bestimmte Medikamente vermutet.

Erythema nodosum

Entzündliche Erkrankung der Haut und des subkutanen Gewebes mit weichen, roten Knoten, die sich überwiegend prätibial oder an Armen und anderen Stellen finden. Neben verschiedenen Erregern wird auch eine Reaktion auf bestimmte Medikamente vermutet. Zur Fokussuche werden die Patientinnen gelegentlich in die Frauenklinik überwiesen.

Follikulitis

Infektion der Haarfollikel, meist durch Staphylococcus aureus.

Frühsommermeningoenzephalitis

Wird durch Zecken übertragen. Impfung möglich, kann in der Schwangerschaft auf das Kind übergehen, es ist aber wenig bekannt darüber.

Furunkel

Umschriebene, akut eiterige Entzündung, meist ausgehend von einer Follikulitis.

Gastrointestinalinfekt

Bakteriell oder viral bedingt, wobei eine Vielzahl von verschiedenen Erregern in Frage kommen. Kann bei der Differentialdiagnostik einer subakuten Adnexitis eine Rolle spielen.

Gray-Syndrom

Kardiovaskulärer Kollaps beim Neugeborenen bei Chloramphenicol-Überdosierung. Das Syndrom verläuft tödlich, wenn das Mittel weiter gegeben wird.

Hämolyse

Mikroorganismen können, entweder durch Toxine (z. B. Clostridium perfringens oder ß-hämolysierende Streptokokken u. a.) oder durch direkte Zerstörung der Erythrozyten (Plasmodien [Malaria]) zu einer Hämolyse führen.

Herpes gestationis

Eine schwere immunologische Erkrankung, die mit Papeln und Bläschen einhergeht und in der Schwangerschaft oder im Wochenbett auftreten kann. Sie hat nichts mit einer Herpes-simplex-Virus-Infektion zu tun. Die Diagnose erfolgt histologisch in einer Hautbiopsie.

Herxheimer-Reaktion

Häufige Reaktion nach Beginn der Luestherapie. Kurzfristige Verschlimmerung der luetischen Hauterscheinungen mit Fieber, Schüttelfrost und Schweißausbrüchen, die als Folge der Toxinfreisetzung durch die zerfallenden Treponemen gedeutet wird.

Juckreiz

Dieser kann Ausdruck einer primären Hauterkrankung oder Symptom einer systemischen Erkrankung sein. Er ist typisch bei Pilzinfektionen, Skabies oder Filzlausbefall oder auch bei der Trichomoniasis. Viele dermatologische Erkrankungen wie das allergische Kontaktekzem, Arzneimittelexanthem, die Pityriasis rosea, der Lichen ruber planus, die Mycosis fungoides, die Tinea inguinalis und die Dermatitis herpetiforme Duhring können mit Juckreiz einhergehen. Auch beim Diabetes mellitus oder der Gallensäureerhöhung während der Schwangerschaft kommt er vor.

Katarakt

Linsentrübung. Die nichtdegenerativen Formen sind angeboren oder treten in Folge toxischer, entzündlicher oder ernährungsbedingter (traumatischer) Schädigungen auf. Sie gehört zur Trias der Rötelnembryopathie.

Keratokonjunktivitis

Bei etwa 1–2% aller Neugeborenen kommt es zu dieser Infektion. Häufigste Ursache sind Chlamydien. Besonders gefürchtet ist die Keratokonjunktivitis durch Neisseria gonorrhoeae, die zur Erblindung führen kann. Auch Staphylokokken, Streptococcus pneumoniae und Haemophilus influenzae oder auch seltener Herpes-simplex-Viren können zu einer Keratokonjunktivitis beim Neugeborenen führen.

Koilozytose

Histologischer Befund bei Papillomvirusinfektion. Auffallend leere Zellen im Chorium bzw. in den papillären Wucherungen.

Kontrazeption und Genitalinfektion

Verschiedene Kontrazeptionsmittel werden immer wieder in Zusammenhang mit erhöhten Infektionsraten gebracht: aszendierende Infektionen bei der Intrauterinspirale (IUP), erhöhte Candidarate bei Ovulationshemmern, gehäufte Störungen der Vaginalflora bei spermiziden Präparaten. Bei erhöhter Infektionsrate spielt wahrscheinlich das höhere Expositionsrisiko die Hauptrolle. Zusätzlich begünstigt im Einzelfall das IUP die Aszension. Da Östrogene die Pilzinfektion begünstigen, kann auch hier im Einzelfall durch einen Ovulationshemmer die Pilzinfektionsrate leicht erhöht sein. Insgesamt gesehen spielen sie jedoch bei den heutigen, niedrig dosierten Ovulationshemmern kaum noch eine Rolle. Über den Einfluß von spermiziden Präparaten ist bis heute sehr wenig bekannt.

Das Kondom bewahrt die Patientin vor vielen Mikroorganismen, mit denen der Sexualpartner besiedelt ist. Es bewahrt sie aber nicht vor dem Einbringen ihrer eigenen Keime aus dem äußeren Vaginal- und Perianalbereich in den inneren Vaginalbereich und auch nicht vor Infektionserregern, die sich am äußeren Genitale befinden können, wie z. B. Herpes-simplex-Viren oder Filzläuse.

Krankenhausinfektion

So werden im Krankenhaus erworbene Infektionen genannt. Bei den allermeisten Infektionen handelt es sich jedoch um eine endogene

Infektion, d.h. eine Infektion durch Keime, die der Patient bereits in sich trägt. Durch operative Eingriffe z.B. wird diese Infektion dann erst ausgelöst.

Nur bei schwerkranken Intensivpatienten und in manchen Sonderfällen spielen Infektionen durch Erreger aus dem Krankenhaus, sogenannte „Hospitalismuskeime", eine Rolle. Infektionen durch Krankenhauspersonal kommen ebenfalls vor, sind in unserem Bereich aber selten.

Lambliasis

Dünndarminfektion mit Durchfall durch Giardia lamblia, ein Protozoon, ähnlich den Trichomonaden. Kommt in den Tropen vor. Therapie erfolgt durch Metronidazol und andere 5-Nitroimidazole.

Lebervergrößerung

Typisches Zeichen einer floriden konnatalen Zytomegalieinfektion beim Neugeborenen.

Lichen ruber planus

Wiederholt auftretender, juckender, entzündlicher Hautausschlag mit kleinen, polygonal begrenzten Papeln, die zu rauhen, schuppenden Flecken konfluieren können. Häufig Läsionen in der Mundschleimhaut und auch in der Vagina. Die Ursache ist unbekannt. Die Diagnose wird histologisch gestellt. In der Vagina kann er sich als ausgedehnte Erosion oder Leukoplakie zeigen. Nicht selten wird er im Anfangsstadium mit einer Candidainfektion verwechselt. Therapeutisch bringen cortisonhaltige Salben Besserung.

Meningitis

Die akute Meningitis wird zumeist durch Bakterien, gelegentlich auch durch Viren (dann aber meist als Meningoenzephalitis), ausgelöst. Bei der Tuberkulose und Syphilis verläuft die Meningitis schleichend subakut. Sie beginnt meist mit Fieber, Kopfschmerzen, Nackensteife und Erbrechen. Die Diagnose erfolgt durch Erregeranzüchtung aus dem Liquor (z.B. bei Listeriose in der Schwangerschaft). Kinder sind häufiger betroffen als Erwachsene. Die häufigsten Erreger sind Meningokokken, Haemophilus influenzae, Pneumokokken, Streptokokken, Staphylokokken.

Meningoenzephalitis

Diese wird eher von Viren, wie z.B. dem Frühsommermeningoenzephalitits-Virus, welches durch Zecken übertragen wird, oder dem Mumpsvirus verursacht.

Milben

Sie verursachen die sogenannte Krätze. Dermatitis, die mit Juckreiz und häufig mit allergischen Begleiterscheinungen einhergeht.

Milz

Patientinnen ohne Milz sind anfälliger für bestimmte Infektionen, so z.B. eine Pneumokokkeninfektion. Dies Anfälligkeit kann durch eine Impfung (Pneumokokken-Polysaccharide) gesenkt werden.

Molluscum contagiosum

Hauterkrankung mit glatten, weichen, wachsartigen Knötchen, welche im Zentrum eingedellt sind, von 2-10mm Durchmesser, die durch ein Pockenvirus verursacht werden. Die Übertragung erfolgt durch engen Hautkontakt, so nicht selten bei Sexualverkehr. Kinder sind häufiger betroffen als Erwachsene. Die Läsionen sind asymptomatisch. Sie können sich aber sehr stark vermehren und hierdurch störend sein. Die Therapie besteht in der mechanischen Entfernung der Knötchen durch Kürettage, Elektrokoagulation, Laser.

Moniliasis

Synonyma für Candidainfektion. Weitere Synonyma sind: Soor, Candidose oder Soorsepsis bei systemischem Befall.

Mononukleose

Virusinfektion durch das Epstein-Barr-Virus, auch Pfeiffersches Drüsenfieber genannt.

Nekrosefaktor

Mediator aus Lymphozyten, welcher bei Infektionen zur Einschmelzung von Gewebe führt.

Nekrotisierende Fasziitis

Fortschreitende, schwere Infektion der tiefen Gewebeschichten nach operativen Eingriffen oder Manipulationen. Hautbereich weist häufig nur diskrete Rötung auf. Verschiedene Erreger sind beteiligt, besonders auch Anaerobier. Synergismen.

Therapeutisches Vorgehen: hochdosierte Breitbandantibiotika und chirurgische Abtragung des nekrotischen Gewebes.

Neurodermitis circumscripta

Chronische oberflächliche, juckende Entzündung der Haut, die durch trockene, schuppende, scharf begrenzte hyperpigmentierte und lichenifizierte Plaques charakterisiert ist. Anal- und Vulvabereich können befallen sein. Das klinische Bild kann sehr diskret sein mit lediglich leichter Rötung und einer geringen Hyperpigmentierung. Die Patienten leiden aber unter einem starken Juckreiz und verstärken die Symptomatik durch wiederholtes Kratzen. Die Diagnose erfolgt durch Ausschluß anderer Ursachen. Die Therapie ist symptomatisch, wobei cortisonhaltige Salben am wirkungsvollsten sind.

Polyarteriitis nodosa

Unklare, nicht selten sehr schwer verlaufende Erkrankung. Vielfältige Symptomatik zwischen akuter Infektion und schleichendem, kräftezehrendem Verlauf bis zum Exitus letalis. Hohe Leukozytose und Proteinurie mit BSG-Erhöhung sind häufig. Schwierige Diagnostik. Sehr schlechte Prognose. Die Therapie besteht in der Gabe von Corticoiden.

Phlegmone

Diffuse, sich ausbreitende akute Entzündung des Gewebes, in den meisten Fällen durch ß-hämolysierende Streptokokken der Gruppe A hervorgerufen. Aufgrund ihrer Enzyme sind diese Bakterien in der Lage, eine ins Gewebe vordringende Infektion auszulösen. Häufig ist die Haut betroffen, und der Prozeß geht von Verletzungen oder von Operationsgebieten aus.

Eine Sonderform ist die **Clostridienphlegmone** (Gasbrand), welche eine sehr gefürchtete Komplikation nach operativen Eingriffen ist.

Psoriasis

Häufige rezidivierende Erkrankung der Haut mit Trockenheit und umschriebenen, silberweiß schuppenden Papeln und Plaques von unterschiedlicher Größe. Gelegentlich kann sie auch solitär den Vulvabereich befallen. Durch den leichten Juckreiz kann sie mit einer Candidainfektion verwechselt werden. Gute Heilungserfolge können mit corticoidhaltiger Salbe erzielt werden. Rückfälle sind häufig.

Reiter-Syndrom

Arthritis mit gleichzeitiger Urethritis und Konjunktivitis. Wahrscheinlich durch Chlamydien ausgelöst.

Sjögren-Syndrom

Chronische Systemerkrankung unbekannter Ätiologie, die durch Trockenheit des Mundes, der Augen und auch der Vagina charakterisiert ist. Wahrscheinlich Autoimmunerkrankung. Die Diagnose wird durch die verringerte Sekretbildung gestellt. Es findet sich eine Hypergammaglobulinämie. Histologisch läßt sich eine Atrophie mit gleichzeitiger Lymphozyten- und Plasmazellvermehrung nachweisen.

Tine-Test

Ein Tuberkulinstempeltest, der durch eine zelluläre Hautreaktion anzeigt, daß der Untersuchte sich bereits mit Tuberkelbakterien auseinandergesetzt hat. Bei frischer Infektion kann er hoch positiv sein, nach einigen Jahren, insbesondere nach der Impfung, kann dieser Test aber wieder negativ ausfallen.

Tuberkulose

Akute oder chronische Infektion durch Mycobacterium tuberculosis, seltener durch Mycobacterium bovis. Spielt heute in der Gynäkologie nur noch eine sehr geringe Rolle. Der Erreger ist ein säurefestes, unbewegliches Stäbchen, welches durch eine Spezialfärbung angefärbt werden muß. Zur Prophylaxe ist die BCG-Impfung möglich, die noch heute bei vielen Neugeborenen durchgeführt wird, da sie besonders in den ersten Lebensmonaten und -jahren, wo diese nicht selten zu spät erkannt wird, vor der Erkrankung schützt. Verschiedene Organmanifestationen der Tuberkulose sind möglich wie die Lungentuberkulose, die Lymphknotentuberkulose, die Urogenitaltuberkulose oder, gerade beim Neugeborenen, der Befall der Meningen, welcher zu einem irreparablen Okklusionshydrozephalus führen kann.

Die Erkrankung verläuft sehr langsam, schleichend, über Wochen und Monate. Unter anderem hängt dies mit der langsamen Teilungsrate der Tuberkelbakterien zusammen (24 Stunden). Der Nachweis erfolgt röntgenologisch bei der Lungentuberkulose, durch den Nachweis der Erreger und den positiven Tuberkulintest. Die Therapie wird heute in den allermeisten Fällen ambulant durchgeführt.

Wegen der langen Dauer und der Gefahr der Resistenzentwicklung wird immer mit einer Kombination behandelt. Bei leichten Erkrankungen eine Zweifachtherapie, bei schweren Erkrankungen eine Dreifach- bis Vierfachtherapie. Wichtigste Präparate sind Isoniacid (INH), Ethambutol (EMB), Streptomycin (SM) und Rifampicin (RMP).

Eine gute Überwachung der Patienten bei der mehrmonatigen Therapie ist erforderlich, da eine ganze Reihe von Nebenwirkungen, die im allgemeinen reversibel sind, auftreten können.

Urtikaria (Angioödem, Nesselsucht, angioneurotisches Ödem, überstarke Urtikaria)

Anaphylaktisches Geschehen, welches auf die Haut und das subkutane Gewebe beschränkt bleibt. Wird ausgelöst durch Allergien gegen Medikamente, Insektenstiche, Nahrungsmittel. Typisch ist der Juckreiz, das Aufschießen von Quaddeln und die diffuse Schwellung des lockeren, subkutanen Gewebes. Die Therapie ist palliativ. Antihistaminika oder in schweren Fällen systemisch Corticosteroide können die Reaktion bremsen. Bei einem akuten laryngealen oder pharyngealen Angioödem ist die lokale Applikation von 1:100 Adrenalin als Aerosol notwendig.

Verrucae

Häufig vorkommende ansteckende, aber gutartige epitheliale Tumoren, welche durch die verschiedenen Typen der Papovaviren (HPV) hervorgerufen werden.

Literatur

Ackermann, R.: Erythema-migrans-Borreliose und Frühsommer-Meningoenzephalitis. Dtsch. Ärztebl. 24 (1986) 1765–1774

Allan, H. H.: Bacterial pathogens in postsurgical infections; immunocompromised and normal patients. J. Obstet. Gynaecol., 6, Suppl. 1 (1986) 40–42

Ayliffe, G. A.: Surgical scrub and skin disinfection. Infect. Control 5 (1984) 23–27

Bartlett, J. G.: Anaerobic infections of the pelvis. Clin. Obstet. Gynecol. 21 (1979) 351–360

Bergeron, Ch., A. Ferenczy, K. Shah, Z. Haghashfar: Multicentric human papillomavirus infections of the female genital tract: Correlation of viral types with abnormal mitotic figures, colposcopic presentation, and location. Obstet. and Gynecol. 69 (1987) 736–742

Bialasiewicz, A., G. Jahn: Chlamydien-Infektionen. Sicherung der Diagnose über Augenbefunde. Dtsch. Ärztebl. 85 (1988) 34–40

Bredt, W.: Mycoplasma-Infektionen in der Gynäkologie. Gynäkologe 18 (1985) 138–141

Bulling, E., A. Schönberg, H. P. Seeliger: Infektionen mit Listeria monocytogenes. Dtsch. Ärztebl. 85 (1988) 957–959

Cederqvist, L. L., N. Abdel-Latif, J. Meyer, L. Doctor: Fetal and maternal humoral immune response to cytomegalovirus infection. Obstet. and Gynecol. 67 (1986) 214–216

Chow, A.W., P.J. Jewesson: Pharmacokinetics and safety of anti-microbial agents during pregnancy. Rev. infect. dis. 73 (1985) 287–313

Daffos, F., F. Forestier, M. Capella-Pavlovsky et al.: Prenatal Management of 746 pregnancies at risk for congenital toxoplasmosis. New Engl. J. Med. 318 (1988) 271–275

Daschner, F.: Antibiotika am Krankenbett, 3. Aufl. Springer, Berlin 1986

Desmonts, G., F. Forestier, P. Thulliez, F. Daffos, M. Capella-Pavlovsky, M. Chartier: Prenatal diagnosis of congenital toxoplasmosis. Lancet March 1985/II, 500–503

Dietrich, M., P. Kern: Tropenlabor. Diagnostik für d. ärztl. Praxis mit einfacher Laborausrüstung. Fischer, Stuttgart 1983

Eiermann, W., C. Tsutsulopulos: Die non-puerperale Mastitis. FAC 6-2 (1987) 401–405

Enders, G.: Infektionen und Impfungen in der Schwangerschaft. Urban & Schwarzenberg, München 1988

Eschenbach, D. A.: Vaginal infection. Clin. Obstet. Gynecol. 26 (1983) 186

Eschenbach, D. A.: Lower Genital Tract Infectious in R. P. Galask, B. Larsen: Infectious Diseases in the Female Patient. Springer, New York 1986

Evans, A. A., R. Bortuolussi, T. B. Issekutz, D. A. Stinson: Follow-up study of survivors of fetal and early onset neonatal listeriosis. Clin. Invest. Med. 7 (1984) 329–334

Fischbach, F., M. Kolben, R. von Hugo: Die klinische Bedeutung des Keimspektrums in der Geburtshilfe. FAC 6-2 (1987) 347–355

Fleming, D. W., S. L. Cochi, K. L. MacDonald et al.: Pasteurized milk as a vehicle of infection in an outbreak of listeriosis. New Engl. J. Med. 312 (1985) 404–407

Ford, L. C., W. L. Quan, L. D. Lagasse: Recommendations for the use of antibiotics in gynaecological oncology. J. Obstet. Gynaecol. 6, Suppl. 1 (1986) 42–44

Friese, K.: Die medikamentöse Behandlung der sexuell übertragbaren Krankheiten. Gynäkologe 21 (1988) 31–38

Frösner, G. G.: Hepatitis B – auch eine Partnerinfektion. Gynäkologe 18 (1985) 151–155

Galask, R. P., B. Larsen: Infectious Diseases in the Female Patient. Springer, New York 1986

Gerstner, G. J., R. Schmid: Infektionsprophylaxe bei vaginalen Hysterektomien mit Metronidazol. Geburtsh. u. Frauenheilk. 42 (1982) 269–272

Gibbs, R.: Microbiology of the female genital tract. Amer. J. Obstet. Gynecol. 156 (1987) 491–495

Göppinger, A., H. Ikenberg, G. Birmelin, M. Hilgarth, A. Pfleiderer, H.-G. Hillemanns: CO_2-Lasertherapie und HPV-Typisierung bei CIN-Verlaufsbeobachtungen. Geburtsh. u. Frauenheilk. 48 (1988) 343–345

Granitzka, S.: Epidemiologie der Gonorrhoe. Sexuell übertragbare Krankheiten, Hahnenklee-Symposion, Editiones Roche (1985) 67–72

Griffiths, P. D., C. Baboonian: A prospective study of primary cytomegalovirus infection during pregnancy: final report. Brit. J. Obstet. Gynaecol. 91 (1984) 307–315

Gsell, O., U. Krech, W. Mohr: Klinische Virologie. Urban & Schwarzenberg, München 1986

Gürtler, L.: AIDS: Welche Tests sichern die Diagnose? Diagnose u. Labor 37 (1987) 157–167

Hahn, H.: Physiologie und Pathologie der zellulären Immunität bei der Infektionsabwehr. In Krasemann, C.: Infektiologisches Kolloquim 2: Der abwehrgeschwächte Patient. Walter de Gruyter, Berlin 1984 (S. 47–59)

Hankins, G. D., F. G. Cunningham, J. P. Luby, S. L. Butler, J. Stroud, M. Roark: Asymptomatic genital excretion of herpes simplex virus during early labor. Amer. J. Obstet. Gynecol. 150 (1984) 100

Harger, J. H., D. H. English: Selection of patients for antibiotic prophylaxis. Amer. J. Obstet. Gynecol. 141 (1981) 752–758

Haverkorn, M. J.: A comparison of single-dose and multidose metronidazole prophylaxis for hysterectomy. J. Hosp. Infect. 9 (1987) 249–254

Hawkins, D. F.: Antimicrobial drugs in pregnancy and adverse effects on the fetus. J. Obstet. Gynecol. 6, Suppl. 1 (1986) 11–24

Hemsell, D. L., E. R. Johnson, R. E. Bawdon et al.: Ceftriaxone and Cefazolin prophylaxis for hysterectomy. Surg. Gynecol. Obstet. 161 (1985) 197–203

Hemsell, D. L., P. G. Mensell, M. C. Heard, B. J. Nobles: Infektionsprophylaxe nach Hysterektomie und Kaiserschnitt. FAC 6-2 (1987) 357–363

Higa, Kazugo, Kenjiro Dan, Haruhiko Manabe: Varicella-zoster virus infections during pregnancy: Hypothesis concerning the mechanisms of congenital malformations. Obstet. and Gynecol. 69 (1987) 214–222

Hill, G. B., O. A. Ayers: Antimicrobial susceptibilities of anaerobic bacteria isolated from female genital tract infections. Antimicrob. Agents Chemother. 27 (1985) 324–331

Hirsch, H. A.: Harnwegsinfektionen in der Schwangerschaft. Dtsch. med. Wschr. 112 (1987) 45–46

Hirsch, H. A.: Harnwegsinfektionen in der Gynäkologie und Geburtshilfe. FAC 6-2 (1987) 333–338

Hirsch, H. A., U. Niehues: Mütterliche Morbidität nach Sectio: Einfluß von Infektionskontrolle und Antibiotikaprophylaxe. Geburtsh. u. Frauenheilk. 48 (1988) 1–7

Hirschberger, R., K. Schaefer: Syndrom des toxischen Schocks. Dtsch. med. Wschr. 108 (1983) 912–917

Hoyme, U. D.: Nachweis, Klinik, Komplikationen und Behandlung von Chlamydieninfektionen in der Gynäkologie und Geburtshilfe. Gynäkologe 18 (1985) 142–145

Jilg, W., F. Deinhardt: Schutzimpfung gegen Hepatitis B. Dtsch. Ärztebl. 85 (1988) 791–795

Kleinebrecht, J., J. Fränz, A. Windorfer: Arzneimittel in der Schwangerschaft und Stillzeit. Wissenschaftliche Verlagsgesellschaft, Stuttgart 1986

Knothe, H., G. A. Dette: Antibiotika in der Klinik, 2. Aufl. Aesopus, München 1984

Knörr, K.: Pränatale und perinatale Virusinfektionen aus gynäkologisch-geburtshilflicher Sicht. Geburtsh. u. Frauenheilk. 43 (1983) 701

Koch, M. G.: AIDS. Vom Molekül zur Pandemie. Spectrum der Wiss.-Verl.-Ges., Heidelberg 1987

Koppe, J. G., D. H. Loewer-Sieger, H. De Reover-Bonnet: Results of 20-year follow-up of congenital toxoplasmosis. Lancet 1986/I, 254–255

Korting, H. C.: Cephalosporin-Therapie der Gonorrhoe. Karger, Basel 1987

Krause, W., W. Weidner: Sexuell übertragbare Krankheiten, 2. Aufl. Enke, Stuttgart 1988

Krech, T.: Chlamydieninfektionen: Schnellerer Nachweis und gezielte Therapie. Dtsch. Ärztebl. 7 (1986) 394–399

Landthaler, M., O. Braun-Falco: Vulvitis aus dermatologischer Sicht. FAC 6-2 (1987) 327–331

Ledger, W. J.: Infection in the Female, 2nd ed. Lea & Febiger, Philadelphia 1986

Ledger, W. J.: Diagnose und Therapie schwerer Adnexitis. FAC 6-2 (1987) 407–415

Luthardt, T.: Pränatale und perinatale Virusinfektionen. In: Gsell, O., U. Krech, W. Mohr (Hrsg.): Klinische Virologie. Urban & Schwarzenberg, München 1986 (263–274)

Mardh, P. A., B. R. Moller, H. J. Ingerselv et al.: Endometritis caused by Chlamydia trachomatis. Brit. J. vener. Dis. 57 (1981) 191–195

Martius, G.: Differentialdiagnose in Geburtshilfe und Gynäkologie, 2. Aufl., Bd. I. Thieme, Stuttgart 1987

Mendling, W.: Puerperalsepsis durch Ovarialvenenthrombophlebitis. Gynäkol. Prax. 11 (1987) 431–435

Mendling, W.: Die Vulvovaginal-Kandidose. Theorie und Praxis. Springer, Berlin 1987

Mendling, W., A. Bethke: Oxyuriasis des Eileiters. Gynäkol. Prax. 10 (1986) 711–714

Mertens, Th., C. Zippel, R. Seufer, H. J. Eggers: Comparison of four different methods for detection of rubella IgM antibodies. Med. Microbiol. Immunol. 172 (1983) 181–189

Meurer, M., O. Braun-Falco: Klinik, Diagnostik und Therapie der Syphilis in der Schwangerschaft und bei Neugeborenen. Geburtsh. u. Frauenheilk. 47 (1987) 81–86

Morales, W. J.: The effect of chorioamnionitis on the developmental outcome of preterm infants at one year. Obstet. and Gynecol. 70 (1987) 183–190

MSD-Manual der Diagnostik und Therapie, 3. Aufl. Herg. MSD Sharp & Dohme. Urban & Schwarzenberg, München 1984

Ortels, S.: Zur Bedeutung neuerer Forschungsergebnisse auf dem Gebiet der menschlichen Listeriose. Zbl. Gynäkol. 105 (1983) 1295–1306

Peters, F.: Laktation und Stillen. Bücherei des Frauenarztes, Bd. 26. Enke, Stuttgart 1987

Peters, G.: Plastikinfektionen durch Staphylokokken. Dtsch. Ärztebl. 85 (1988) 234–239

Petersen, E. E.: Anaerobic vaginosis. Lancet 1984/II, 337–338

Petersen, E. E.: Herpes genitalis. Gynäkologe 18 (1985a) 163–166

Petersen, E. E.: Bedeutung der Laktobazillen als Normalflora. Gynäkologe 18 (1985b) 128–130

Petersen, E. E.: Die Aminkolpitis. Gynäkologe 18 (1985c) 131–135

Petersen, E. E.: Trichomoniasis. Gynäkologe 18 (1985d) 136–137

Petersen, E. E.: AIDS: Probleme und Konsequenzen in Gynäkologie und Geburtshilfe. Geburtsh. u. Frauenheilk. 46 (1986) 413–415

Petersen, E. E.: Disturbed vaginal flora as a risk factor in pregnancy. J. Obstet. Gynaecol. 6 (1986) S.1:S16

Petersen, E. E.: Die Aminkolpitis, nicht nur ein ästhetisches Problem. FAC 6-2 (1987) 295–300

Petersen, E. E., K. Pelz: Diagnosis and therapy of nonspecific vaginitis. Correlation between KOH-Test, cuecell and microbiology. Scand. J. infect. Dis., Suppl. 40 (1983) 97–99

Petersen, E. E., T. Sanabria de Isele, K. Pelz: Infection prophylaxis in cesarean section by a single dose of ceftriaxone. Chemioterapia 4, S2 (1985a) 742–744

Petersen, E. E., T. Sanabria de Isele, K. Pelz, H.G. Hillemanns: Die Aminkolpitis, nicht nur ein ästhetisches Problem: Erhöhtes Infektionsrisiko bei Geburt. Geburtsh. u. Frauenheilk. 45 (1985b) 43–47

Petzoldt, D., H. Näher: Immunologisch-serologische Verfahren zum Nachweis von Neisseria gonorrhoeae und Chlamydia trachomatis. Sexuell übertragbare Krankheiten, Hahnenklee-Symposion. Editiones Roche 1985 (S. 135–140)

Prince, A. M.: Die Non-A-Non-B-Hepatitis: ein ungelöstes Rätsel. Die gelben Hefte 27 (1987) 53–60

Reese, R. E., R. G. Douglas: A Practical Approach to Infectious Diseases, 2nd ed. Little, Brown & Comp., Boston 1986

Reid, R., M. Greenberg, B. Jenson et al.: Sexually transmitted papillomaviral infections. Amer. J. Obstet. Gynecol. 156 (1985) 212–222

Remington, J. S., F. G. Araujo, G. Desmonts: Recognition of different toxoplasma antigens by IgM and IgG antibodies in mothers and their congenitally infected newborns. J. infect. Dis. 152 (1985) 1020–1024

Remington, J. S., J. O. Klein (eds.): Infectious Disease of the Fetus and the Newborn Infant, 2nd. ed. Saunders, Philadelphia 1983

Ross, L., P. Mason, M. Barnet-Lamb, R. E. Robinson: Prophylactic metronidazole in patients with ruptured membranes undergoing emergency caesarean section. J. Obstet. Gynaecol. 5 (1984) 32-35

Rother, K.: Antiinfektiöse Therapie mit Immunglobulinen. Die gelben Hefte 27 (1986) 97-104

Sanabria de Isele, T., K. Pelz, E. E. Petersen: Das Keimspektrum bei Aminkolpitis in der Vagina und im Ejakulat. Sexuell übertragbare Krankheiten, Hahnenklee-Symposion. Editiones Roche 1985 (S. 141-147)

Schachter, J., F. Gschnait: Chlamydieninfektionen. Z. Hautkr. 60 (1985) 1472-1485

Schäfer, A., E. Jovaisas, M. Stauber, D. Löwenthal, M. A. Koch: Nachweis einer diaplazentaren Übertragung von HILV-III/LAV vor der 20. Schwangerschaftswoche. Geburtsh. u. Frauenheilk. 46 (1986) 88

Schäublin, C.: Aids-Kompendium. Aktuelles Wissen, Hoechst 1987

Schlesinger, P., P. H. Duray, B. A. Burke et al.: Maternal-fetal transmission of the Lyme disease spirochete, Borrelia burgdorferi. Anals Int. Med., 103 (1985) 67-69

Schmidt-Wolf, G., H. P. R. Seeliger, A. Schrettenbrunner: Menschliche Listeriose-Erkrankungen in der Bundesrepublik Deutschland, 1969-1985. Zbl. Bakteriol. 1. Abt. Orig. A 265 (1987) 472-486

Schneider, A., R. Schuhmann, E.-M. De Villiers, W. Knauf, L. Gissmann: Klinische Bedeutung der humanen Papilloma-Virus-(HPV)-Infektionen im unteren Genitaltrakt. Geburtsh. u. Frauenheilk. 46 (1986) 261

Schwarz, T. F., M. Roggendorf, F. Deinhardt: Die Infektion mit dem Erreger der Ringelröteln (Humanes Parvovirus B19) und ihr Einfluß auf die Schwangerschaft. Dtsch. Ärztebl. 49 (1987) 3365-3368

Shirts, S. R., M. S. Brown, J. R. Bobitt: Listeriosis and borreliosis as causes of antepartum fever. Obstet. and Gynecol. 62 (1983) 256-260

Simon, C., W. Stille: Antibiotika-Therapie in Klinik und Praxis, 6. Aufl. Schattauer, Stuttgart 1985

Stagno, S., R. J. Whitley: Herpes simplex virus and varicella-zoster virus infections. (Current concepts). New Engl. J. Med. 313 (1985) 1327-1330

Stauber, M., A. Schäfer, D. Löwenthal, B. Weingart: Das AIDS-Problem bei schwangeren Frauen - eine Herausforderung an den Geburtshelfer. Geburtsh. u. Frauenheilk. 46 (1986) 201

Sweet, R. L., D. V. Landers, C. Walker, J. Schachter: Chlamydia trachomatis infection and pregnancy outcome. Amer. J. Obstet. Gynecol. 156 (1987) 824-833

Thomas, E.: Labor und Diagnose, 3. Aufl. Medizin. Verlagsges., Marburg 1988

Vogt, A.: Heutiger Stand der Syphilis-Diagnostik. Gynäkologe 18 (1985) 146-150

Volkheimer, G.: Zur Diagnose von Wurmbefall. Diagnose & Labor 36 (1986) 158-172

Von Hugo, R., B. R. Muck, G. Graeff, J. Zander: Kasuistische Beispiele lebensbedrohlicher Infektionen im Wochenbett. Geburtsh. u. Frauenheilk. 42 (1982) 666-671

Von Loewenich, V.: Geburtshilfliches Vorgehen bei Infektionen in der Schwangerschaft (B-Streptokokken, Herpes simplex) aus der Sicht des Pädiaters. Gynäkologe 17 (1984) 220

Wagner, D., H. Ikenberg, N. Böhm, L. Gissmann: Identification of human papillomavirus in cervical swabs by DNA in situ hybridisation. Obstet. and Gynecol. 64 (1984) 767-772

Weidner, W., H. G. Schiefer: Urethro-Adnexitis des Mannes und sexuell übertragbare Erreger. Urologe [A] 27 (1988) 123-131

Werner, H.: Anaerobier-Infektionen, 2. Aufl. Thieme, Stuttgart 1985

Weström, L.: The risk of pelvic inflammatory disease in women using intrauterine contraceptive devices as compared to non-users. Lancet 1976/II, 221

Weström, L.: Chlamydieninfektionen des weiblichen Genitalbereichs. FAC 6-2 (1987) 277-290

Whithley, R. J., A. J. Nahmias, A. M. Visintine, C. L. Fleming, C. A. Alford: The natural history of herpes simplex virus infection of mother and newborn. Pediatrics 66 (1980) 489-494

Wölbling, R. H., J. Fuchs, R. Milbradt: Systemische Antimykotika. Arzneimitteltherapie 3 (1985) 200-208

Yeager, A. S.: Genital herpes simplex infections: Effect of asymptomatic shedding and latency on management of infections in pregnant women and neonates. J. invest. Dermatol. 83 (1984) 53s-56s

Zur Hausen, H.: Papillomavirus in human cancer. Cancer 59 (1987) 1692-1696

Sachverzeichnis

Halbfett gedruckte Seitenangaben verweisen auf Abb. zum jeweiligen Stichwort

A

Abdominalschmerz 76
Abort 92, 96, 98, 101, 106, 112
- Listeriose 99
- septischer 106, 112
- - Maßnahmen 112
Abrasio 71, 112
Abruptio 71, 83, 87, 89, 91, 95, 100, 120
Abszedierung 76
Abszeß 76f, 122, 125
Abwehrdefekte 14
Abwehrmechanismen, allgemeine 11
Abwehrspannung 72, 76
Abwehrsysteme 11
- spezifische humorale 12
- zelluläre 13
- unspezifische humorale 11
- zelluläre 12
Acinetobacter 5, 80
Acrodermatitis chronica atrophicans 101
Actinomyces 5, 10
Acyclovir 33, 46, 92f, 95
Acylaminopenicilline 29
Adenin-Arabinosid 33
Adnexitis, subakute (s. auch Salpingitis) 74
- Würmer 123
AIDS (s. auch HIV) 84, 89, 121
Aktinomykose 125
Akut-Phase-Proteine 17
Allergie 43, 120
Amikacin 31
Aminkolpitis 10, 53, 55ff, **56**, 62, 67, 73, 108, 121
- Anaerobier 56
- Gram-Präparat **57**
- Infektionsrisiko 56
- Schwangerschaft 108
- Therapie 58
- Rezidivrate 58
Aminoglykoside 31
Aminopenicillin 29, 106
Amintest 56
Amnioninfektion 100
Amnioninfektionssyndrom (AIS) 108
Amnionitis 109
Amoxicillin 29, 52, 58, 68, 74, 81, 105

Ampho-Moronal s. Amphotericin B
Amphothericin B 33
Ampicillin 29, 74, 101, 105 ff, 109 f, 124
Anaerobier 7, 10, 51, 56 f, 71 f, 74 ff, 111, 114, 117, 124
- Aminkolpitis 56
Angioödem (s. auch Urtikaria) 130
Analverkehr 89
Anämie 75, 88, 110
Antibiogramm 21
Antibiotika 29 ff
- Schwangerschaft 120
Antibody-coated-Bakterien 81
Antibiotikaprophylaxe 118
Antihistaminika 130
Antikörper, humorale 12
- monoklonale 26
- Nachweis 19
- Wirkung 13
- Therapie 36
Antimykotika 8, 33 f
Antiphlogistika 74
Antipyretika 16
Antiseptika 35 f, 58, 116, 107
Anurie 78
Apatef s. Cefotetan
Appendixperforation 76
Appendizitis 73
Arilin s. Metronidazol
Arthralgie, Röteln 85
Arthritis 74, 125
- Borrelien 101
- Chlamydien 75
- Gonokokken 67
Arzneimittelexanthem (s. auch Exanthem) 121
Ascaris lumbricoides s. Spulwürmer
Asepsis 116
Aszension, Infektionen 71, **72**, 111
Atemnotsyndrom 79
Augenprophylaxe, Neugeborene 119
Augmentan s. Clavulansäure
Ausfluß 63, 76
- Aminkolpitis 56
- Chlamydien 65
- Trichomoniasis 54

Azidothymidin 33, 91
Azlocillin 30

B

Bacterial vaginosis s. Aminkolpitis
Bacteroides 5, 7, 20, 53, 56, 71, 78
Bactrim s. Co-Trimoxazol
Bakteriämie 77, 106, 125
- Gonokokken 67
Bakterien, aerob 4
- anaerob 4
- Bedeutung 5f
- fakultativ anaerob 4
- gramnegativ 4
- grampositiv 4
- Identifizierung 4
- Nachweis 19 ff
- schematische Darstellung 7
- strikt anaerob 4
- Verdopplungszeit 4
- Vorkommen 5, 6
- - Darm 10
Bakteriurie 79, 80, 117
Bandwürmer 123
Barazan s. Norfloxacin
Bartholinitis 53
Bartholinsche Drüse 53, 126
Bartholinsches Empyem 53
Baypen s. Mezlocillin
BCG-Impfung 119, 130
BCG-Stamm 119
Behçet-Syndrom 121, 125
Benemid 30
Beta-Lactamase s. Lactamase
Bifonazol 34
Biklin s. Amikacin
Binotal s. Ampicillin
Biofanal s. Nystatin
Bläschen, Candida 40
- Dermatitis 125
- Herpes genitalis 45
- - gestationis 127
- Varizellen 95
Blasensprung 100
- Gonokokken 68
- Herpes 92
- vorzeitiger 68, 107 ff
Blutdruckabfall (s. auch Hypotension) 78

Blutkörperchensenkungsgeschwin-
   digkeit s. BSG
- erhöhte 73, 75
Blutkultur (s. auch Sepsis, Bakte-
   rieämie) 16, 76 f, 100, 109, 112
Blutnachweis, Urin 80
Bluttransfusion, HIV 89
Blutungen, petechial 93
Blutungsstörungen 64, 75,
Bordetella pertussis 105
Borrelia burgdorferi 7, 101
Borreliose 101, 125
Bowenoide Papulose 47
Brennen 40
- Candidakolpitis 58
- Trichomoniasis 54
Bromocriptin 114
BSG (BKS) 17
Buttersäure 56
B-Zell-Lymphozyten 12, 96

C

Calymmatobacterium granuloma-
   tis 122
Campylobacter fetus 5, 106
- jejuni 5, 106
Candida 7, 8, 10, 121
- albicans 8, 58
- - Kolpitis 41 f, 58, **59**
- - Nachweis 22
- - Therapie 33 f
- - Vulvitis 40 f
- andere 60
- glabrata 59
- - mikroskopisches Bild **59**
Candidavulvitis **42**
- rezidivierende 43
Candiohermal s. Nystatin
Canesten s. Clotrimazol
Cefamandol 30, 110
Cefmenoxim 30, 76
Cefmetazol 30
Cefobis s. Cefoperazon
Cefoperazon 30
Cefotaxim 30, 76
Cefotetan 30
Cefotiam 30, 76, 118
Cefoxitin 30, 76, 110
Ceftazidim 30
Ceftix s. Ceftizoxim
Ceftizoxim 30
Ceftriaxon 30, 76, 118
Cefuroxim 30, 76, 110
Cephalosporine 30, 51, 68, 74, 76,
   78, 81, 110 f
Cephalotingruppe 30
Certomycin s. Netilmicin
Cestodes s. Bandwürmer

Chancroid s. Ulcus molle
Chemoprophylaxe, Virusinfektio-
   nen 119
Chemotherapie, antiinfektive
   29 ff
Chemotherapeutika 32 ff
- Wechselwirkungen 124
Chlamydia psittaci 65
- trachomatis 5, 65
- - Bedeutung 66
- - Erkrankungsformen 65
- - Komplikationen 68, 74
- - McCoy-Zellkultur **64**
- - Nachweis 20, 21, 66, 75
- - Therapie 66, 74
Chlamydien 63, 125, 129
- Endometritis, Wochenbett 110
- Kofaktor 66
Chlamydieninfektion 64 ff, 121
Chlamydienzervizitis 64, **64**, 65
Chloramphenicol 126
Chlorhexidin 35, 107, 117
Cholezystitis 76
Chorioamnionitis (s. auch Amnio-
   nitis) 109
Chorioretinitis 98, 102
Cilastatin 30
Ciprobay s. Ciprofloxacin
Ciprofloxacin 32, 66
Claforan s. Cefotaxim
Clavulansäure 30
Clindamycin 31, 61, 74, 104, 106,
   114, 120
Clont s. Metronidazol
Clostridienphlegmone 129
Clostridium difficile 5, 7
- novyi 78
- perfringens 5, 7, 78
- septicum 78
Clotrimazol 34
Clue-cell, Gram-Präparat **57**
CMV s. Zytomegalievirus
Colpitis macularis, Trichomonia-
   sis 54
Condylomata acuminata 47, **48**,
   121
- - Geburt 49
- lata 51
Corticosteroide 125
Corynebacterium diphtheriae 126
- minutissimum 52
Co-Trimoxazol 32, 81, 101, 104,
   122
Coxsackie-Viren 97
C-reaktives Protein (CRP) 18, 73
- erhöht 108
Credé-Prophylaxe 119
Crohn-Krankheit 125
Cryptocillin s. Oxacillin

D

Dactar s. Miconaol
Daraprim s. Pyrimethamin
Darm, Bakterienmenge 10
- Keime 10
Dauerkatheter, suprapubisch 117
- transurethral 117
Dauerprophylaxe, Harnwegsinfek-
   tion 81
Dermatitis 125
- herpetiforme Duhring 121, 125,
   127
Desinfektion, Haut 116
- Schleimhaut 116
Deziduitis 109
Diabetes mellitus 110, 125
Diarrhö 79, 106, 126
Dicloxacillin 29
Differentialblutbild 17
Diplokokken 68
Diphtherie 126
Divertikulitis 76
Dopergin s. Lisurid
Doppelinfektion, Vulva 49
Douglas-Drainage 76
Doxycyclin 31, 66, 74 f
Drainage 71, 76, 78
- Mastitis 114
Drogenabusus 89
Drug fever 16
Durenat 104
Dysurie 47, 54, 80, 126

E

Early onset disease, Streptokokken
   der Gruppe B 107
EBV s. Epstein-Barr-Virus
Echinokokkose 126
ECHO-Viren 97
Econazol 34
Einschlußinfektion 64
Einschlußkörper, Chlamydien 64
Eisenmangel 126
Eisensubstitution 126
Eiweißwert, Urin 80
Ektopie 63
Ekzem 41, 44, 121, 125
ELISA (EIA), Methode 26
Embryopathie, Herpes simplex
   92
- Röteln 86
- Varizellen 95
- Zytomegalie 93
Empyem 53, 126
Endokarditis, Chlamydien 75
- Gonokokken 67
Endokarditisrisiko 118

Endometritis 71f, 106, 108
- Chlamydien, Wochenbett 110
- Gonokokken 67
- post partum 65, 68
- Tuberkelbakterien 71
Endomyometritis 71
- Anaerobier 110
- Staphylococcus aureus 110
- Streptokokken der Gruppe A 110
- - nach Sectio 111
Endotoxine 2, 77
Enoxacin 32
Enterobacter 5, 80
Enterobacteriaceae 68, 77f, 111
Enterokokken 5, 7, 9, 29f, 62, 80
Enterotoxin F 79
Enteroviren, Anzüchtung 21
Enterovirusinfektion, Schwangerschaft 97
Enzephalitis 102
- Röteln 86
Enzephalopathie, HIV 89
Enzymtest 26 s. ELISA
Eosinophilie 88
Epi-Monistat s. Miconazol
Epi-Pevaryl s. Econazol
Episiotomiewunde, Infektion 108
- Wundpflege 117
Epstein-Barr-Virus-Infektion 95
Erblindung, Neugeborene 67
Erbrechen 76, 79
Erkrankungen, Kurzdarstellung 125
Erregernachweis 19ff
Erysipel 121, 126
Erythem, Scharlach 105
- toxisches Schocksyndrom 79
Erythema chronicum migrans 101
- exsudativum multiforme 121
- nodosum 126
Erythrasma 52, **53**, 121
Erythromycin 31, 51, 61, 66, 75, 99, 101, 105f, 112, 114, 119
Escherichia coli 3, 5, 7, 51, 56, 62, 68, 72, 74ff, 108, 110f
Esclama s. Nimorazol
Essigsäure, Kondylome 47
- Papillomviren 69
Ethambutol (EMB) 130
Eusaprim s. Co-Trimoxazol
Exanthem, Chlamydien 75
- Enteroviren 97
- Gonokokken 64
- Masern 96
- Penicilline 29
- Ringelröteln 88
- Röteln 85
- toxisches Schocksyndrom 79

- Varizellen 94
Extramycin s. Sisomycin

F

Fadenpilze 8, 43
Farbstoffe, antimykotische 34
Fasziitis, nekrotisierende 129
Felden 46
Fieber 15f, 76, 78, 81, 111
- Peritonitis 76
- rheumatisches akutes 79
- Schwangerschaft 109
- Senkung 16
- Sepsis 77
Fiebermuster 16
Filzlaus **44**
Filzlausvulvitis 43
Fistelbildung 121
- multiple 125
Fitz-Hugh-Curtis-Syndrom 75
Flagyl s. Metronidazol
Flucloxacillin 29
Fluconazol 34
Flucytosin 34
Fluktuation, Mastitis 114
Fluor, Candidakolpitis (s. auch Ausfluß) 48
- Gonokokken 67
- Salpingitis 72
Fluoreszenztest (FT) 25
Follikulitis 40, 121, 126
Folsäuresynthese 32
Fortum s. Ceftazidim
Fremdkörper 63
Frühgeburt 96, 101, 106
- Listeriose 99
Frühgeburtlichkeit, Keuchhusten 105
Frühsommermeningoenzephalitis (FSME) 34, 101, 126, 128
Fundusstand 110
Furunkel 126
Fusobacterium 5, 7, 56

G

Gardnerella vaginalis 5, 7, 56, 72, 108, 111
- - Vaginitis 55
Gasbrandinfektion 78
Gastroenteritis 79
Gastroenteritiden 106
Gastrointestinalinfekt 126
Geburt, aszendierende Infektion 109
- Infektionsrisiken 109
Gefäßinjektion, Chlamydien 65
Gefäßvermehrung 64

Gelenkpunktat, Borelliose 101
Genitalinfektion, Kontrazeption 127
Gentamycin 31, 74
Gerinnungsstörung 18, 78
Gernebcin s. Tobramycin
Geruch 56
- Aminkolpitis 56
- Fusobakterien 56
- Trichomoniasis 54
Geschlechtskrankheiten, Übersicht 121
Gewebstraumatisierung 109
Giardia lamblia 128
Glykoproteine 12
Gonokokken 51, 57, 63, 66, 71ff, 77, 108, 109, 125
Gonokokken, Salpingitis 73f
- Zervizitis 66f
Gonorrhö 121
- Gram-Präparat **67**
Gram-Färbung 4
Granuloma inguinale 122
- venereum 122
Granulomatosis infantiseptica 100
Gray-Syndrom 126
Grippe s. Influenza
Gürtelrose s. Zoster
Gyno-Dactar s. Miconazol
Gyno-Monistat s. Miconazol
Gyno-Pevary s. Econazol
Gyno-Travogen s. Isoconazol
Gyramid s. Enoxacin
Gyrasehemmer 32, 61, 66, 68, 74f, 81
- Indikation 32

H

Haemophilus ducreyi 122
- influenzae 108
Halbwertzeit, Antibiotikum 118
Hämagglutinationshemmungstest (HAH-Test) 24, 86
- Testprinzip 24
Hämolyse 127
- Fetus 89
Hämolyse-in-Gel-Test 25, 85, 86
Hämolytisches Syndrom 79
Harnableitung, transurethral 117
- suprapubisch 117
Harninkontinenz 79
Harnwegsinfekt 62, 77, 79ff
- Dauerprophylaxe 81
- Keimspektrum 80
- komplizierter 81
- oberer 81
- rezidivierender 81

- unterer 80
- Urindiagnostik 19
Haut, Desinfektion 116
- Keime 10
- Wundheilungsstörung 111
Hautwarzen 47
HB$_E$-Antigen 97
HB$_S$-Antigen 97
HB$_S$-Dauerausscheider 97
Hefe s. Candida
Heparin 111
- Sepsis 77
Hepatitis A 97
- B 91, 97, 121
- Prophylaxe Kind 98
- non A non B 98
Hepatosplenomegalie 93
Herpes genitalis 62, 44ff, 91ff, 121
- - Entbindung 92
- - primärer **45**, 45, 91, 46
- - Ulzera **46**
- - Prophylaxe Kind 93
- - rezidivierend 46, 92
- - Schwangerschaft 92
- - Zervix 68
- - gestationis 127
- - simplex, Vagina 60
Herpesinfektion, neonatale 92
- Risiko Kind 92
Herpesviren 3, 63, 82, 89
Herxheimer-Reaktion 127
Herzmißbildungen, Röteln 86
Histologie, AIS 108
HIV 2, **3**, 27, 33, 83, 89
HIV-Infektion, Schwangerschaft 91
- zeitlicher Verlauf 90
Hormonmangel 79
Hospitalismus 128
Hutchinsonsche Trias 99
Hybridisierung 48, 89
Hydrops fetalis 88
Hydrosalpinx 72, 74
Hydrozephalus 98, 102
- LCM 98
- Toxoplasmose 102
Hyperbilirubinämie 32
Hypergammaglobulinämie, Sjögren-Syndrom 129
Hyperimmunglobulinpräparate 35
Hyperimmunserum 36, 37
Hypotension 76, 78
Hysterektomie, Antibiotikaprophylaxe 118
- Wundinfektion 75ff

I

Idoxuridin 33
IgA 13, 63
IgD 13
IgE 13
IgG 13
IgM 12
IgM-Antikörper, Nachweis 27
- Test 22
Ileus 76
Imidazolderivate 34
Imipenem 30
Immundefizienzvirus s. HIV
Immunglobuline 12, 34f, 83, 119
Immunglobulintherapie, Wirkungsweise 36
Immunschwäche 14
Immunstatus, Röteln 87
Immunstatusentwicklung, Kind 14
Immunsuppression 110
Immunsystem, Störungen 14
Impfstoffarten 37
Impfungen 36f
Impfvirus, Röteln 87
Infektionsschwelle, Röteln 87
Infektionsverhütung 116
Infektionszeichen 15ff
- Laborwerte 15
- lokale 15
Influenza 98
Innenohrschwerhörigkeit, Lues 99
- Röteln 86
Interferon 11
- Kondylome 48, 70
Interleukin 1 15, 17, 77
Intrauterinspirale (IUP) 125, 127
- Infektionsrisiko 71
Isocillin 29
Isoconazol 34
Isoniacid (INH) 130
Itraconazol 34

J

Juckreiz 127
- Allergie 130
- Arzneimittelexanthem 29
- Candida 40, 58
- Dermatitis herpetiforme Duhring 125
- Ekzem 43
- Filzlaus 43
- Kondylome 48
- Neurodermitis 129
- Papillomviren 50
- Psoriasis 129

- Tinea inguinalis 43
- Trichomoniasis 54

K

Kalilauge, Amintest 56
Katarakt 86, 127
Katze, Toxoplasmose 102
Kawasaki-Krankheit 79
KBR s. Komplementbindungsreaktion
Keimarten, Mund 10
Keimschlauch s. Candida
Keimselektion 81, 118
Keimzahl, Aminkolpitis 57
Keratokonjunktivitis (s. auch Konjunktivitis) 127
Ketoconazol 34, 43
Keuchhusten 105
Kindbettfieber 110
Kindstod, Streptokokken der Gruppe B 107
Klebsiellen 5, 7, 30, 78, 80
Knisterphänomen 78
Kodan 116
Kofaktor, Zervixkarzinom 69
- Chlamydien 66
Koilozytose 48, **70**, 127
Kolitis, pseudomembranöse 31
Kolpitis 62, 63
- Aminkolpitis 55
- Candida albicans 58
- Herpes simplex 60
- Staphylococcus aureus **62**
- Streptokokken der Gruppe A **61**, 62
- Trichomonaden 54
- unspezifische 55
- senilis 62
Komplementbindungsreaktion (KBR) 23
- Testprinzip 24
Komplementsystem 11
Kondom 127
Kondylome (s. auch Papillome), flache 47
- spitze 47
- Therapie 48
Konjunktivitis, Chlamydien 65, 75
- Gonokokken 67
- Reiter-Syndrom 129
Kontaktblutung, Zervizitis 65, 75
Kontaktekzem, allergisches 121
Kontaktperson, Scharlach 105
Kontamination, Urin 80
Kontrazeption 127
Koplik-Flecken, Masern 96
Korpuskarzinom, Endometritis 71

Krankenhausinfektion 127
Krätze 128
Krepitation 78
Kryosation 70
Kryptokokken, AIDS 89
Kulturverfahren, Bakterien 19 ff
- Pilze 22
- Viren 21

L

Laborwerte 16 ff
Lactamase (β-Lactamase) 4, 30
- Bildner 68, 74, 110
- Inhibitor 30, 77
Lactobacillus acidophilus 8
- gasseri 8
- jensenii 9
Laktobazillen 5, 7, 8 f, **9**, 57
- Antibiotikaempfindlichkeit 9
- Konzentration 8
- Milchsäure 9
Laktobazillenpräparate 58
Lambliasis 128
Laparoskopie 73, 75
Laparotomie 76, 111
Larynxpapillome 49, 70
Lasertherapie, Kondylome 48, 70
Latamoxef 30
Late onset disease, Streptokokken der Gruppe B 107
Lebendimpfstoff 37
- Schwangerschaft 119
Lebensqualität, HIV 91
Lebervergrößerung 128
- Zytomegalie 93
Leberwerte, Antibiotika 18
Leberzellkarzinom 97
Leberzysten 126
Leistenlymphknoten 121
- Herpes genitalis 45
- HIV 89
- Lues 50
- Lymphogranuloma inguinale 121
- Tuberkulose 129
- Ulcus molle 122
Lentiviren (HIV) 89
Leptospirose 79
Leukorrhö, Candidakolpitis 40
- Trichomoniasis 55
- Urin 80
- Zervizitis, Chlamydien 66
- - Gonokokken 68
Leukopenie 17, 78, 88
Leukoplakie s. Lichen
Leukozyten, Normalbereich 17
Leukozytose 17, 73, 76, 78
- Chlamydien 66

- Gonokokken 66 ff
- Peritonitis 76
- Sepsis 77
- Wundinfektion 112
Lichen ruber planus 41, 121, 128
Lincomycin 31
Lipoproteinhülle, Viren 2
Listeria monocytogenes 5, 7, 99
Listerien 29, 31, 99, 109
Listeriose 99 f
Lisurid 114
Lochien, riechend 111
Lues 50, 68, 99, 121
- connata tarda 99
- - praecox 99
- Gumma 51
- latente 51
- Primärinfektion 99
- - Portio **69**
- - Vulva **50**
- Primäraffekt Zervix 68
- Primärstadium 50
- Sekundärstadium 50
- Tertiärstadium 51
Lungenembolie 111
Lupus erythematodes 79
Lyme Disease, Borreliose 101
Lymphadenopathie (HIV) 89
Lymphadenosis benigna cutis, Borreliose 101
Lymphknotenschwellung (s. auch Leistenlymphknotenvergrößerung), Erysipel 126
- HIV 89
- Röteln 85
- Toxoplasmose 102
Lymphogranuloma inguinale 65, 121
Lymphozytäre Choriomeningitis (LCM) 98
Lymphozyten 12 f
- Chlamydien 66
Lysozyme 11, 63

M

Maculae coeruleae 44
Madenwürmer 123
Magensekret, Streptokokken der Gruppe B 107
Malaria 127
Mamma, Wundinfektion 118
Mandokef s. Cefamandol
Marsupialisation 51
Masern 96
Masernvirus 96
Mastitis, abszedierende 114
- Milchstau 113
- factitia 124

- nonpuerperalis **115**
- Prolaktinhemmer 113
- puerperalis 113, **113**
- Stillen 114
Materialentnahme, Bakterienzüchtung 19
- Virusisolierung 21
McCoy-Zellen **64**, 66
Mefoxitin s. Cefoxitin
Megacillin s. Phenoxypenicilline
Meningitis 128
- Gonokokken 67
- Listeriose 99
- Streptokokken der Gruppe B 107
Meningoenzephalitis 97 f, 128
Meningokokken 77
Meningopolyneuritis 101
Menstruation, TSS 79
Meteorismus 76
Metronidazol 32, 55 f, 74, 76, 78, 106, 108, 110 f
Mezlozillin 30, 110
Miconazol 34
Milben 128
Milchgangresektion 115
Milchsäure 8
Milchsäurepräparate 58
Milchstau, Mastitis 113
Milz 128
- septische 77
Minocyclin 31
Mobiluncus 5, 7, 56 f, **57**, 121
Molluscum contagiosum 128
Moniliasis (s. auch Candida) 128
Mononukleose (EBV) 89, 95, 128
Morbus Reiter 75, 129
Moronal s. Nystatin
Moxalactam s. Latamoxef
Mumps 96
Mund, Keimarten 10
Muskelzeichnung, röntgenologisch 78
Myalgien, TSS 79
- Ringelröteln 88
Mycobacterium tuberculosis 6, 21, 129
Mycosis fungoides 121
Mycospor s. Bifonazol
Mykoplasmen 21, 56, 68, 121
- Vagina 60
Mykosen (s. auch Candida) 121
Myokarditis 97, 101 f
Myxoviren 96

N

Nabelschnurpunktion 28, 88, 103
Nasopharynx, Abstrich 93
Natamycin 33
Neisseria gonorrhoeae s. Gonokokken
Nekrosefaktor 129
Nematoden 123
Nephrotoxizität, Antibiotika 31
Nesselsucht s. Urtikaria
Netilmicin 31
Neugeborene, Augenprophylaxe 119
Neurodermitis circumscripta 41, 129
Neutralisationstest (NT) 25
Neutropenie, Ringelröteln 88
Nierenfunktion, Einschränkung 79
Nierenlager, schmerzhaft 81
Nierenwerte, Antibiotika 18
Nimorazol 32
Nissen, Filzlaus 43
Nitritnachweis, Urin 80
5-Nitroimidazole (s. auch Metronidazol) 32f, 58, 76, 106
Nizoral s. Ketoconazol
Norfloxacin 32
Normalflora 8ff
Nystatin 33

O

Obstipation 76
Obstruktion 81
Ödem, lokales 78
Ofloxacin 32, 66
Okklusionshydrozephalus 130
Oligurie 76
Oophoritis, Mumps 96
Oozyten, Toxoplasmose 102
Opsonisierung 12
Orchitis, Mumps 96
Ornidazol 32, 78, 110
Ospen s. Phenoxypenicilline
Östrogene 8, 62
Östrogenmangel 71
- Kolpitis 62
- Vulvitis 51
Ovarialvenen, Thrombophlebitis 111
Ovulationshemmer 124, 127
Oxacillin 29, 114
Oxidasereaktion 21, 68
Oxyuren (s. auch Madenwürmer) 123
Oxytetracyclin 31

P

Papillomviren 2, 3, 63
- Infektionen 47ff
- Nachweis 17
- Persistenz 47
- Schwangerschaft 47
Papillomvirusinfektion, Bedeutung 49
- intrazervikale **70**
- Histologie 70
- Koilozytose **70**
- Portio 69
- Vagina 60, **61**
- Vulva 48, **49**
- Zervix 69
Papulose 69
Paratyphus 105
Parotis, Mumps 96
Papovaviren s. Papillomviren
Parvovirus B 19 s. Ringelröteln
Peitschenwürmer 123
Pelveoperitonitis 72, 76, 111
Pelvic inflammatory disease (PID) 72
Penicillin 29ff, 68, 73f, 99, 101, 107
- G 29, 78, 105
- penicillinasefestes 29
Peniskarzinom 49
Peptokokken (s. auch Anaerobier) 6, 7, 10, 51, 56, 111
Peptostreptokokken 6, 7, 10, 51, 56 111
Perihepatitis, Chlamydien 65, 75
Peritonitis 76, 108, 110, 112
Pfeiffersches Drüsenfieber (EBV) 95
Phagozytose 11
Pharyngitis 105
Phenoxypenicilline 29, 99
Phlegmone 129
Phthiriasis 121
- pubis 43
pH-Wert, Aminkolpitis 56
Pilze s. Candida
Pimafucin s. Natamycin
Pimaricin s. Natamycin
Pityriasis rosea 121
- versicolor 34
Pipril s. Piperacillin
Piperacillin 30, 110
Plasmazellen 12
Plastikimplantat 118
Plastikkatheter 116
Plattenepithelmetaplasie, Mamma 115
Plazenta, Toxoplasmose 102
- Zytomegalie 93
Plazentitis 109

Pneumocystis carinii, HIV 89
Pneumokokken 6
Pneumonie, Neugeborene 65
- Streptokokken der Gruppe B 107
Podophyllintherapie 48
Polioviren 97
Polyarthritis 88, 129
Polyene 33
Poly-Stix, Urin 80
Polyvidon-Jod 34, 51f, 58, 114, 116f
Porphyrin 52
Portioschiebeschmerz 72
Präkanzerosen, HIV 91
- Papillomviren 49, 69
Pränataldiagnostik, allgemein 27
- - Röteln 88
- - Toxoplasmose 103
Pravidel s. Bromocriptin
Primäraffekt Lues, Vulva **50**
- - Zervix **69**
Primärinfektion, allgemein 82
- Herpes genitalis 45, 91
- Zytomegalie 94
Probenicid 30
Prolaktinhemmer 115
- Mastitis 113
Properdinsystem 11
Prophylaxe, allgemein 116
- Antibiotika 118
- Augen, Neugeborene 119
- Immunglobulin 34
- Impfung 36
- Harnwegsinfekt 81, 117
Propionibakterien 6, 7
Proteus 6, 56, 80, 111, 115
Proteusarten 6
Protozoen 8, 102
- Kulturverfahren 22
- schematische Darstellung 7
Pseudomyzelien (s. auch Candida) **41**, 42
Psoriasis 41, 121, 129
Purpura Schoenlein-Henoch, Ringelröteln 88
Pus 12, 53, 114
Pyelonephritis 81
Pyometra 71
Pyosalpinx 72, 74
Pyrimethamin 104
Pyrogene 15

Q

Quaddel 130
Quinolone 32, 51, 66, 68, 81

R

Radioimmunassay (RIA) 26
Rasur, Infektionsrisiko 117
RDS, Streptokokken der Gruppe B 107
Reaktivierte Infektionen, Herpes simplex 46, 92
- Papillomviren 49, 70
- Toxoplasmose 102f
- Zoster 95
- Zytomegalie 94
Redon-Drainage 117
Refobacin s. Gentamycin
Reiter-Syndrom 129
Retikulozytopenie, Ringelröteln 88
Resorptivserie 74
Retrovir s. Azidothymidin
Retrovirus 89
Rhagaden 50
- Mastitis 113
Rheumafaktoren, IgM-Ak-Bestimmung 27
Rifampicin (RMP) 130
Rinderbandwurm 123
Ringelröteln 88f
Risikofaktoren, Infektion 75, 81, 108, 109, 116f
Rocephin s. Ceftriaxon
Rocky Mountain spotted fever 79
Rotaviren 25, 97
Röteln 83ff
- Abruptio 86
- Embryopathie 86, 127
- Immunität 87
- Impfung 86, 120
- kongenitale
- - Diagnostik 88
- Prophylaxe 87
- Schädigungsrisiko 84
- zeitlicher Verlauf Mutter 85
Röteln-Hyperimmunglobulin 87
Rötelnkontakt 87
Röteltiter 86
Rotlicht 114
Rovamycin s. Spiramycin

S

Sabin-Feldman-Test (SFT) 103
Saccharomyces cerevisiae 59
Salmonellen 6f
Salmonellose, Schwangerschaft 105
Salpingitis (s. auch Adnexitis) 71f
- akute, Gonokokken 72
- subakute, Chlamydien 74
Sauerstoffüberdrucktherapie 78

Saugwürmer 123
Scharlach 79, 105
- Kontaktperson 105
Scheidenstumpfinfektion 75f
Schleim, mukopurulenter 65
Schlüsselzellen (clue-cells) 56f
Schmerzen 15, 40, 45, 58, 75f, 78, 80, 108, 110f, 113
Schock, septischer 71, 77f, 111
Schocksymptomatik 78
Schocksyndrom, toxisches (TSS) 78
Schüttelfrost 16, 113, 126
- Sepsis 77
Schwangerschaft, Antibiotika 120
- ektope 73
- Fieber 109
- Impfungen 119
- Infektionen 82ff
- Harnwegsinfekt 81
Schwerhörigkeit, Röteln 86
Sectio caesarea, Infektionen 109, 111
- Antibiotikaprophylaxe 118
Securopen s. Azlocillin
Sepsis 18, 72, 77f, 105f, 111
- Blutkultur 20
- factitia 124
- Streptokokken der Gruppe A 110
- Wochenbett 112
Serologie 19, 22ff
Serratia 6
Sexualpartner, Chlamydieninfektion 66
- Gonorrhö 68
- - Infektionsrisiko 68
- Herpes genitalis 47
- HIV 91
- Trichomonaden 55
Shigellen 6
Silbernitratlösung 119
Simplotan s. Tinidazol
Sisomycin 31
Sitzbad 117
Sjögren-Syndrom 129
Skabies 121
Sobelin s. Clindamycin
Solco-Derman 48
Somnolenz 79
Sorquetan s. Tinidazol
Spätabort, Listeriose 101
- unklarer 112
- - Diagnostik 112
Spätendometritis, Chlamydien 66, 110
Spectinomycin 31, 68
Sperma (HIV) 91
Spezialfärbung, Chlamydien 4
- Listeriose 100

Spiegelbildung, Darm 76
Spiramycin 104
Spizef s. Cefotiam
Sproßpilze (s. auch Candida) 8
Sproßzelle (s. auch Candida) 8
Spulwürmer 123
Standardimmunglobulin 36f
Stanilo s. Spectinomycin
Stapenor s. Dicloxacillin
Staphylex s. Flucloxacillin
Staphylococcus aureus 51f, 62, 71, 76, 78f, 108, 110ff, 114, 125f
- epidermidis 116
Staphylokokken 56, 68, 74ff
- koagulasenegative 80, 115
Staphylokokkentoxine 78
Sterilität 74
- Chlamydien 75
- Gonokokken 68
- Mumps 96
- tubare 65
Sterilitätsdiagnostik 71
Steroide, Sepsis 77
Stillperiode, Antibiotika 120
Streptokokken 7, 56, 68, 72, 74ff, 110
- Gruppe A 6f, 51f, 62, 77f, 105, 108, 111, 126f, 129
- - Endomyometritis 110
- - Kolpitis **61**
- - Kontamination 105
- - mikroskopisches Bild **52**
- Gruppe B (GBS) 62, 106ff
- - Vaginalausstrich **107**
Streptomycin (SM) 130
Subileus 76
Sulbactam 30
Sulfametoxydiazin 104
Sulfonamide 32, 122, 124
Sulmycin s. Gentamycin
Syndaktylie 101
Synergismen 118
- Aminkolpitis 57
- nekrotisierende Faszitis 129
Synogil s. Natamycin
Syphilis s. Lues

T

Tacef s. Cefmenoxim
Tachykardie 76, 78
Taenia saginata s. Rinderbandwurm
Tamponade 117
Tannolact 51, 117
Tarivid s. Ofloxacin
Temperaturerhöhung, nichtinfektiöse 16
Terconazol 34

Tercospor s. Terconazol
Tetracycline 31, 51, 61, 66, 68, 74f, 101, 106, 119, 122, 124
T-Helfer-Zellen 13
Thienamycin/Cilastatin 30
Thrombophlebitis 76
- kleines Becken 76
- Ovarialvene 111
- septische 77
Thrombozytopenie 17, 78f, 88
- idiopathische (ITP) 36
Tiberal s. Ornidazol
Tine-Test 129
Tinea inguinalis 41, 43, **44**
Tinidazol 32, 58, 78, 110
Tioconazol 34
Titeranstieg, Serologie 23
T-Killer-Zellen 14
T-Lymphozyten 12, 13
Tobramycin 31
Togaviren 83
Torulopsis glabrata (s. auch Candida glabrata) 59
Totgeburt 96
- Listeriose 99
- Ringelröteln 88
Totimpfstoff 37
Toxin 2, 37, 76, 127
- erythrogenes 105
- Gasbrand 78
Toxoid 37, 126
Toxoplasma gondii **7**, 89, 102
Toxoplasmose 8, 102ff
- Diagnostik Mutter 103f
- latente 102
- Pränataldiagnostik 103
- Reaktivierung 102
- Schwangerschaft 102f
Trachom 65
Transformation 2
Transkriptase, reverse 2f, 89
Transportmedium 20
- Gonokokken 68
Travogen s. Isoconazol
Treponema pallidum **7**, 50, 99
Trifluorthymidin 33
Trichomonade **7**
- mikroskopisches Bild **55**
Trichomonas vaginalis 54
Trichomoniasis 8, 53ff, 62, 121
- chronisch rezidivierend 55
- Partnertherapie 55
Trichophytum rubrum 43
Trichuris trichuria s. Peitschenwürmer
Tropismus 2
T-Suppressor-Zellen 13
Tubargraviditätsrate, Chlamydien 75
- Gonokokken 74

Tubenepithel, Entzündung 73
Tubenkoagulation (HIV) 91
Tuberkelbakterien, Endometritis 71
Tuberkulinstempeltest 129
Tuberkulose 129
Tuberkuloseimpfung, Neugeborene 119
Tuboovarialabszeß 72, 74
Tumornekrosefaktor 77
Typhus 105

U

Ulcus molle 122
Ultraschall 73, 93
Ulcus, Herpes genitalis 45
- Lues 50
- Lymphogranuloma inguinale 121
- molle 122
Unacid s. Sulbactam
Unterbauchbeschwerden 75
Urämisches Syndrom 79
Ureaplasma urealyticum 9, 21, 56, 61, 68
Urethritis 65, 80
Uricult 20, 79
Urin, Eintauchverfahren 20
- Fertignährböden 20
Urindiagnostik, Harnwegsinfekt 19
Urinentnahme, Patientenanleitung 19
Uritube 20, 79
Urtikaria 130

V

Vagina, Herpes simplex 60
- Infektionen 53ff
- Keime 9
- Keimzahl 8
- Laktobazillen 8
- Mykoplasmen 60
- Papillomvirusinfektion 60
- Pilzinfektion 59
- Säuregehalt 9
- Streptokokken, Gruppe B, Nativpräparat **107**
Vaginalflora, Störung 55
- normale 8f, **9**
Vaginose, bakterielle s. Aminkolpitis
Vancomycin 31
Varizella-Zoster-Virus (VZV) 119
Varizella-Zoster-Hyperimmunserum 37, 95

Varizellen 94
- Geburt 94
- postnatale 94
- Schwangerschaft 95
- - Vorgehen 95
Varizellensyndrom, konnatales 95
Venenkatheterpflege 116
Verdünnungsreihe, Keimzahlen 20
Verkalkungen, Gehirn 102
Verwachsungen, abdominal 72
Verrucae 47, 130
Versuchstiere 21
Vestibularisschädigung, Antibiotika 31
Vidarabin 33
Viren 2
- Größenvergleich 3
- Identifizierung 2
- Materialentnahme 21
- Kulturverfahren 21
- Nachweis 21
- Transport 21
Virulenz 2
Virulenzfaktoren 2
Virustatika 33
Voltaren 46
Vulva, Infektionen 40ff
Vulvadystrophie 50
Vulvakarzinom 49
Vulvitis 40ff
- Bakterien, andere 51
- - fakultativ pathogene 51
- factitia 124
- Streptokokken, Gruppe A **52**

W

Warzen s. Verrucae
Wasserstoffperoxid 9, 117
Westernblot 27, 91
Windpocken s. Varizellen
Wochenbett, Sepsis 112
Wood-Licht 52
Wunddrainage, postoperativ 117
Wundheilungsstörung 68
- Haut 111
Wundinfektion 75, 77, 118
- factitia 124
Wundpflege, postoperative 117
Wundsekret 78, 117
Wurminfektionen 123
Wurmmittel 123

Z

Zecken 101, 128
Zelle, onkogene 2
Zervix, Herpes genitalis 68
- Infektionen 63 ff
- Normalflora 10
- Papillomvirusinfektion 69
- Primäraffekt Lues 68, **69**
Zervixkarzinom 71
- Kofaktor 69
- Papillomviren 49
Zervixsekret 63, 91
Zervizitis 63 ff
- andere Bakterien 68
- Chlamydien 65 f
- Gefäßerweiterung **64**
- Gonokokken 66 f
- Neisseria gonorrhoeae **67**
Zienam s. Thienamycin/Cilastatin
Zinacef s. Cefuroxim
Zoonose, Schwangerschaft 99
Zoster s. Varizella-Zoster-Virus
Zovirax s. Acyclovir
Zyklus, lytischer 2
Zylinder, Urin 81
Zystitis 80, 117
Zystoskopie 80
Zytologie, Chlamydien 66
- Papillomviren 48
Zytomegalie 93 f, 121
- konnatal floride 93
- Plazenta 93
- Primärinfektion 93, 94
- Prognose Kind 94
- Reaktivierung 93, 94
Zytomegalievirus (CMV) 89
- Anzüchtung 19